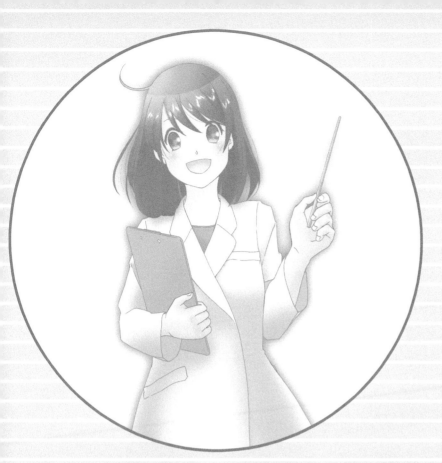

栄養教育論

栄養教育マネジメントに 必要な理論と技法を 身につけるために

垣渕直子・下岡里英　編

化学同人

執筆者一覧

石見　百江	長崎県立大学看護栄養学部栄養健康学科講師	2章，5章，6章，7章
垣渕　直子	香川短期大学生活文化学科教授	1章，8章，編集
塩田　良子	広島文教大学人間科学部人間栄養学科講師	3章
下岡　里英	広島女学院大学人間生活学部管理栄養学科教授	2章，編集
野津あきこ	鳥取短期大学生活学科教授	5章
藤澤　克彦	京都光華女子大学健康科学部健康栄養学科講師	7章
森岡　美帆	和歌山信愛女子短期大学生活文化学科准教授	4章

（五十音順）

はじめに

　みなさんが，これから管理栄養士・栄養士養成課程でさまざまな勉強をしていくうえで，「栄養教育論」とはどのような科目なのかを少しお話したいと思います．

　栄養士法には管理栄養士とは「傷病者に対する療養のため必要な栄養の指導，個人の身体の状況，栄養状態等に応じた高度の専門的知識及び技術を要する健康の保持増進のための栄養の指導並びに特定多数人に対して継続的に食事を供給する施設における利用者の身体の状況，栄養状態，利用の状況等に応じた特別の配慮を必要とする給食管理及びこれらの施設に対する栄養改善上必要な指導等を行うことを業とする者をいう」とあります．また栄養士とは「栄養士の名称を用いて栄養の指導に従事することを業とする者をいう」とあります．どちらにも「栄養の指導」という言葉が入っています．この「栄養の指導」とは，（公社）日本栄養士会で栄養の評価・診断・計画に基づいた栄養食事療法・情報提供・食環境整備・食育活動等により，生涯をとおしてその人らしく生を全うできるように支援することと定義されています．このように管理栄養士・栄養士は，栄養と食の専門職として，科学と専門的応用技術に基づく「栄養の指導」によって，人びとの健康を守り，向上させることを主な使命としており，健康づくりや疾病の予防，重病化予防等に取り組むことが求められています．

　「栄養教育論」では，健康増進のための栄養・食生活改善を行うにあたっての教育方法を学びます．具体的には，対象者の課題やその原因となる行動・思考の捉え方，課題解決に向けた目標設定やカリキュラム作成などの企画方法，効果的な支援を行うための技術や環境整備，栄養教育の成果に対する評価方法を体系的に理解していきます．また，これらの知識をふまえ，対象者が自ら食生活を改善できる力を育てるためにどのような栄養教育を展開すべきか，ライフステージ・ライフスタイル別に考えていきます．このように「栄養教育論」は「栄養の指導」を行うための，さまざまな知識を修得する管理栄養士・栄養士として働くうえでの基本となる科目といえます．

　本書は管理栄養士・栄養士としての栄養教育活動の理論的基盤・マネジメントを体系的に学べるテキストとしてポイントや他教科との関連についても重視し作成しています．また，2019年に改定された管理栄養士国家試験出題基準に準拠しており，管理栄養士・栄養士を目指すみなさんにとって好適の書となればと願っています．

　最後に，本書の出版にあたり執筆にご尽力をいただきました先生方をはじめ，株式会社化学同人の山本富士子氏に心から感謝申し上げます．

2020年3月

執筆者を代表して　垣渕直子，下岡里英

ステップアップ栄養・健康科学シリーズ
刊行にあたって

　栄養士・管理栄養士養成施設には，毎年約 20,000 人もの学生が入学しています．高校で化学や生物などを十分に学んでこなかったりすると，入学後に始まる講義や実験には戸惑う学生も多いことと思います．理系とあまり意識せず入学してきた学生も少なからずいるようです．

　ステップアップ栄養・健康科学シリーズは，やさしく学び始めて，管理栄養士国家試験受験に備えて基礎の力が身につくことを目指す教科書シリーズです．高校で学ぶ化学や生物，数学などの基礎を適宜織り込みながら，学生たちが拒否反応を起こさないように，基礎から理解でき，大学で学ぶさまざまな講義の内容に結びつけて修得できるように構成し，記述にも心がけました．

　さらに，別の科目で学んだ内容がまた別の科目にも関連することが思い浮かぶようにもしています．たとえば食品学で学ぶ食品成分の機能と基礎栄養学で学ぶ栄養素の機能，生化学で学ぶ代謝を関連づけられると，臨床栄養学や応用栄養学，栄養教育論で学ぶ栄養療法が理解しやすくなるでしょう．

　子どもたちへの食育，若い女性の極端なやせの増加，運動習慣を含む生活習慣に由来する非感染性疾患の増加，超高齢社会のなかでの介護予防や生活支援の必要性などという社会状況を眺めてみても，栄養士・管理栄養士がこのような社会で貢献できる役割はこれからも非常に大きいものといえます．

　卒業後にさまざまな施設を始めとした社会で活躍していく学生たちに，大学で基礎となる力をしっかりと身につけて学んでほしい．このような願いをもってシリーズ全体を編集しています．多くの栄養士・管理栄養士養成課程で本シリーズの教科書が役に立てば，これ以上の喜びはありません．

ステップアップ栄養・健康科学シリーズ　編集委員

栄養教育論　目　次

第3章 栄養教育マネジメント *51*

第4章 栄養教育のためのアセスメント *59*

第1章

栄養教育の定義と意義

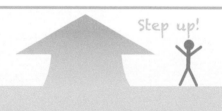

Step up!

ちょっと

◆学ぶ前に復習しておこう◆

栄養士法
栄養士，管理栄養士全般の職務・資格などに関して規定された法律．

日本人の食事摂取基準2020年版
国民の健康の保持・増進，生活習慣病の一次予防を目的として策定．健康な個人および健康な者を中心として構成されている集団を対象とする．

食事バランスガイド
厚生労働省と農林水産省により策定．食生活指針を具体的な行動に結びつけるために，食事の望ましい組合せや，およその量をわかりやすく示したものである．

1 　栄養教育の目的・目標

1.1　管理栄養士・栄養士の役割における栄養教育論

　管理栄養士・栄養士は，栄養と食の専門家として，科学と専門的応用技術に基づく**栄養の指導**を行う．健康づくりや**生活習慣病**の予防と各疾病の重症化予防に取り組むことで，人びとの健康を守り，向上させることをおもな使命としている．

　栄養士養成施設における栄養の指導および**管理栄養士養成施設**における栄養教育論の教育内容ならびに単位数を**表 1.1**，**表 1.2** に示す．

　栄養の指導の教育目標は「個人，集団および地域レベルでの栄養指導の基本的役割や栄養に関する各種統計について理解する．また基本的な栄養指導の方法について修得する」と示されている．

　栄養教育論の教育目標は「健康・栄養状態，食行動，食環境などに関する情報の収集・分析，それらを総合的に評価・判定する能力を養う」とされている．さらに対象に応じた栄養教育プログラムの作成・実施・評価を総合的に**マネジメント**できるよう，健康や **QOL**（Quality of Life：**生活の質**）の向上につながる主体的な実践力形成の支援のための理論と方法を修得する．とくに**行動科学**や**カウンセリング**などの理論と応用については「演習・実習を活用して学ぶ」と掲げられているほか，「身体的，精神的，社会的状況などライフステージ，ライフスタイルに応じた栄養教育のあり方，方法について修得する」とある．

　この章では，これらの内容について学んでいく．

生活習慣病
厚生労働省の定義によると，「生活習慣病」は「食習慣，運動習慣，休養，喫煙，飲酒などの生活習慣が，その発症・進行に関与する疾患群」とされている．

栄養士養成施設における栄養の指導および管理栄養士養成施設における栄養教育論の教育内容ならびに単位数，教科における教育目標
栄養士法施行令の一部を改正する政令などの施行について（平成13年厚生労働省健康局長から各都道府県知事宛通知）．表1.1，表1.2参照．

生活の質（QOL）
患者の身体的な苦痛を取り除くだけでなく，精神的，社会的活動を含めた総合的な活力，生きがい，満足度という意味が含まれる．

栄養の指導
〔目標〕個人，集団及び地域レベルでの栄養指導の基本的役割や栄養に関する各種統計について理解する．また基本的な栄養指導の方法について修得する．
栄養指導論，公衆栄養学概論を含むものとする．

表 1.1　栄養士養成施設の教育内容・単位数

教育内容		単位数	
		講義又は演習	実験又は実習
基礎分野	人文科学		
	社会科学		
	自然科学	12	
	外国語		
	保健体育		
専門分野	社会生活と健康	4	
	人体の構造と機能	8	4
	食品と衛生	6	
	栄養と健康	8	
	栄養の指導	6	10
	給食の運営	4	
	小計	36	14
合計		62	

参考：栄養士の教育内容と教育目標．

表1.2 管理栄養士養成施設の教育内容・単位数

教育内容		単位数	
		講義又は演習	実験又は実習
基礎分野	人文科学 社会科学 自然科学 外国語 保健体育	42	
専門基礎分野	社会・環境と健康	6	10
	人体の構造と機能 及び疾病の成り立ち	14	
	食べ物と健康	8	
	小計	28	10
専門分野	基礎栄養学	2	
	応用栄養学	6	
	栄養教育論	6	8
	臨床栄養学	8	
	公衆栄養学	4	
	給食経営管理論	4	
	総合演習	2	
	臨地実習		4
	小計	32	12
専門分野合計		60	22
総合計		124	

参考：管理栄養士の教育内容と教育目標.

1.2 栄養教育と健康教育・ヘルスプロモーション

(1) 栄養教育と健康教育

栄養教育は健康教育の1つであり，**健康教育**とは，日本健康教育学会で「1人1人の人間が，自分自身や周りの人びとの健康を管理し向上していけるように，その知識や価値観，スキルなどの資質や能力に対して，計画的に影響を及ぼす営み」と定義されている.

(2) ヘルスプロモーション

1986（昭和61）年の**オタワ憲章**のなかで**WHO**は，**ヘルスプロモーション**とは，「人びとが自らの健康をコントロールし改善するためのプロセスである」と定義し，「健康は，生きることの目的ではなく，生きていくために必要不可欠な資源である」と位置づけた.

ヘルスプロモーションの最終目標は，人びとのQOLを高めることにある.このプロセスを進めていくためには，健康教育によって知識，価値観，スキルなどの資質や能力を身につけることが重要である.また，このプロセスのなかには，個人に対する直接的な働きかけと環境への働きかけが含まれる（図1.1）.

この活動を展開していくためには，人びとの主体性が発揮されるよう，

栄養教育論

〔目標〕健康・栄養状態，食行動，食環境等に関する情報の収集・分析，それらを総合的に評価・判定する能力を養う.また対象に応じた栄養教育プログラムの作成・実施・評価を総合的にマネジメントできるよう健康や生活の質（QOL）の向上につながる主体的な実践力形成の支援に必要な健康・栄養教育の理論と方法を修得する.とくに行動科学やカウンセリングなどの理論と応用については演習・実習を活用して学ぶ.

さらに身体的，精神的，社会的状況等ライフステージ，ライフスタイルに応じた栄養教育のあり方，方法について修得する.

オタワ憲章

1986年，カナダのオタワにおいて第1回世界ヘルスプロモーション会議が開催され，その成果がオタワ憲章としてまとめられた.

ヘルスプロモーションの5つの柱

① 健康的な公共政策づくり.
② 健康を支援する環境づくり.
③ 地域活動の強化.
④ 個人技術の強化.
⑤ ヘルスサービスの方向転換.

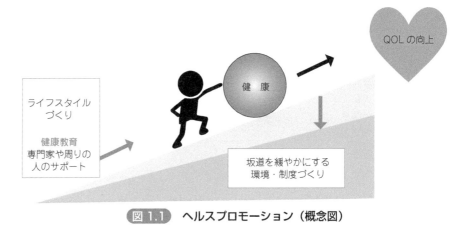

図 1.1 ヘルスプロモーション（概念図）

参考：島内憲夫，ヘルスプロモーション活動の概念図，日本ヘルスプロモーション学会（1987）.

個人の能力を高め，保健分野を越えた政治や経済，文化，環境などを含めた社会の広い範囲で，健康のための条件や活動，関心を整える必要性を提唱していくことが必要である．

1.3　栄養教育と生活習慣

　栄養教育を行う場合，対象者のもつ食生活・栄養上の問題点をみつけて，対象者の生活習慣（運動，身体活動，休養，生活リズム，飲酒，喫煙）や理解力などに応じて実行可能な指導を行わなければならない．そのためには，対象者の生活習慣と栄養状態などの**アセスメント**が必要である．

　アセスメントの結果と栄養状態の関連について考え，その分析から具体的な問題点をとらえる必要がある．

　食行動を把握するために，対象者の食事調査だけでなく食習慣を把握するための食行動調査なども実施される．**食行動調査**とは，食事時間や食事回数，食事場所などの食習慣を尋ねる調査である．この調査では，食行動のパターンを把握することもできるため，**行動変容**を促す栄養教育では必須である．

　食習慣以外の生活習慣は，食習慣や健康状態に関連している．そのため，生活習慣と栄養状態に関するアセスメントの実施が必須である．たとえば勤務状況や起床・就寝時間など食生活と関連が深いものは，運動習慣や喫煙習慣などとあわせて健康への影響が大きいため，把握しておくことが望まれる．

1.4　栄養教育の目的・目標

　栄養教育の目的は，生涯にわたる健康の保持・増進あるいは疾病を予防するための食や栄養情報に関する正しい知識を身につけ，それに基づいた

ほかでも学ぶ　覚えておこう キーワード

アセスメント
➡応用栄養学，臨床栄養学

行動変容
行動変容は行動療法としばしば同義語で使用される．行動療法は，人間の心理や行動の成り立ち，特性をふまえて，習慣行動を修正しようとする理論と方法を指す．

望ましい食品選択，**食行動の変容**と QOL の向上へつなげることとされる．

そのためには，栄養の知識を対象者へ伝えるだけではなく，対象者を取りまくさまざまな社会的背景や心理面を考慮しつつ，行動科学的な側面から対象者を「観る」必要がある．

また，管理栄養士・栄養士は栄養教育の目的を達成させるために，対象者へのアプローチを行う場合には，対象者といくつかの**教育目標**を立て，それら目標が達成されることで健全な食生活・健康状態を取得することができるように導いていく必要がある．

食行動の変容
第2章を参照．

2 | 栄養教育の対象と機会

栄養教育の対象
第3章も参照．

2.1 ライフステージからみた対象と機会

対象者を**ライフステージ**別にみた場合，新生児，乳・幼児期，学童期，思春期，成人期（青年期，妊娠・授乳期），高齢期のライフステージに分類される．それぞれの時期によって，その内容には特徴がある．

とくに栄養教育の課題としては，ライフステージごとに，成長，発育・発達，加齢に伴う問題や身体・生理的特徴などがあり，それぞれの課題に応じた栄養教育が必要である（図 1.2）．

2.2 健康状態からみた対象者と予防

栄養教育において対象者の健康状態を考えると，予防医学の観点から対象者の特徴をとらえることができる．予防医学における**疾病予防の概念**とは，一次予防，二次予防，三次予防の3段階に分けられる（表 1.3）．

一次予防は，いわゆる健康な時期（疾病前段階）に，栄養・運動・休養など生活習慣・生活環境の改善，健康教育などによる健康増進を図り，生活習慣病などを予防することである．予防接種は一次予防のために行われる．

ほかでも学ぶ
覚えておこう キーワード

疾病予防の概念
　➡社会・環境と健康，公衆栄養学
一次予防,二次予防,三次予防（関連項目）
　➡社会・環境と健康，公衆栄養学

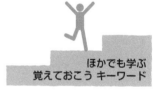

ライフステージ	成長期				成人期			高齢期
	胎児期・新生児期	乳・幼児期	学童期	思春期	青年期	壮年期	実年期	高齢期
					妊娠・授乳期		更年期	
栄養問題の特徴及び例	小さい				身体的個人差			大きい
	小さい				ライフスタイルの違い			大きい
	発育障害 奇形 低出生体重児	発育発達不良 肥満 くる病 食物アレルギー	発育発達不良 肥満 う歯 食物アレルギー	発育発達不良 肥満 やせ 摂食障害 生活習慣病	周産期異常 肥満 やせ 生活習慣病	母乳分泌不全 肥満 やせ 生活習慣病	肥満 やせ 生活習慣病	更年期障害 肥満 ロコモ 生活習慣病	低栄養 脳血管疾患 認知症 ロコモ 骨折・骨粗鬆症 サルコペニア フレイル 肺炎
栄養教育の場	家庭	保育所・幼稚園	学校			職　場		施設
	地　域　・　国							

図 1.2 ライフステージ別，栄養教育対象者の特徴と場

表 1.3　予防医学における疾病予防の概念

予防の段階	健康状態	概要	例：2型糖尿病の栄養教育目標
一次予防	疾病前段階	疾病の発生防止（生活習慣・食習慣の見直し），健康増進	肥満防止 2型糖尿病発症の危険因子の是正
二次予防	疾病段階	健康障害の早期発見・早期治療	糖尿病の合併症予防，定期的に糖尿病検診をうけることにより病気を早期に発見し，良好な血糖コントロール状態を維持できる
三次予防	疾病段階	重症化予防，再発防止（適正医療による悪化防止）	適切な治療をうけることにより，合併症の進行を予防することを目的とする

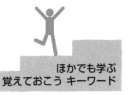

ほかでも学ぶ
覚えておこう キーワード

モニタリング
　➡公衆栄養学
コミュニティ・オーガニゼイション
　➡公衆栄養学

コミュニティ・オーガニゼイション
第2章を参照.

ほかでも学ぶ
覚えておこう キーワード

プリシード・プロシードモデル
　➡公衆栄養学

プリシード・プロシードモデル
第2章を参照.

食生活改善推進員
「私たちの健康は，私たちの手で」をスローガンに，食を通した健康づくり活動を行う，全国組織のボランティア団体．愛称はヘルスメイト，食改（しょっかい）さん．

栄養教育に関連する年表
巻末資料を参照.

　二次予防は，検診などによって早期発見・早期治療を行う取組みである．
　三次予防は，疾病や障害を治療する過程において，保健指導やリハビリテーションなどにより身体機能の回復を図るなど，QOLに配慮することによって再発防止対策や社会復帰対策を講じることとされる（表 1.3）．

2.3　個人・組織・地域社会のレベル別にみた対象と機会

　地域に住む対象者を，個人レベル・組織レベル・地域社会レベルなどの集団の規模にあわせたレベルに分けて観察することで，個人やそれぞれの集団で行うべき栄養教育の目標やプログラムを詳細に設定することができる．
　個人レベルでは，個人の特性にあわせた栄養アセスメント，カリキュラムの立案，実施，**モニタリング**，評価がなされ，より適切な栄養教育が行われることが望ましい．
　また，組織レベルや地域社会レベルでの取組みでは，**コミュニティ・オーガニゼイション**や**プリシード・プロシードモデル**などを応用し，人的・物的・社会的資源を活用しながら，組織全体および地域社会全体で食に関する問題点を解決し，改善を目指すことができる．
　地域では，保健センターに属する管理栄養士・栄養士のほか，**地域活動栄養士**や**食生活改善推進員**など地域の人材，栄養士会や食生活改善推進員連絡協議会など，地域の組織を活用して住民に栄養教育を行うことが望まれる．

3 ｜ 栄養指導・栄養教育の歴史

3.1　第二次世界大戦までの栄養指導関連施策

　日本における栄養学の発展と歴史上の出来事をみた場合，江戸時代末期における**脚気**（江戸患い）の予防と治療に中心的な役割を果たした人物に**高木兼寛**（1849〜1920年）がいる．日本では，江戸時代末期から明治時代にかけ，とくに軍隊で脚気が蔓延しており，英国で医学を学んで帰国し

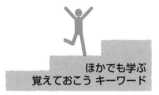

た高木兼寛は，海軍において白米を麦飯に変える食事介入を行うことで劇的に脚気が改善され，その効果を証明した.

1920（大正9）年，佐伯　矩により国立栄養研究所（現在の国立研究開発法人医薬基盤・健康・栄養研究所）が設立された. これが日本における栄養研究のはじまりと考えられている. 佐伯はそれまで用いられていた営養の文字を栄養に改めるように文部省に提言し，これが採用された.

また栄養研究所は，1923（大正12）年の関東大震災の際に被災対策として小学校児童のための給食を実施し，国立栄養研究所で講習をうけた技師を各小学校へ配置するなど被災児童の栄養状態を改善した.

国立栄養研究所の設立から5年後の1925（大正14）年には，佐伯によって栄養学校が開設され，栄養指導者の養成が開始された. 翌年1926（大正16）年に栄養学校第1回卒業生13名が栄養手（いわゆる栄養士）と呼ばれ世にでることとなり，県庁，工場，病院などで勤務した.

3.2　第二次世界大戦以降の栄養指導関連施策

終戦直後，日本は深刻な食糧不足にみまわれ，低栄養による結核や栄養欠乏症が多発した. そのようななか，日本へアジア救援公認団体（LARA：Licensed Agencies for Relief in Asia）の通称ララ物資により莫大な支援物資が送られ，飢餓から解放された. またこの物資をうけ取るための基礎資料を目的として連合軍による栄養調査が1945（昭和20）年東京都で行われ，これが現在の国民健康・栄養調査につながっている. このララ物資による支援をうけた学校給食が1946（昭和21）年から開始され，子どもたちの栄養状態の改善に多大な成果をあげた.

1947（昭和22）年，栄養士の身分などを規定する栄養士法が制定された. 1948（昭和23）年には医療法が制定され，100床以上の病院に栄養士の必置が義務づけられた. これにより病院食と病院栄養士が法的に位置づけられ，1950（昭和25）年には，入院患者が補食をしないで病院の食事だけで適正な栄養量が確保できることを趣旨とした完全給食制度が策定され，1日に2,400 kcalの食事が提供されるようになった.

また，1952（昭和27）年には栄養行政の中核法で，栄養士活動の基本法として，栄養改善法が制定された. この法律は2003（平成15）年に廃止となり，健康増進法に変更されるまで国民の健康づくり・疾病予防の基本法となった.

戦後，科学技術庁資源調査会から，国民が身体を十分に発育発達させ，健康を保持・増進し，毎日の生活活動を充実して営むために摂取すべき栄養素や，性別，年齢別生活活動強度別，さらに妊婦・授乳婦別などについて，1日あたりの数値を示した「日本人の栄養所要量」が出された. その後，1969（昭和44）年の改定により厚生省（現：厚生労働省）の所轄となり，

佐伯　矩（1876～1959年）
日本の栄養学の創始者. 医学博士. 栄養学の父と呼ばれる. 佐伯が幼少時代を過ごした愛媛県伊予市の栄養寺には，栄養の書と栄養顕彰碑が建立されている.

ララ物資
ララ物資から日本へ送られた莫大な物資の約20%は，在外邦人からの援助であったといわれる. この救援は1946年から1952年まで続けられ，そのうち食料は約17,000トンに達した.

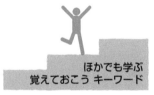
国民健康・栄養調査
➡公衆栄養学

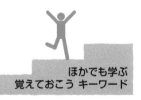
健康増進法
➡公衆栄養学

脚気
➡基礎栄養学，臨床栄養学
高木兼寛
➡基礎栄養学，公衆栄養学

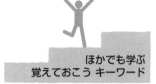

食事摂取基準
　➡応用栄養学，公衆栄養学

高齢化社会
全人口に対して65歳以上の人口が，7%を超えた状態．14%を超えると高齢社会，21%を超えると超高齢社会という．介護や医療の需要が増えるほか，社会保障制度に関する課題が生じる．高齢化社会では，人と人同士のつながりを大切にし，地域全体で支援しあえる環境整備が重要となる．

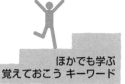

健康づくりの3要素（栄養，運動，休養）
　➡公衆栄養学
第1次国民健康づくり運動
　➡公衆栄養学
第2次国民健康づくり運動（アクティブ80ヘルスプラン）
　➡公衆栄養学

食生活指針
第5章も参照．

現在の「日本人の食事摂取基準」に引き継がれている．

3.3　1970年代以降の栄養指導関連施策

　1970年代以降，日本において大都市を中心としたファストフード店の開店や，ファミリーレストランの隆盛，持ち帰り弁当などの登場により**外食率**が15%を超え，**食の外部化**や洋風化が顕著となってきた．また1970年代前半に**高齢化社会**を迎え，1978（昭和53）年に生涯を通じた健康づくりの推進，成人病予防のための一次予防の推進，健康づくりの3要素（栄養，運動，休養）の健康増進事業の推進を目指すとする**第1次国民健康づくり運動**を10か年計画事業として開始した．

　1980（昭和55）年には三大成人病（悪性新生物，心疾患，脳血管疾患）の死亡率が60%を超え，1981（昭和56）年には**悪性新生物（がん）**が死因の第1位となるなど，栄養教育の目的が戦後の栄養不足対策から過剰摂取や生活習慣病対策へと変化した．

　1985（昭和60）年，第1次国民健康づくり対策のなかの生活習慣病対策の一環として**健康づくりのための食生活指針**が厚生省（現：厚生労働省）により策定された．国民1人1人の食生活改善や，健康の保持・増進を目的としたものである（表1.4）．

　日本における平均寿命は延び続け，人生80年時代を迎えると，国民の生活スタイルを**栄養・運動・休養**のバランスがとれたものにするための対策を行う必要性が出てきた．そこで，1988（昭和63）年に**第2次国民健康づくり運動（アクティブ80ヘルスプラン）**が生涯を通しての健康づくりの推進と栄養・運動・休養のうち，遅れていた運動習慣の普及に重点をおいた，10か年計画事業として開始された．

表1.4　健康づくりのための食生活指針

1. 多様な食品で栄養バランスを
   ○一日30食品を目標に
   ○主食・主菜・副菜をそろえて
2. 日常の生活活動に見合ったエネルギーを
   ○食べ過ぎに気をつけて，肥満を予防
   ○よくからだを動かし，食事内容にゆとりを
3. 脂肪は量と質を考えて
   ○脂肪はとりすぎないように
   ○動物性の脂肪より植物性の油を多めに
4. 食塩をとりすぎないように
   ○食塩は一日10グラム以下を目標に
   ○調理の工夫で，むりなく減塩
5. こころのふれあう楽しい食生活を
   ○食卓を家族のふれあいの場に
   ○家庭の味，手作りのこころを大切に

厚生省，昭和60年策定．

1990（平成2）年には，成人病予防や成長期，女性，高齢者など個人の特性に合わせた**対象特性別の健康づくりのための食生活指針**が施策の指針に追加された．また同年に厚生省（現：厚生労働省）から**外食料理の栄養成分表示ガイドライン**が策定された．

特定保健用食品制度，いわゆる**トクホ制度**は1991（平成3）年に栄養改善法に基づく特別用途食品の1分野として創設された．これは，保健機能成分を含む食品について，有効性・安全性・品質を審査し，合格したものにトクホマークをつけ，保健の用途を表示することを認めるものである．

また栄養改善事業においては，地域保健法の見直しにより，従来保健所で所管し行ってきた事業を市町村に移した．その事業担当者である栄養士は，市町村でも配置されるようになった．

成人病の発症や進行には，加齢によるものが多いと考えられてきたが，生活習慣が大きく関与していることが明らかになった．成人の慢性病はある日突然発症するのではなく，若いころから不適切な食生活や運動，睡眠，喫煙，飲酒，ストレスなどの生活習慣を長年にわたって積み重ねた結果，多くが発症するということがわかった．そして偏った生活習慣の結果，子どもにも成人病と同じような症状が増えたため，生活習慣によって起きることを広く理解してもらうために，1996（平成8）年に従来の成人病から**生活習慣病**と名称が変更された．

3.4　2000年以降の栄養指導関連施策

21世紀以降，栄養指導関連施策は量と質ともに進展してきた．まず2000（平成12）年に第3次国民健康づくり運動として**21世紀における国民健康づくり運動（健康日本21）**が開始された．

一次予防の重視と健康寿命の延伸，QOLの向上を目的とする生涯を通じた健康づくりの推進と，国民の保健医療水準の指標となる具体的目標の設定および評価に基づく健康増進事業の推進，個人の健康づくりを支援する社会環境づくりを基本的な考え方として実施された．

2005（平成17）年には，教職員免許法，学校教育法などの一部が改正され，**栄養教諭制度**が導入された．

また，健康で豊かな食生活の実現を目的に策定された**食生活指針**〔2000（平成12）年3月〕を具体的な行動に結びつけるものとして，2005（平成17）年6月に厚生労働省と農林水産省から**食事バランスガイド**が策定された．

また，2005（平成17）年から新たに**日本人の食事摂取基準（2005年版）**の使用が始まった．食事摂取基準の概念を全面的に導入し，名称がそれまでの栄養所要量から変更された．

国民が生涯にわたって健全な心身を培い，豊かな人間性を育むため，**食育**を総合的・計画的に推進することを目的に2006（平成18）年に食育基

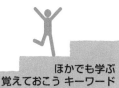

ほかでも学ぶ
覚えておこう キーワード

対象特性別の健康づくりのための食生活指針
➡公衆栄養学

外食料理の栄養成分表示ガイドライン

国民自らの栄養管理を行うためには国民に対して適正な栄養情報を提供する必要があるとの考えから，飲食店が提供する料理に栄養成分表示を行い，その普及を図ることを目的としている．

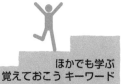

ほかでも学ぶ
覚えておこう キーワード

特定保健用食品制度
➡食品学，公衆栄養学
生活習慣病
➡社会・環境と健康，公衆栄養学，応用栄養学，臨床栄養学

健康日本21（第二次）
p.16を参照．

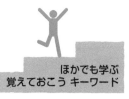

ほかでも学ぶ
覚えておこう キーワード

21世紀における国民健康づくり運動（健康日本21）
➡公衆栄養学
食生活指針
➡公衆栄養学
食事バランスガイド
➡公衆栄養学

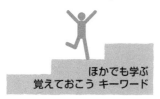

本法が公布され，平成 18 年度から平成 22 年度までの 5 年計画で**第 1 次食育推進基本計画**が作成された．その後平成 23 年度に**第 2 次食育推進基本計画**が作成され，平成 28 年度からは**第 3 次食育推進基本計画**が実施されている．

4 ｜ 栄養教育と関連法規

4.1　栄養士法

　栄養士法は，管理栄養士・栄養士の身分を規定する法律である．栄養士法において管理栄養士とは，「**厚生労働大臣**の免許を受けて，**管理栄養士**の名称を用いて，**傷病者**に対する療養のため必要な栄養の指導，個人の身体の状況，栄養状態などに応じた高度の専門的知識および技術を要する健康の保持増進のための栄養の指導ならびに特定多数人に対して継続的に食事を供給する施設における利用者の身体の状況，栄養状態，利用の状況などに応じた特別の配慮を必要とする給食管理およびこれらの施設に対する栄養改善上必要な指導などを行うことを業とする者をいう」とされている．また，栄養士法における栄養士とは，「**都道府県知事**の免許を受けて，**栄養士**の名称を用いて**栄養の指導**に従事することを業とする者をいう」とされている．栄養士の資格は 1945（昭和 20）年の栄養士規則により，免許制として公式に定められ，1947（昭和 22）年栄養士法の公布により法制化された．

　栄養士になるには，厚生労働大臣が指定する専門学校，短期大学，大学などの栄養士養成施設（2 〜 4 年制）を卒業し，都道府県知事の免許をうけることが必要である（図 1.3）．

　管理栄養士制度は，1962（昭和 37）年に一部改正された栄養士法が公布されたことによって始まった．翌年，一部改正の栄養改善法が公布され，

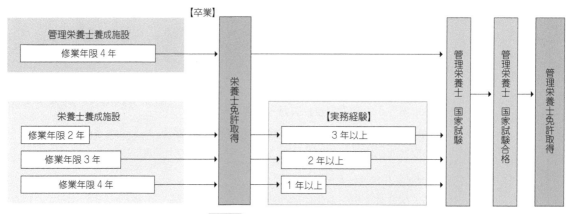

図 1.3　管理栄養士国家試験の受験資格

集団給食施設へ管理栄養士・栄養士の配置の努力規定が定められた.

また, 2000 (平成12) 年には栄養士法が一部改正され, 公布された. これにより管理栄養士が, 登録制から免許制になり, 業務が明確に規定された. ほかにも第6条の名称使用の制限の内容に無資格者の業務規制が加わったことで, 管理栄養士は**名称独占資格**となった.

4.2 健康増進法

2003 (平成15) 年栄養改善法が廃止され, それに代わる健康づくりの基本として**健康増進法**が2002 (平成14) 年に新しく制定された. そのため, 健康増進法第5章以降は栄養改善法の条文を踏襲しており, 第1章から第4章までが新たに設けられた.

栄養改善法の目的は, 「国民の栄養改善思想を高め, 国民の栄養状態を明らかにし, かつ, 国民の栄養を改善する方途を講じて国民の健康および体力の維持向上を図り, もつて国民の福祉の増進に寄与することを目的とする」とあるように戦後の食糧不足などによる国民の栄養状態の悪化に対しその手立てを考え, 国民の栄養状態を改善することにあった.

21世紀に入り, 日本の栄養関連施策は, 栄養改善から生活習慣病予防などの健康増進に転換された. そのため, 先の栄養改善法を廃止し, 健康増進法に改変された.

4.3 食育基本法

私たちの食生活は, ライフスタイルの多様化などによって大きく変化してきた. その変化に伴い, 食を大切にする心や優れた食文化が失われつつある. また, 栄養バランスの乱れ, 不規則な食事をする人の増加, 正しい食の知識の普及といったさまざまな課題が生じており, 健全な食生活を取り戻していくことが必要不可欠となっている.

このような時代背景のなか, 2005 (平成17) 年6月10日, **食育基本法**が成立し, 同年7月15日から実施された. この法律が制定された目的は, 国民が生涯にわたって健全な心身を培い, 豊かな人間性を育むことができるようにするため, 食育を総合的, 計画的に推進することにある.

5 栄養教育と関連施策

日本における栄養教育と関連がある施策について, とくに近年, 「① 社会状況の変化 (さらなる高齢化の進展など)」を考慮した政策のもと, 各種施策を展開するために「② 限りある社会資源を効率的に活用し, 施策の成果が得られる仕組みづくり」に挑戦, 「③ 科学的知見に基づく施策推進の基盤となる企画・実施・評価体制の充実」の方向性で策定されている.

名称独占資格
ある資格を取得した者のみ, 法律に定める特定の名称を名乗ることが許されている資格.
ただし, 医師のような事業独占資格と異なり, 資格をもたない者でも業務に従事することはできる. 管理栄養士, 介護福祉士, 保育士など.

健康増進法
巻末資料を参照.

食育基本法
巻末資料を参照.

栄養教育を行う場合，これらを理解しておくことは必要不可欠である．

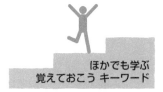

日本人の食事摂取基準
➡応用栄養学，公衆栄養学

5.1　日本人の食事摂取基準

　健康増進法第 30 条の 2 に基づき，国民の健康の保持・増進を図るうえで摂取することが望ましいエネルギーおよび栄養素の量の基準を厚生労働大臣が定めるものである．

　1969（昭和 44）年に厚生省（現：厚生労働省）において「日本人の栄養所要量」を策定以降，5 年に 1 度，改定を行っている．また，1999（平成 9）年の第 6 次改定では「日本人の栄養所要量－食事摂取基準」と名称を改めた．2005 年から現在と同じ**日本人の食事摂取基準**として策定されている．

　日本人の食事摂取基準（2020 年版）は令和 2 年度から令和 6 年度の 5 年間使用される．

(1) 策定の方針

　日本人の食事摂取基準（2020 年版）策定の方向性を図 1.4 に示す．

　平成 25 年度から開始された**健康日本 21（第二次）**では，高齢化の進展や糖尿病など有病者数の増加などをふまえ，主要な生活習慣病の発症予防と重症化予防の徹底を図るとともに，社会生活を営むために必要な機能の維持および向上を図ることなどが基本的方針として掲げられている．

　この方針をうけて，2020 年版については栄養に関連した身体・代謝機

フレイル
現在のところ世界的に統一された概念は存在していない．食事摂取基準においては，対象範囲をふまえ，フレイルを「健常状態と要介護状態の中間的な段階に位置づける」考え方を採用している．それ以外の考え方には，「ハイリスク状態から重度障害状態まで」を含める考え方がある．

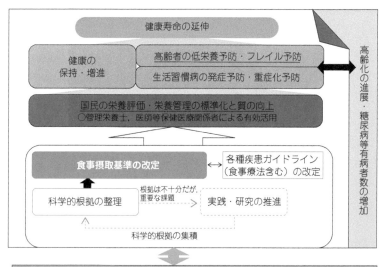

図 1.4　日本人の食事摂取基準（2020 年版）策定の方向性
「日本人の食事摂取基準」策定検討会，「日本人の食事摂取基準（2020 年版）」策定検討会報告書，令和元年 12 月，p. 1.

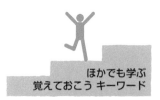

フレイル
➡応用栄養学，公衆栄養学

能の低下の回避の観点から，健康の保持・増進，生活習慣病の発症予防と重症化予防に加え，高齢者の低栄養予防や**フレイル予防**も視野に入れて策定を行うこととした（図3.2参照）．

(2) 対象とする個人および集団の範囲

食事摂取基準の対象は，健康な個人および健康な者を中心として構成されている集団と，生活習慣病などに関する危険因子（高齢者においてはフレイルに関する危険因子）を有していたりしても，おおむね自立した日常生活を営んでいる者およびこのような者を中心として構成されている集団は含むものとする．具体的には，歩行や家事などの身体活動を行っている者であり，**BMI**（body mass index）が標準より著しく外れていない者とする．

(3) 策定するエネルギーおよび栄養素

健康増進法に基づき，厚生労働大臣が定めるものとされている熱量および栄養素について，摂取量の基準を策定する．あわせて，国民の健康の保持・増進を図るうえで重要な栄養素であり，十分な科学的根拠に基づき，望ましい摂取量の基準を策定できるものがあるかについて，諸外国の食事摂取基準も参考に検討する．

(4) 指標の目的と種類

(a) エネルギーの指標

エネルギーについては，エネルギー摂取の過不足の回避を目的とする指標を設定する．エネルギーの摂取量および消費量のバランス（エネルギー収支バランス）の維持を示す指標として，体格（**BMI**, body mass index）を採用した．報告された総死亡率が最も低かったBMIの範囲，日本人のBMIの実態などを総合的に検証し，目標とするBMIの範囲を提示した（表1.5）．目標とするBMIについては，肥満とともに，とくに高齢者では，低栄養の予防が重要である．参考表として示された推定エネルギー必要量（kcal/ 日）〔基礎代謝基準値（kcal/kg 体重 / 日）×参照体重（kg）×身体活動レベル〕は，エネルギー消費量から接近する方法の1つとして算出された値となる．これに対して，エネルギー収支の結果は体重の変化やBMIとして現れることを考えると，これらを把握することで，エネルギー収支の概要を知ることができる．

なお，体重の変化もBMIもエネルギー収支の結果を示すものの1つであり，エネルギー必要量を示すものではないことに留意すべきである．

(b) 栄養素の指標

栄養素の指標は，3つの目的からなる5つの指標で構成されている（表1.6）．具体的には，摂取不足の回避を目的とする3種類の指標，過剰摂取による健康障害の回避を目的とする指標と生活習慣病の発症予防を目的とする指標から構成されている（図1.5）．

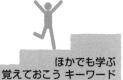

国家試験ワンポイントアドバイス

栄養素の指標，とくに日本人の食事摂取基準で用いられる指標についての出題は頻出問題である．1つでもあやふやな指標があれば，しっかり覚えるまで復習をしておこう．

国家試験ワンポイントアドバイス

推定エネルギー必要量に関する問題は頻出である．どのような要素を考慮してそれぞれの推定エネルギー必要量が設定されたのか，確認しておこう．

表 1.5　目標とする BMI の範囲（18 歳以上）[1,2]

年齢（歳）	目標とする BMI（kg/m²）
18 〜 49	18.5 〜 24.9
50 〜 64	20.0 〜 24.9
65 〜 74[3]	21.5 〜 24.9
75 以上[3]	21.5 〜 24.9

1　男女共通．あくまでも参考として使用すべきである．
2　観察疫学研究において報告された総死亡率が最も低かったBMIを基に，疾患別の発症率とBMIの関連，死因とBMIとの関連，喫煙や疾患の合併によるBMIや死亡リスクへの影響，日本人のBMIの実態に配慮し，総合的に判断し目標とする範囲を設定．
3　高齢者では，フレイルの予防および生活習慣病の発症予防の両者に配慮する必要があることもふまえ，当面目標とするBMIの範囲を21.5 〜 24.9kg/㎡とした．

「日本人の食事摂取基準」策定検討会，「日本人の食事摂取基準（2020年版）」策定検討会報告書，p.61.

表 1.6　基準を策定した栄養素と設定した指標（1 歳以上）[1]

栄養素		指定平均必要量 （EAR）	推奨量 （RDA）	目安量 （AI）	耐容上限量 （UL）	目標量 （DG）
たんぱく質		○	○	—	—	○[2]
脂質	脂質	—	—	—	—	○[2]
	飽和脂肪酸	—	—	—	—	○
	n-6 系脂肪酸	—	—	○	—	—
	n-3 系脂肪酸	—	—	○	—	—
炭水化物	炭水化物	—	—	—	—	○[2]
	食物繊維	—	—	—	—	○
エネルギー産生栄養素バランス[2]		—	—	—	—	○
ビタミン	脂溶性 ビタミン A	○	○	—	○	—
	ビタミン D	—	—	○	○	—
	ビタミン E	—	—	○	○	—
	ビタミン K	—	—	○	—	—
	水溶性 ビタミン B₁	○	○	—	—	—
	ビタミン B₂	○	○	—	—	—
	ナイアシン	○	○	—	○	—
	ビタミン B₆	○	○	—	○	—
	ビタミン B₁₂	○	○	—	—	—
	葉酸	○	○	—	○[3]	—
	パントテン酸	—	—	○	—	—
	ビオチン	—	—	○	—	—
	ビタミン C	○	○	—	—	—
ミネラル	多量 ナトリウム	○	—	—	—	○
	カリウム	—	—	○	—	○
	カルシウム	○	○	—	○	—
	マグネシウム	○	○	—	○[3]	—
	リン	—	—	○	○	—
	微量 鉄	○	○	—	○	—
	亜鉛	○	○	—	○	—
	銅	○	○	—	○	—
	マンガン	—	—	○	○	—
	ヨウ素	○	○	—	○	—
	セレン	○	○	—	○	—
	クロム	—	—	○	—	—
	モリブデン	○	○	—	○	—

1　一部の年齢階級についてだけ設定した場合も含む.
2　たんぱく質，脂質，炭水化物（アルコール含む）が，総エネルギー摂取量に占めるべき割合（％エネルギー）.
3　通常の食品以外からの摂取について定めた.
「日本人の食事摂取基準」策定検討会,「日本人の食事摂取基準（2020 年版）」策定検討会報告書, p. 14.

　　日本人の食事摂取基準で扱う生活習慣病は，高血圧，脂質異常症・糖尿病および慢性腎臓病（CKD）を基本とする.

　　さらに，日本において大きな健康課題であり，栄養素との関連が明らかであるとともに栄養疫学的に十分な科学的根拠が存在する場合には，その他の疾患も適宜含めることとする. また，脳血管疾患および虚血性心疾患

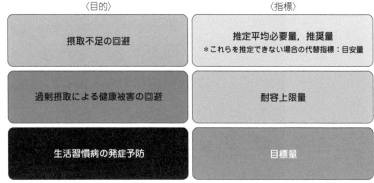

〈目的〉〈指標〉

摂取不足の回避	推定平均必要量，推奨量 ＊これらを推定できない場合の代替指標：目安量
過剰摂取による健康被害の回避	耐容上限量
生活習慣病の発症予防	目標量

※十分な科学的根拠がある栄養素については，上記の指標とは別に，生活習慣病の重症化予防およびフレイル予防を目的とした量を設定．

図 1.5　栄養素の指標の目的と種類

「日本人の食事摂取基準」策定検討会，「日本人の食事摂取基準（2020年版）」，策定検討会報告書，令和元年12月，p. 3.

は，生活習慣病の重症化に伴って生じると考え，重症化予防の観点から扱うこととする．

① 推定平均必要量，推奨量

摂取不足の回避を目的として，**推定平均必要量**（estimated average requirement：**EAR**）を設定する（図 1.6）．推定平均必要量は，全体の半数の人が必要量を満たすと推定される1日の摂取量である．推定平均必要量を補助する目的で**推奨量**（recommended dietary allowance：**RDA**）を設定する．推奨量は，ほとんどの人（97〜98％）が充足している量である．

② 目安量

十分な科学的根拠が得られず，推定平均必要量と推奨量が設定できない場合は，**目安量**（adequate intake：**AI**）を設定する．一定の栄養状態を維持するのに十分な量であり，目安量以上を摂取している場合は不足のリスクはほとんどない．

③ 耐容上限量，目標量

過剰摂取による健康障害の回避を目的として，**耐容上限量**（tolerable upper intake level：**UL**）を設定する．

十分な科学的根拠が得られない栄養素については設定しない．一方，生活習慣病の発症予防を目的として食事摂取基準を設定する必要のある栄養素が存在するが，そのための研究の数ならびに質はまだ十分ではない．そこで，これらの栄養素に関して，生活習慣病の発症予防のために現在の日本人が当面の目標とすべき摂取量として**目標量**（tentative dietary goal for preventing life-style related diseases：**DG**）を設定する．なお，生活習慣病の重症化予防，およびフレイル予防を目的として摂取量の基準を設

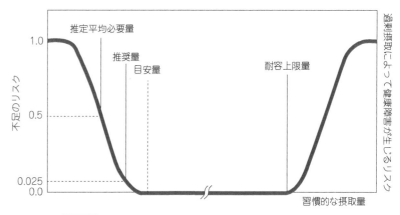

図 1.6　食事摂取基準の各指標を理解するための概念図

縦軸は，個人の場合は不足または過剰によって健康障害が生じる確率を，集団の場合は不足状態にある者または過剰摂取によって健康障害を生じる者の割合を示す．

不足の確率が推定平均必要量では 0.5（50％）あり，推奨量では 0.02 ～ 0.03（中間値として 0.025）（2 ～ 3％または 2.5％）あることを示す．耐容上限量以上を摂取した場合には過剰摂取による健康障害が生じる潜在的なリスクが存在することを示す．そして，推奨量と耐容上限量とのあいだの摂取量では，不足のリスク，過剰摂取による健康障害が生じるリスクともに 0（ゼロ）に近いことを示す．

目安量については，推定平均必要量ならびに推奨量と一定の関係をもたない．しかし，推奨量と目安量を同時に算定することが可能であれば，目安量は推奨量よりも大きい（図では右方）と考えられるため，参考として付記した．

目標量は，ここに示す概念や方法とは異なる性質のものであることから，ここには図示できない．「日本人の食事摂取基準」策定検討会，「日本人の食事摂取基準（2020 年版）」策定検討会報告書，令和元年 12 月，p.7.

定する必要のある栄養素については，発症予防を目的とした量（目標量）とは区別して示す．

(5) 食事摂取基準の各指標を理解するための概念

　推定平均必要量や耐容上限量などの指標を理解するための概念図を図 1.6 に示す．この図は，習慣的な摂取量と摂取不足または過剰摂取に由来する**健康障害が生じる確率**との関係を概念的に示している．この概念を集団にあてはめると，摂取不足を生じる者の割合，または過剰摂取によって健康障害を生じる者の割合を示す図として理解することもできる．

5.2　健康日本 21

　健康日本 21（第二次）は，健康増進法第 7 条第 1 項の規定に基づく「国民の健康の増進の総合的な推進を図るための基本的な方針」として厚生労働大臣が発表したものである．なお，この健康日本 21（第二次）は，平成 12 年度より平成 24 年度まで実施されてきた健康日本 21 の評価をうけて，平成 25 年度から 10 年計画で実施される国民健康づくり運動である．

(1) これまでの健康増進対策の沿革

　健康増進の考え方は，国際的にはもともと 1946（昭和 21）年に WHO（世界保健機関）が提唱した「健康とは単に病気でない，虚弱でないというの

ほかでも学ぶ
覚えておこう キーワード

健康日本 21
➡社会・環境と健康，公衆栄養学

みならず，身体的，精神的そして社会的に完全に良好な状態を指す」という健康の定義から出発している.

　その後，1970年代になると健康増進は，疾病とは対比した理想的な状態，すなわち健康を想定し，それをさらに増強することを意味する概念的な定義がなされた（**ラロンド報告**）．また，米国のヘルシーピープルで応用された際には，個人の生活習慣の改善を意味している．そして，1980年代以降，健康増進はもう一度とらえなおされ，個人の生活習慣の改善だけでなく，環境の整備をあわせたものとして改めて提唱された（**ヘルシーシティ**）．このように，健康増進の考え方は時代によって内容が変遷してきたといえる.

(2) 健康日本21（第二次）の基本的な方向

　この方針は，目指すべき姿を，すべての国民がともに支えあい，健やかで心豊かに生活できる活力ある社会とし，健康日本21（第二次）の基本的な方向として，以下の項目を提案する.
・健康寿命の延伸と健康格差の縮小.
・生活習慣病の発症予防と重症化予防の徹底（NCDの予防）.
・社会生活を営むために必要な機能の維持および向上.
・健康を支え，守るための社会環境の整備.
・栄養・食生活，身体活動・運動，休養，飲酒，喫煙および歯・口腔の健

ラロンド報告

1974（昭和49）年，カナダのラロンド保健大臣による報告書である．これまでの疾病管理からライフスタイルの改善が重要であると提唱．長期間かけて多くの要因を調査し原因を考えるという，新しい公衆衛生運動が広まるきっかけとなった.

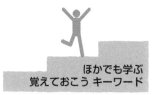

ヘルシーピープル
➡公衆栄養学

ヘルシーシティ

「健康を支える物的および社会的環境を創り，向上させ，そこに住む人々が相互に支えあいながら生活する機能を最大限活かすことのできるように，地域の資源をつねに発達させる都市」と定義される．都市化に伴い生じる健康問題の解決のために，国内外の多くの都市で展開される．
健康都市推進会議（Promotion Committee for Healthy Cities）：healthycities.jp/

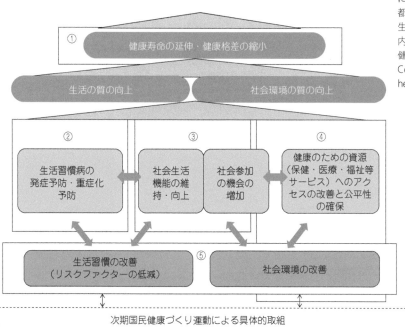

図1.7　健康日本21（第二次）の概念
厚生労働省，「健康日本21（第二次）の推進に関する参考資料」（2012），p.18.

康に関する生活習慣および社会環境の改善.

　また，目指すべき社会および基本的な方向の相関関係は，図 1.7 のように整理できる.

　① 健康寿命の延伸・健康格差の縮小のためには，QOL の向上と社会環境の質の向上が必要になる．これらの質を向上するために⑤ 生活習慣の改善から，② 生活習慣病の発症予防・重症化予防，③ 社会生活機能の維持・向上を，⑤ 社会環境の改善から，③ 社会参加の機会の増加，④ 健康のための資源へのアクセスの改善と公平性の確保を図る必要がある.

(3) 健康日本 21（第二次）における国民の健康増進目標

(a) 目標の設定に関する基本的な考え

　目標設定に関する議論においては，「これまでのように個人で達成すべき目標を設定するだけでなく，社会環境に関する目標についても具体的数値として設定するべき」という意見が多く寄せられた.

　とくに子どもや高齢者の健康，こころの健康は，個人と社会の両者が関連しあう領域といえるが，健康づくりを社会環境の観点から検討することについては，これまでの一次予防重視の考え方から一歩ふみ込むものである.

　このため，社会環境に関するデータの蓄積がなく，目標を設定するのは困難な面があるものの，10 年後を視野に入れ，目標として取り組むものを抽出し，モニタリングすることの重要性が多く指摘された．さらに，国民運動を実際に展開していくことを視野に入れ，ほかの計画との整合性を図ることや既存の調査を活用すること，継続的にモニタリング可能な目標とするべきとした.

(b) 目標の設定方法

　健康日本 21（第二次）を効果的に推進していくためには，国，地方自治体，国民，民間団体など健康づくりにかかわるすべての関係者が，目指すべき目標を共有しながら，その目標の達成状況について管理・評価を行っていくことが重要である.

　そのために，国は，国民の健康増進について全国的な目標を設定し，広く関係者などに対してその目標を周知するとともに，継続的に健康指標の推移などの調査および分析を行い，その結果に関する情報を還元することによって，広く国民一般の意識の向上や，自主的な取組みを支援することが必要となる.

　具体的な目標の設定にあたっては，現状および課題について関係者が共通の認識をもったうえで課題を選択し，科学的根拠に基づいた実態が把握できる目標を設定する必要がある．設定する目標に合理性，説得力，実現性をもたせることにより，実効性の高い計画への取組みが可能となる．目標の終期については，将来の望ましい姿を目指すための中期的な目標とし

て，おおむね 10 年後を達成時期に設定する．当該目標を達成するための
取組みを計画的に行うことが望ましい．

ただし，ほかの既存計画において，健康づくりに関係する目標が設定さ
れている場合は，これらとの整合性に留意し，目標項目によっては目標期
間を変更して取り扱うこともありうる．

(c) 目標の評価

目標の評価については，実質的な改善効果を中間段階で確認できるよう，
目標設定後 5 年をめどにすべての目標について中間評価を行う．最終評価
は，目標設定後 10 年をめどに行うことにより，目標を達成するための諸
活動の成果を適切に評価し，その後の健康増進の取組みに反映させていく
ことが望ましい．

数値目標を評価する際は，目標策定時，中間評価時，最終評価時の調査
データは比較可能で十分な精度をもつことに留意する．たとえば，国にお
いては，経時的に同じ調査法で実施されてきた国民生活基礎調査，国民健
康・栄養調査，特定健診のデータなどを活用する．目標策定時は限定され
た地域の調査データを用い，評価時は全国調査データを用いる，というよ
うに，比較困難な調査に基づく指標は，評価には用いないようにすべきで
ある．

また評価は，単に数値の大小関係だけではなく，標本の誤差を考慮した
うえで，統計学的検定を行うなどの科学的な方法を用いることが望ましい．
そして策定時と直近値を比較したうえで，A（目標値に達した），B（目
標値に達していないが，改善傾向にある），C（変わらない），D（悪化し
ている）といったように複数のレベルで評価する．

(d) 栄養・食生活の具体的目標

以下の内容が目標にあげられる．

1．適正体重を維持している者の増加（肥満，やせの人の減少）．
2．適切な量と質の食事をとる者の増加（主食・主菜・副菜を組みあわせ
　た食事の増加，食塩摂取量の減少，野菜・果物摂取量の増加）．
3．共食の増加（食事を 1 人で食べる子どもの割合の減少）．
4．食品中の食塩や脂肪の低減に取り組む食品企業および飲食店の登録数
　の増加．
5．利用者に応じた食事の計画，調理および栄養の評価，改善を実施して
　いる特定給食施設の割合の増加．

5.3　食生活指針

(1) 食生活指針改定の趣旨

日本は世界でも有数の長寿国であり，平均寿命は男女ともに 80 歳を超
え，今後も平均寿命が延びることが予測されている．こうした平均寿命の

延伸には，日本の食文化が一助になっていると考えられている．特徴として，日本は気候と地域の多様性に恵まれ，旬の食べ物や地域産物といった食べ物を組み合わせて調理し，おいしく食べることで，バランスのとれた食事をとることが可能であった．

　一方，がん・心臓病・脳卒中・糖尿病などの生活習慣病の増加は，国民の大きな健康問題となっている．これらの疾病は，食事・運動などの生活習慣と密接な関連にあり，このため，食生活の改善など生活習慣を見直すことで疾病の発症そのものを予防する一次予防の推進とともに，合併症の発症や症状の進展を防ぐ**重症化予防**が重要となっている．

　また，高齢化に伴う機能の低下を防ぐには，**低栄養**の予防など，高齢期においても良好な栄養状態の維持を図ることが重要となる．さらに，食生活のあり方は，食料自給率にも大きな影響を与え，食べ残しや食品の廃棄は，地球的規模での資源の有効活用や環境問題にも関係している．こうした食生活をめぐる諸問題の解決に向けては，国民各自が健全な食生活を実践できるように，関係機関などがその方向を共有しつつ，食生活の実践を支援する環境づくりを進める必要がある．

　このため，各自の健康増進，QOLの向上，食料の安定供給の確保などを図ることを目的として，2000（平成12）年3月に，当時の文部省，厚生省および農林水産省が連携して**食生活指針**を策定した．2005（平成17）年に食育基本法が制定され，平成25年度からは10年計画の国民健康づくり運動〔健康日本21（第二次）〕が開始するとともに，2013（平成25）年12月には**和食；日本人の伝統的な食文化**がユネスコ無形文化遺産に登録されるなど，食生活に関する幅広い分野での施策に進展がみられた．

　指針の策定から16年が経過した2016（平成28）年3月には，食育基本法に基づき**第3次食育推進基本計画**が作成された．こうした動きをふまえ，食生活指針の改定を行うことになった．

(2) 食生活指針の構成と各項目の解説

　食生活指針は，食料生産・流通から食卓，健康へと幅広く食生活全体を視野に入れ，作成されていることが大きな特徴である．内容については，QOLの向上を重視し，バランスのとれた食事内容を中心に，食料の安定供給や食文化，環境にまで配慮したものになっている．

　今回の改定では，肥満予防とともに高齢者の低栄養予防が重要な健康課題となっている．このような現状を考慮して，適度な身体活動量と食事量の確保の観点から，「適度な運動とバランスのよい食事で，適正体重の維持を」という項目の順番を，7番目から3番目に繰り上げた．また，健康寿命の延伸とともに，食料の生産から消費に至る食の循環を意識し，食品ロスの削減などの環境に配慮した食生活の実現を目指し，項目中の具体的な表現について一部見直しを行った．

食生活指針
健康日本21や日本人の食事摂取基準とともに健康づくりの重要な柱であり，健康増進と生活習慣病の一次予防を目指したものである．2016（平成28）年6月に一部改正された．第5章も参照．

国家試験ワンポイントアドバイス
食生活指針は国の背景をふまえて策定されている．策定背景についても理解しておこう．

食生活指針の表現
食生活指針の項目，1番目と10番目の表現は「……しましょう」となっている．これは，健全な食生活をどう楽しむかについて考えながら2〜9番目の内容を実践する．そのなかで，食生活をふり返り，改善するというPDCAサイクルの活用により，実践を積み重ねていくことをねらいとしているためである．

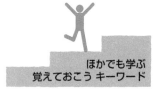

ほかでも学ぶ
覚えておこう キーワード

食品ロス
➡食品学

5.4 食事バランスガイド

食生活指針は，何を・どのくらいとったら良いかを具体的に示すものではなかった．食生活指針に書かれた内容を行動に結びつけることができて，だれがみてもわかりやすいツールとして，厚生労働省と農林水産省は，1日に何を・どのくらい食べたらいいのかを，コマのかたちと料理のイラストで表現した食事バランスガイドを策定した．食事バランスガイドは，2000（平成12）年に発表された（図5.5 参照）．

食事バランスガイドは，コマのイラストと実際の食事を見比べることで，バランスが良くなる料理の組合せを，だれでもひと目で理解することができるようにしている．また，コマの料理イラストを調節することで，年齢・性別・身体活動量にあった1日に必要な料理の量を知ることもできる．食材別ではなく，料理でみせることで，だれでも簡単に日々の食事をチェックできる特徴をもっている．

(1) 食事バランスガイドの料理区分

食事バランスガイドのコマには，5つの料理グループが描かれている．コマの上から**主食**，**副菜**，**主菜**，**牛乳・乳製品**，**果物**となっており，上にある料理グループのものほど，しっかり食べる必要がある．

バランスをとることの重要性を，たとえば，5つの料理グループのなかの何かが欠ける場合や，1つのグループだけを極端に多くとりすぎた場合，コマが倒れてしまうことで表現している．バランスのとれたコマのかたちとなるためにも，5つある料理グループそれぞれを，まんべんなく食べることが大切である．

また，欠かすことのできない水分（水，お茶），運動，菓子・嗜好飲料，についてもイラストで表現している．コマの軸として描かれる水分は，食事のなかで欠かせないものであり，料理，飲料として食事や食間などに十分な量をとる必要がある．

適度な運動の必要性は，コマの回転（運動）で示されている．栄養バランスのとれた食事をとることに加え，適度な運動習慣を身につけることは，健康づくりにとって大切なことである．

油脂・調味料は，基本的に料理のなかに使用されているものなので，イラストとして表現していない．そのため料理を選ぶ際に，エネルギー，脂質，塩分の表示をあわせてチェックすることが大切である．

(2) 1日の適量

食事の適量（どれだけ食べたら良いか）は性別，年齢，身体活動量によって異なる．コマのイラストには，**2,200 ± 200 kcal**（基本形）を想定した料理例が表現されている．この基本形は，「身体活動量が低い成人男性」と「活動量がふつう以上の成人女性」が1日に食べる量の目安になる．なお，その他の適量については図1.8 に示すとおりである．

国家試験ワンポイントアドバイス

食事バランスガイドは頻出問題である．基本的知識として理解しておこう．また，食事内容のアセスメントと行動変容段階モデルに基づいた栄養教育の応用問題として，この食事バランスガイドを扱った問題が出題されている．食事バランスガイドの活用について，料理，食品の種類と量を実際にコマで表現して理解を問う問題，コマの料理区分と構成，量的理解などについても確認しておこう．

Column

日本人の長寿を支える健康な食事とは？

「健康な食事」とはどのようなものを指すのだろうか？

1970年代なかごろ，アメリカ人の健康志向が高まり，それまで日本人駐在員や日系人の客層に限られていた日本食レストランに，高所得者層のアメリカ人がおもに足を運ぶようになった．これが，現在欧米諸国で隆盛する「日本食ブーム」の発端だといわれている．その後，アメリカにおいて食生活改善指導「マクガバン報告」が出された．日本の伝統食によって脂肪やコレステロールの摂取を控え，たんぱく質や炭水化物の適度な摂取を進め，栄養バランスのとれた食事を心がけるという内容がそれに合致するものとされた経緯がある．

では，本当に健康的といえる「日本の伝統食」とは，一体どのようなものなのだろうか？

日本の伝統的食文化としての和食は，一汁三菜と定義されている．また2011（平成23）年「和食；日本人の伝統的な食文化」が，ユネスコ無形文化遺産に登録された．一汁三菜を基本とする食事スタイルや，うま味を上手に使った動物性油脂の少ない食生活は，日本人の長寿・肥満防止にもつながっており，こうした食事が末永く続いていくことが望まれている．

しかし，こうした和食の姿が失われつつある．

自然環境の変化や健康問題，ライフスタイルの変化，家族のあり方などは現代社会の問題にもつながる深刻な課題となっている．

そこで，2015年，「健康な食事」の普及のために「健康な食事」に関する考え方を整理したリーフレットが作成された．また健康な心身の維持・増進に必要とされる栄養バランスを確保する観点から，主食・主菜・副菜を組み合わせた食事のさらなる推奨を図るよう，シンボルマークが作成され厚生労働省から発表されている．

また，健康な食環境整備をめざした制度として，「健康な食事・食環境」認証制度がある．「スマートミール」（健康に資する要素を含む栄養バランスのとれた食事の通称）を継続して，健康的な空間で提供している，外食や中食の店舗，給食を行っている事業所などを認証するもので，この審査と認証は「健康な食事・食環境」コンソーシアムで行われている．「健康な食事・食環境」コンソーシアムは，日本栄養改善学会をはじめ13学協会で構成されている（2019年2月9日現在）．

なお，この制度の背景は2015（平成27）年9月に厚生労働省から，日本人の長寿を支える「健康な食事」の普及に関する健康局長通知が示されたことによるものである．

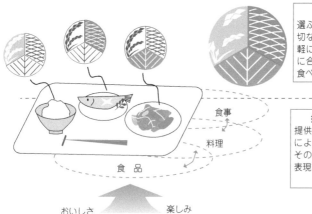

選ぶ側：分かりやすさ
選ぶ側は，分かりやすいマーク（適切な情報）をもとに選ぶことで，手軽に「健康な食事」の食事パターンに合致した料理を入手し，組合せて食べることができる．

提供する側：料理の質の保証
提供する側は，作り手の優れた技術により質を保証した料理を提供し，そのことをマーク（適切な情報）で表現できる．

食事
料理
食品
おいしさ　楽しみ
栄養バランス

日本人の長寿を支える「健康な食事」の基準とマーク

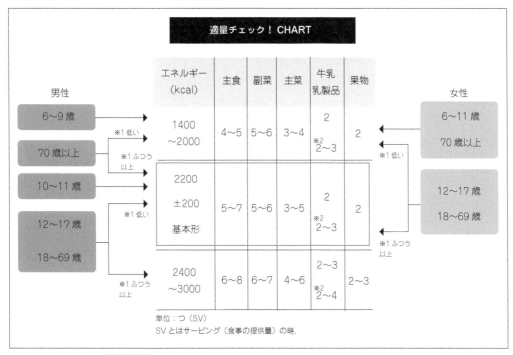

適量チェック！CHART

エネルギー （kcal）	主食	副菜	主菜	牛乳 乳製品	果物
1400 ～2000	4～5	5～6	3～4	2 ※2 2～3	2
2200 ±200 基本形	5～7	5～6	3～5	2 ※2 2～3	2
2400 ～3000	6～8	6～7	4～6	2～3 ※2 2～4	2～3

男性
6～9歳
※1 低い
※1 ふつう以上
70歳以上
10～11歳
※1 低い
12～17歳
18～69歳
※1 ふつう以上

女性
6～11歳
70歳以上
※1 低い
12～17歳
18～69歳
※1 ふつう以上

単位：つ（SV）
SVとはサービング（食事の提供量）の略.

図1.8 「食事バランスガイド」1日の適量チェックシート

※1　身体活動量の見方.
「低い」：1日中座っていることがほとんどの人.
「ふつう以上」：「低い」に該当しない人.
※2　学校給食を含めた子ども向け摂取目安について
成長期にとくに必要なカルシウムを十分にとるためにも，牛乳・乳製品の適量は少し幅を持たせて1日2～3つ（SV），「基本形」よりもエネルギー量が多い場合では，4つ（SV）程度までを目安にするのが適当.
厚生労働省・農林水産省.

（3）各料理区分の量的な基準
（a）主食（ごはん，パン，麺）の基準

　おもに炭水化物の供給源であるごはん，パン，麺などを主材料とする料理が含まれ，「1つ（SV）＝**主材料に由来する炭水化物約40 g**」となる量が設定されている．主食の基準となるごはんの「1つ（SV）」は，コンビニエンスストアで販売されているおにぎり1個分．パンの場合は，食パン1枚が1つの目安である．また，麺料理1人前（たとえば，うどん1杯）は「2つ（SV）」に相当する．

（b）副菜（野菜，きのこ，いも，海藻料理）の基準

　おもにビタミン，ミネラル，食物繊維の供給源である野菜，いも，豆類（大豆を除く），きのこ，海藻などを主材料とする料理が含まれる．「1つ（SV）＝**主材料の重量約70 g**」が設定されている．副菜の目安となる1つは，小鉢1皿分である．たとえば，野菜サラダは1皿，おひたしや和え物などの小鉢1人前，具の多い汁物1椀などが「1つ（SV）」に相当する．

(c) 主菜（肉，魚，卵，大豆料理）の基準

　おもにたんぱく質の供給源である肉，魚，卵，大豆および大豆製品などを主材料とする料理が含まれる．「1つ（SV）＝**主材料に由来するたんぱく質約 6 g**」が設定されている．主菜は，卵1個の料理や，納豆1パックなどが「1つ（SV）」．1人前の魚料理は「2つ（SV）」程度である．肉料理1人前は，「3つ（SV）」くらいに相当する．

(d) 牛乳・乳製品の基準

　おもにカルシウムの供給源である，牛乳，ヨーグルト，チーズなどが含まれる．「1つ（SV）＝ **主材料に由来するカルシウム約 100 mg**」が設定されている．牛乳1本分の量（200 ml）は「2つ（SV）」．ヨーグルト1パックやチーズ1かけは「1つ（SV）」に相当する．

(e) 果物の基準

　おもにビタミンC，カリウムなどの供給源である，りんご，みかん，およびすいか，いちごなどが含まれる．「1つ（SV）＝ **主材料の重量約100 g**」が設定されている．果物は，みかんなどの小さい果物1個が1つ．りんごなどの大きい果物は半分で1つ．市販されている果汁100%のジュースなどは，半分程度の量に換算してSVを計算する．

(f) 菓子・嗜好飲料の目安

　菓子・嗜好飲料は食生活のなかで楽しみとしてとらえられ，食事全体のなかで適度にとる必要があることから，食事バランスガイドでは「楽しく適度に」というメッセージとともにコマを回すためのヒモとして表現している．1日 **200 kcal** 程度を目安にすることが望まれる．目安として，せんべい3枚（206 kcal），シュークリーム（191 kcal），日本酒200ml（200 kcal）があげられる．

挑戦してみよう

復習問題を解いてみよう
https://www.kagakudojin.co.jp

第❷章

栄養教育のための理論的基礎

この章で学ぶポイント

★生活は習慣であり，対象者個人の努力で容易に変容できない．対象者の
　生活の変容のために，対象者を取りまく環境の整備や教育面の支援を適
　切に行うために何ができるか学ぼう．

★人の行動を科学的に分析して，その行動を予想し対応を考えることや対
　象者とどのようにかかわればよいかを理解して，求められる環境づくり
　を理解しよう．

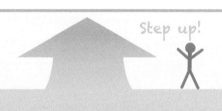

Step up!

ちょっと

◆学ぶ前に復習しておこう◆

QOL（quality of life）	ストレス	オタワ憲章	健康日本 21（第二次）
クオリティオブライフ，生活の質，人生の質．たとえば治療中の患者に関するすべての生活の質を指す．	外部からのさまざまな刺激が負荷となるとき，心身に生じる機能の変化．	1986 年，カナダのオタワで WHO により健康づくりについてまとめられた．	健康増進法により定められた．平成 25 年度から 10 年間の計画である．

1 行動科学理論と栄養教育

栄養教育の目標である**行動変容**へ対象者を導くためには，行動の根底にある，本人の考え方を理解することが重要となる．

栄養教育では，行動を外見的にみえている部分だけではなく，行動に至る考え方，感情（態度）などを含めて考える．そのためには，行動科学理論を用いることが有効である．

行動科学

人の行動の記述，説明，予測，制御を目的とした学問である．

2 行動科学理論とモデル

2.1 オペラント学習理論（S−R理論）

ヒトの行動は，レスポンデント行動とオペラント行動に分けられる．

レスポンデント行動とは生れつき備わっている行動で，特定の刺激に強く結びついており，随伴刺激（行動の結果）に大きく左右されない行動である．

オペラント行動は経験などにより獲得する行動で，特定の刺激には強く結びついていないが，随伴刺激に強く影響され，その行動が強められたり，弱められたりする．

レスポンデント行動が関係する**レスポンデント学習**の代表例は，パブロフの犬の実験である（図2.1）．犬は餌をみると無条件に唾液を分泌する．この場合の餌が**刺激**（stimulus）であり，唾液の分泌が**反応**（response）である．ここで，餌の提示と同時に音を聞かせるという状況を繰り返すと，本来，唾液分泌に対する刺激ではなかった音が刺激となり，唾液分泌（反応）が起きるという**学習**が成立する．

オペラント行動が関係する**オペラント学習**とは，**随伴刺激**により，次の行動が変わっていくという学習である．たとえば，児童が「野菜を食べたら先生にほめられたので，食べるようになった」や，ダイエットを始めた人が「なかなか体重が減らないので，ダイエットをやめた」などの出来事

国家試験ワンポイントアドバイス

刺激−反応のオペラント学習（オペラント条件づけ）はときどき出題される．オペラントの概念を理解しておこう．

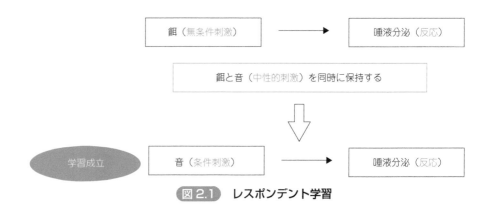

図2.1 レスポンデント学習

	強化子の増加	強化子の減少
正の強化子 （望ましい結果）	正の強化 （望ましい行動が増える）	消去 （望ましい行動が減る）
	（例）野菜を食べたら，先生にほめられたので，もっと野菜を食べるようにした．	（例）野菜を食べても，だれからもほめられないので，野菜を食べるのはやめた．
負の強化子 （望ましくない結果）	罰 （望ましい行動が減る）	負の強化 （望ましい行動が増える）
	（例）野菜を食べたら，お腹が痛くなったので，野菜を食べるのをやめた．	（例）野菜を食べたら，便秘が改善されたので，もっと野菜を食べるようにした．

図2.2 オペラント条件づけの関係

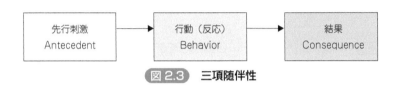

図2.3 三項随伴性

があげられる．

　ヒトのほとんどの行動は，オペラント条件づけによって形成される行動であるため，この学習理論はとても重要となる．オペラント条件づけの関係性を図 2.2 に示す．

　オペラント学習における**強化**とは，行動の結果により，行動を強めたり増やしたりすることである．

　正の強化では，行動の後に「望ましい結果」を伴い，**負の強化**では，行動の後に「望ましくない結果」が取り除かれる．**強化子**とは行動に影響する結果のことで，正の強化子とは「望ましい結果」であり，負の強化子とは「望ましくない結果」である．

　強化子には，**物理的強化子**，**社会的強化子**，**心理的強化子**がある．強化はその前の反応と随伴していなければならない．

　これらの関係をまとめると，先行刺激が与えられたときに行動（反応）をとると結果になることとなる（**三項随伴性**，図 2.3）．

強化子の種類
物理的強化子とは，食べ物，金，洋服などを示す．社会的強化子とは，称賛，承認，愛情など，心理的強化子とは，快楽感，満足感などである．

2.2　個人の態度と行動変容に関する理論

(1) ヘルスビリーフモデル（健康信念モデル）

　ヘルスビリーフモデルは，自分の健康や疾病に対する考えが，行動にどのように影響するかという概念である（図 2.4）．ローゼンストック（I. M. Rosenstock），ベッカー（M. H. Backer）らによって提唱された．

　このモデルでは，勧められた予防的保健行動をとる可能性に影響を与える主要な認知とは，「罹患の可能性の自覚」，「疾病の重大性の自覚」，「予

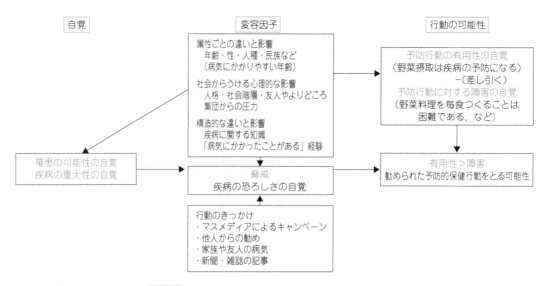

自覚	変容因子	行動の可能性

図 2.4　ヘルスビリーフモデル（健康信念モデル）

防行動の有用性（利益）の自覚」，「予防行動への障害の自覚」の 4 つとしている．本人の疾病に対する認知を，「罹患の可能性の自覚」と「疾病の重大性の自覚」の 2 点で分析する．

　罹患の可能性の自覚は，「自分がその疾患に罹患する可能性を，どの程度とらえているか」である．**疾病の重大性の自覚**は，「自分がその疾患に罹患することを，どのくらい重大だと考えているか」であり，医学的側面と社会的側面からの自覚がある．

　罹患の可能性と疾病の重大性に対する自覚が高まると，その疾患に対して**脅威**を感じ，これを回避するための予防行動の必要性を考えるようになる．たとえば，「がんの死亡率は高いが，近親者でがんにかかった者はいない」，「風邪にはよくかかるが，少し休めばすぐ治る」などの認知の場合は，それぞれの疾病に対する脅威は感じない．また，年齢や社会的地位などの変容因子によって脅威の感じ方は変わる．変容因子は予防行動の決定に直接関係しないが，影響を与えるものとして重要である．インフルエンザを例にあげると，若者より高齢者で重大性を強く感じる．多忙な人は保健行動の実施は困難だと感じやすい．

　予防行動を行う可能性は，その行動の**有用性**と**障害**の自覚の差で決まる．予防行動への有用性の自覚が高まると，人はその行動を行う．また，マスメディアによるキャンペーンや家族，友人，専門家などからの勧めなどが「行動のきっかけ」となり，行動をしようという気持ちを促す要因となる．

(2) トランスセオレティカルモデル（行動変容ステージモデル）

　プロチャスカ（J. O. Prochaska）らによって，禁煙対策のために提唱された複合的モデルである．**行動変容ステージ**，**変容プロセス**，**意思決定バ**

保健行動

健康の保持・増進および向上に関係することで行動していること．おもに個人の性格，考え方の特性，行動パターンのうち，家族や社会，文化といった周囲の環境から影響をうけている行動を指す．健康状態そのものや，医療機関にて治療をうける，けがや病気を治すために行動することは保健行動ではないが，これらについて考えることは保健行動といえる．

国家試験ワンポイントアドバイス

トランスセオレティカルモデルは最頻出モデルである．どの行動変容ステージにどのような働きかけをすべきかが問われる．具体的事例をイメージしながら変容プロセスを理解しよう．

ランス，セルフエフィカシー（**自己効力感**，p. 32 参照）の 4 つの要因から構成されている．

このモデルでは，行動が変容する過程には段階（行動変容ステージ）が

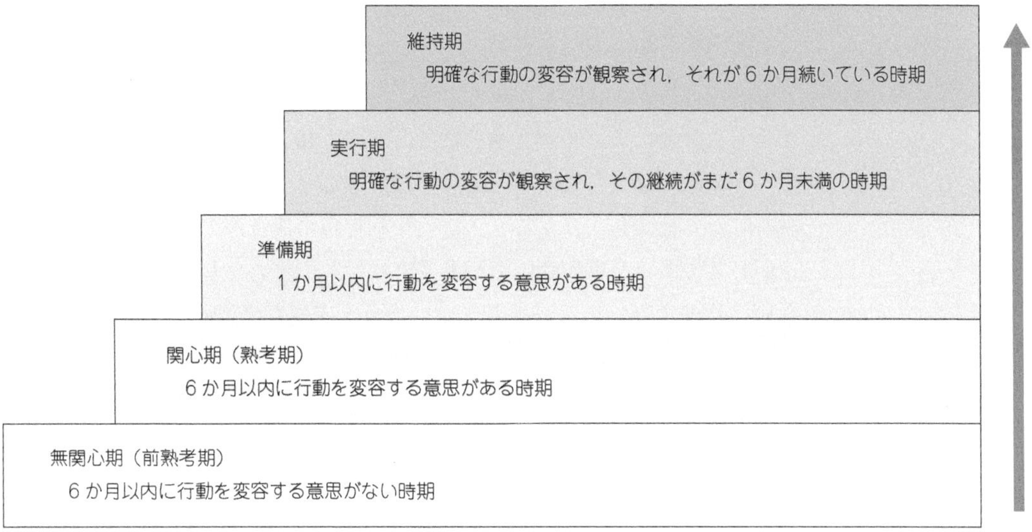

維持期
　明確な行動の変容が観察され，それが 6 か月続いている時期

実行期
　明確な行動の変容が観察され，その継続がまだ 6 か月未満の時期

準備期
　1 か月以内に行動を変容する意思がある時期

関心期（熟考期）
　6 か月以内に行動を変容する意思がある時期

無関心期（前熟考期）
　6 か月以内に行動を変容する意思がない時期

図 2.5 **行動変容ステージ**

表 2.1 **変容プロセス**

変容プロセス	内容（例）	働きかけるステージ
意識の高揚	健康問題に関する情報を集めて，それを理解し，意識を高める	無関心期 →関心期
感情的体験	不健康な行動とその結果から生じる，不安・心配などの負の感情や重大な結果を感じさせる．また，適切な行動によって回避できるという安堵感を体験させる	
環境の再評価	不健康な行動を続けることや，健康のために行動を変容することが，自分の身近な環境や周囲の人びとに与える影響について，評価する	
自己の再評価	不健康な行動を続ける，あるいは健康行動をとるという 2 つの自己をイメージし，自分にどのような影響（メリット・デメリット）を及ぼすのかを再評価する	関心期 →準備期
自己の解放	決意を誓ったり，周囲に宣言したりする．不健康な行動を変容できると信じること，ある信条に基づいて行動することができること	準備期 →実行期
行動置換	不健康な行動を健康的な行動におきかえること．逆条件づけともいう	実行期 →維持期
援助関係の利用	健康行動へのソーシャルサポートを活用する	
強化マネジメント	行動変容やその維持のための強化（ほうびなど）を行う	
刺激の統制	不健康な行動を引き起こすきっかけを除き，健康な行動を促進するきっかけを付加する	
社会的解放	健康的な生活を送ることに影響する周りの環境や社会の変化を知る	―

あり，ステージが変わるために必要な要因（変容プロセス）があることを示している（図2.5，表2.1）.

(a) 行動変容ステージと変容プロセス

　行動変容ステージの**無関心期（前熟考期）**は，行動変容の必要性を自覚させることが必要であるため，自分の問題に気づき，行動変容に関心を持つための働きかけが必要となる．**関心期（熟考期）**では，行動変容に対する**動機づけ**をより強くし，自信を強く持つことが必要な時期である．行動を変えることによる利点を感じることができるような働きかけが必要となる．**準備期**では，行動変容の意思を固めることが必要であるため，自分で試行したり相談したりするときに，行動変容の決意ができるような働きかけが必要である．**実行期**は，行動変容に対して努力をしている時期であるため，行動変容の決意が揺らがないような支援を必要とする．**維持期**は，望ましい行動が習慣となっている時期であるが，生活上の大きな出来事などをきっかけに，望ましくない行動に戻ることや，行動変容内容があいまいになる可能性もある．再発予防のための関わりが必要である．

　また，行動変容ステージは，一方向に進むとは限らず，前段階に逆戻りすることもある．

　各ステージを上がるときに，多くの人が類似した経験をしていることがわかっている．それが，変容プロセスとして整理されている．つまり，私たちは次のステージに進むための働きかけとして変容プロセスを理解することができる．

(b) 意思決定バランス

　行動を変容するときのメリットとデメリットのバランスである．行動変容に関心が高まると，行動変容を行うことによる結果を考え，その結果が自分にとって，メリットとデメリットのどちらが大きいかを考えるようになる．たとえば，減量について，メリットとデメリットはどちらを強く感じるかを問うことで，本人の意思決定バランスを把握することができる．また，メリットがデメリットを上回らないと行動変容は起きない．

(c) 自己効力感

　ある特定の行為を成すために，必要な行動を行う自分の能力に対する信念である．いい換えれば，その行動をできると思う気持ちである．社会的学習理論の重要な構成要素である．

　トランスセオレティカルモデルでは，とくに行動を妨げる要因の克服に対する自己効力感について扱われることが多い．行動変容のステージが無関心期や関心期の段階では，その行動をできると思えず，自己効力感が弱い．しかし，自己効力感が高まると行動変容のステージが実行期や維持期へ移行することが知られている．つまり実行期以降は，自己効力感が高まっていると考えられる．

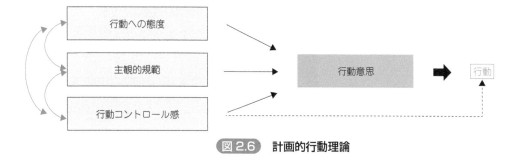

図 2.6 計画的行動理論

(3) 計画的行動理論，行動意思理論

　フィッシュバイン（M. Fishbein）によって提唱された**行動意思理論**とは，人が行動を起こすときは，行動意思（行動しようとする意欲）が必要であり，行動意思が起きるためには，「行動への態度」と「主観的規範」が影響するという概念である．アイゼン（I. Ajzen）は，この行動意思理論に「行動コントロール感」を付加して拡大した概念として，**計画的行動理論**を示した（図2.6）.

　行動への態度は，結果期待と，この結果に価値があると強く感じることが要素となる．**主観的規範**は，信頼する他者が「行動した方が良い」と思っていると感じ，その期待に応えようとする気持ちが要素となる．**行動コントロール感**は，「その行動に必要な技術や資源を持っている」と認識できること，それによってその行動が容易になると感じられることが要素となる．これらの認知が揃うと，行動に対する**行動意思**が高まり，行動を始める.

(4) ヘルスリテラシー

　リテラシーとは，ある分野に関する知識や能力のことであり，ある分野について適切に理解，解釈し，活用する能力のことである．**ヘルスリテラシー**とは，健康情報についての情報リテラシーであり，学習者が健康や栄養情報を入手し，正しく理解できるか，正しく評価できるか，正しく活用できるかなどの能力のことである．このような能力を高める栄養教育が必要である.

2.3　個人間の関係と行動変容に関する理論

(1) 社会的認知理論，社会的学習理論

　私たちの行動や考え方は，過去の行動や経験のみではなく，周囲からも影響をうける．オペラント学習のように随伴刺激がなくても他者の行動を観察し，その人たちがうける報酬（疑似強化）によって，新しい行動を学習することがある．これを**社会的学習理論**といい，バンデューラ（A. Bandura）によって提唱された.

　その後社会的学習理論は，人の行動を理解する包括的な理論であるとして**社会的認知理論**へと発展した．この理論は，「相互決定主義」，「結果期待」，

結果期待
行動することにより，ある結果を導くと強く感じること．p. 32 を参照.

国家試験ワンポイントアドバイス
主観的規範は計画的行動理論にしかない概念なので，問われやすい．特徴をよく理解しよう.

表 2.2　社会的認知理論の主な構成要素と定義

構成要素	定義
相互決定主義	行動は，個人的要因（個人の認知）や環境と相互に結びつき，影響しあっているという考え方
観察学習	新たな行動を実行するために，手本となる他者の行動を観察し学習する
自己効力感	望ましい行動をどのくらいうまくやれるかという自信
結果期待	ある行動を実行した場合に得られる結果に対する期待
自己制御	目標に対してどの程度できているかを確認し，自らの行動を管理する
強化	報酬や罰を用いて，行動を繰り返して行う反応を増減させる．強化には，外的強化，自己強化，代理強化がある

「自己効力感」，「観察学習」，「自己制御」，「強化」など多くの概念を含んでいる（表 2.2）．

(a) 相互決定主義

人は「個人的要因（個人の認知）」，「環境」，「行動」の 3 つの相互関係から行動を学習していくという考え方である．行動は，刺激によって起きるだけでなく，環境が個人の行動を変えることもあり，個人の認知が環境をつくることもある．

つまり，行動を変えるためには，さまざまな方向からの働きかけが可能であることを表している．

(b) 観察学習

ヒトは自分自身の経験からだけでなく，他者の行動をみたり聞いたりすることでも行動を学習する．これを**観察学習**（モデリング）という．観察学習では，モデルとなる他者の行動に注目し（注意過程），モデルの行動を覚え（保持過程），その動きを自分で再生し（運動再生過程），外的強化・代理強化・自己強化によりその行動の実行を考え（動機づけ過程），模倣行動を起こすという 4 段階で学習が進む．

(c) 自己効力感（セルフエフィカシー）

自己効力感とは，行うべき行動ができるかどうかの自信である．自己効力感を高める方法は 4 つある．

① 自己の成功経験

過去に同じ，もしくは似たようなことをうまく行えた経験を指す．最も強い自己効力感が得られる．スモールステップ法を用いると，自己の成功体験を積み重ねることができる．

② 代理的経験

他者がある行動をうまく行っている様子をみて，自分もできるかもしれないと思うこと．観察する他者と自分の環境や状況が類似していると効果的である．

Point!

スモールステップ法
できそうな目標を立てて少しずつ実行する方法

③ 言語的説得

それまでに信頼関係を構築できている他者から，「あなたならできる」など肯定的評価を得ることである.

④ 生理・情動的状態

その行動を行うことによるストレスやネガティブな感情を減らすという生理的・情動的な変化を経験すること. たとえば, ある行動をはじめて行って上手にできなかったときに, 「はじめはこんなものだ」と思ったり, 「慣れたら上手にできるようになった」と感じることである.

(d) 結果期待

行動が一定の結果につながるという信念のことである. 野菜を食べれば（行動）がんになるリスクが減る（結果）と思うことなどである.

(2) ソーシャルネットワークとソーシャルサポート

ソーシャルネットワークと**ソーシャルサポート**は, 対人関係の重要な機能の1つである. このネットワークには, 家族, 仲間, 職場の同僚, そして人びとが所属するさまざまな組織が含まれる. このような社会関係は, 個人の食物選択や食べる行動に大きな影響を及ぼす. そのため, 支援的環境を促進するためにはソーシャルサポートとソーシャルネットワークに働きかけるのが有用となる.

ソーシャルネットワークは, イスラエルとラウンズ（1987年）によって以下のような特徴で示された.

・構造：ネットワークの大きさとメンバーの人数.

・密度：メンバーが互いを知り, 交流する程度.

・近接性：属する集団の客観的類似性.

・相互作用：接触頻度, 感情的類似点.

・相互性：メンバー間での援助・支援の程度.

大きな社会のネットワークに属している人もいれば, 限られた友人と家族としか交流しない人もいる. それをふまえてソーシャルサポートを行う必要がある.

ソーシャルサポートは, 家族や友人, 地域などの社会的関係のなかでやり取りされる支援のことであり, ハウス（1981年）は, 以下の4つのタイプに分類されるとしている.

(a) 情緒的サポート

同情や愛, 信頼, 心配などを提供することで, 共感, 愛情, 信頼, 尊敬などを示してくれるサポート. たとえば, 「頑張っていますね」という声かけ.

(b) 評価的サポート

肯定的なフィードバックや, 他者と比較して高く評価してくれるなど自己評価に役立つサポート. たとえば, 選んだ昼食メニューについて, 改善

点の指摘.

(c) 情報的サポート

問題解決のために必要なアドバイスや情報を与えてくれるサポート. た
とえば, 栄養バランスが整ったレシピの提供や健康増進にかかわるイベン
トの開催案内の提供.

(d) 道具的サポート

物理的, 実際的なサポート. たとえば, 道具を貸してくれる, 食事を提
供してくれるなど. 具体的なサービスを直接提供すること.

また, 情緒的サポートと評価的サポートを情緒的サポートと, 道具的サ
ポートと情報的サポートを手段的サポートと, 表現することもある.

栄養教育のソーシャルサポートをどの程度うけるかは, 個人によって異
なる. 社会関係は, 健康状態に影響を与えることがわかっているが, これ
には直接的な効果を通しての影響と, 日常生活のストレスによる健康への
負の効果を和らげる力を通しての影響の両方が考えられる. とくに情緒的
なサポートは, 良好な健康とあらゆる死因の減少に関連している. 栄養教
育のねらいとしては, 既存のネットワークを強化して健康支援を促進する
こと, ソーシャルサポート・グループを構築すること, 学習者同士が相互
に支援できるような新しいソーシャルネットワークを始めることが考えら
れている.

保護者のサポート, 職場のソーシャルサポート, ソーシャルサポートと
しての**ピア・エデュケーター**との関わりなど, 支援グループを通して栄養
教育の実施と評価を考慮することが必要になる.

ピア・エデュケーター
第 5 章を参照.

2.4　社会や集団の行動変容に関する理論

地域や職場などの大規模集団の行動変容に関する理論のなかで, イノ
ベーション普及理論, コミュニティ・オーガニゼーションについて示す.

(1) イノベーション普及理論

エヴェリット・ロジャースによって提唱された. 1 つのイノベーション
が生まれたとき, それが社会のなかでどのように普及していくか, そのプ
ロセスとその要因を整理した理論である.

ここでいう**イノベーション**とは, 新しい技術, 商品, アイデア, 行動,
プログラムなどあらゆる「新しいもの」を示す. 栄養教育では, 採用して
もらいたいアイデアをイノベーションと考える. 栄養教育においても, 既
存の情報を並べるだけでは人の心は動かない. 「バランス良く食事を食べ
ましょう」とそのまま言葉で伝えるのではなく, 伝え方やアイデアに工夫
が必要である.

管理栄養士・栄養士として伝えるべき内容を, いかにわかりやすく, 実
行可能で魅力的なものにするかが鍵になる. メッセージを最初に取り入れ

表2.3 イノベーション普及に必要な因子

因子	具体的な内容
比較優位性	従来のものと比較したときに良いものであるか. 従来の類似品よりも良いものであれば採用されやすい
適合性	対象集団の価値観, 信念, ニーズがあっているか. 生活に大きな変化がなく受け入れられるものか. それらにあっているものほど採用されやすい
複雑性（わかりやすさ）	理解しやすいか, 利用が簡単であるか. 理解しやすく, 簡単であるほど採用されやすい
試行可能性	試行が可能か. 採用決定の前に試行が可能ならば採用されやすい
可観察性	他者の目に触れやすい状況か. 周囲の人もみてわかるものが採用されやすい

てもらう採用者はどの集団かをみきわめ, 多集団への**波及効果**を目指す. この理論は, マーケティングの細分化を行う際や効果的な**マーケティング・ミックス**（**4Ps**）を考えるうえでも活用できる. また, 大きな集団を対象とする**ポピュレーションアプローチ**（集団アプローチ）を計画する際に役立つ.

イノベーションが人びとに普及する速さを左右する要件は, 表2.3 のとおりである.

イノベーションが世の中に出たときに人びとがどのようにかかわるのかを, イノベーション採用にかかわる人の分類で理解することができる.

（a）**イノベーター**（innovators：革新者, 革新的採用者）

冒険心にあふれ, 新しいものを進んで採用する人.

（b）**アーリーアダプター**（early adopters：初期採用者）

流行に敏感で, 情報収集を自ら行い, 判断する人. 単なる目新しさだけでなく, 新しい有益性そのものに着目する層であるため, ほかの消費者層への影響力が大きく, オピニオンリーダーとも呼ばれる.

（c）**アーリーマジョリティ**（early majority：前期追随者）

比較的慎重な人. 平均より早くに新しいものを取り入れる. ブリッジピープルとも呼ばれる.

（d）**レイトマジョリティ**（late majority：後期追随者）

比較的懐疑的な人. 周囲の大多数が試している場面をみてから同じ選択をする. フォロワーズとも呼ばれる.

（e）**ラガード**（laggards：遅滞者）

最も保守的な人. 流行や世のなかの動きに関心が薄い. イノベーションが伝統になるまで採用しない. 伝統主義者とも呼ばれる.

普及の経過はS字曲線を描くといわれている. イノベーターやアーリーアダプターをうまく確保できるかが, アーリーマジョリティー以降に広げられるかの分かれ道となる. どの対象者がイノベーターあるいはアーリー

イノベーション普及理論のためのポピュレーションアプローチの例

たとえば, 厚生労働省が2013（平成25）年に公表した「プラス・テン（＋10）」では, 高齢者から生活習慣病患者までを対象に, 身体活動の増加を促す「＋10分運動」のように, 運動の内容を実践的でわかりやすく示している.

国家試験ワンポイントアドバイス

イノベーション普及理論は比較的よく出題される. イノベーション普及に関する5つの要因を理解しよう.

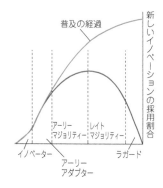

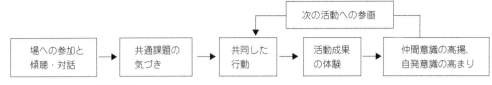

図2.7　コミュニティ・オーガニゼーションの組織化の過程

「武見ゆかり：大規模集団や地域レベルの変化についての行動科学理論，健康・栄養科学シリーズ 栄養教育論（丸山千寿子，足達淑子，武見ゆかり編），改訂第4版，p.66, 2016, 南江堂」より許諾を得て改変し転載.

アダプターになるのかをみきわめて，その集団に対して初期活動を行うと効果的である．

(2) コミュニティ・オーガニゼーション

コミュニティ・オーガニゼーションとは，地域社会（コミュニティ）のなかで，住民や関係者が共通する課題に気づき，それを共有し，協力してその解決に取り組む主体的な組織活動を指す．コミュニティが組織化される過程（図2.7）に関する理論である．

地域におけるさまざまな課題解決において，地域住民が主体的に参画し，社会的資源の利用やコミュニティ内での調整を図りながら，自ら課題解決を目指して行動する．この活動の「成果」を通して，仲間であるという連帯感や協同性，自分たちの活動であるという自発性などが高まっていき，**ソーシャルキャピタル(社会関係資本)**の熟成にもつながる．コミュニティ・エンパワーメントとあわせて参照されたい．

また，コミュニティ・オーガニゼーションは，災害時に重要な役割を果たすことが期待される．これによって住民生活の民主化につながると考えられている．

コミュニティ・オーガニゼーションに必要な要素を次にあげる．

(a) 参加

コミュニティのメンバーによる，主体的でかつ平等な運営課題への気づきと共有．

(b) エンパワメント

課題解決に向けて，地域や自分たちの生活をコントロールする能力を身につけるプロセス．人びとを元気づけ，人が本来持っている生きる力を呼び起こし，困難を乗り越える力を引き出すことである．コミュニティ・オーガニゼーションのなかでとくに重視する概念である．

(c) コミュニティ・キャパシティ

課題解決に取り組むためにコミュニティが持つ能力．

(d) 課題選択

地域が抱える問題のなかから，コミュニティのメンバー間における認識や合意の形成，実行可能性，効果の大きさなどを考慮して，目標決定を行

うこと.

3 行動変容技法と概念

　対象者の問題行動を特定し，その行動がどのような状況で起きているのかを理解することができたら，その状況を制御するため，さまざまな行動変容技法を適応する．行動変容の技法は 100 以上存在するが，ここでは，よく使われる代表的な技法を示す（表 2.4）.

3.1　目標行動の設定

　対象者が，実際に何を行うのかを具体的に表現したものである．そのため，行動内容をあいまいに示すのではなく，1 つ 1 つの行動がイメージできるように具体的な表現にする．目標行動の設定においては，対象者の実際の生活に即していて実行できそうな内容であり，その行動によって効果が期待できるものでなくてはいけない．はじめから高すぎる目標を設定するのではなく，少しずつステップアップできるような目標を設定し達成感を味わいながら進めていく（**スモール・ステップ法**）と，自己効力感が高まり行動変容につながる．一度に目標とする行動は，多くても 5 つ程度とする．目標を実施しやすくするために，目標宣言や行動契約を行うとよい．**目標宣言**とは，周りに向かって目標を公言することである．**行動契約**とはおもに治療者との間で目標行動を決めることをいう．

3.2　セルフモニタリング（自己監視法）

　セルフモニタリングとは，自身の行動を自分で観察して記録し評価することであり，セルフコントロールにつながる．セルフモニタリングを行うことによって，以下の効果が期待できる.
① 自己観察によって，これまでや現在の状況と自分の問題行動との関係に気づくことができる.
② 自身の行動を自分で評価できる（自己評価）.
③ 結果のフィードバックにより自己強化につながる.

　モニタリングする項目に，目標設定を行った行動やその結果として現れる身体的指標のほか，そのときの気分なども記すことで，意識と行動との関係をみることができる．また，セルフモニタリングから得られる情報は，対象者の行動分析や治療経過の評価などに使うこともできる.

3.3　刺激統制法

　刺激統制法は，刺激－反応（行動）－結果の関係のなかで，その行動を引き起こす刺激を把握し，望ましい行動を行うよう先行刺激の状況を変え

国家試験ワンポイントアドバイス
おもな行動変容技法名が示す，その具体的な関わり方について，事例をイメージしながら理解を深めよう.

目標行動の設定
p. 31,「2.3　個人間の関係と行動変容に関する理論」を参照.

表2.4　おもな行動変容技法とその例

技法名	活用例
目標行動の設定	・目標行動（体重，食事，運動，空腹対処など）を具体化する 　・ご飯を毎食 1 膳までにする
セルフモニタリング （自己監視法）	・食行動（内容，量，時刻，場所，気分）を記録する ・体重変化を毎日記録する ・目標行動（食事，運動，空腹の対処）の達成度を○△×で記録する
刺激統制法	・一定の時刻に，決まった場所と決まった食器で食べる ・ながら食いをやめて食事に専念するため，テレビをみる時間を減らす ・自分の食べる量を決め，盛り切る ・冷蔵庫に甘い飲み物をおかない（買いおきしない） ・満腹時に買い物に行く ・菓子店のメールマガジンの配信を停止する ・よく食べる人のような，食事療法を妨害する人から遠ざかる
反応妨害・拮抗	・食べたくなっても 5 分間は我慢する， ・食べたくなったら運動や読書をする， ・間食をしたくなったら友人に電話をかける
オペラント強化法	・目標行動を点数化する，出席表にシールを貼る ・望ましい食行動や運動行動をほめる ・目標体重に近づいたらほめる ・体重が減ったらボーナスをもらう，ご褒美に洋服を買う ・間食を 1 週間我慢できたらバッグを買う
ソーシャルスキル トレーニング （社会技術訓練）	・食べ物や飲み物を勧められたとき，宴席に誘われたときなどに上手に断る方法を練習する 　・お礼をいいつつも，はっきりと断る 　・少しだけ食べて，あとは遠慮する ・相手の感情を害さずに自分を表現する 　・あらかじめ断りの文言をいくつか練習しておく
認知再構成法	・くじけそうになったら，励ましの言葉を口に出す 　「お菓子を食べたいのは，退屈しているだけだ」 　「親も太っているけれど，正しい習慣を心がければやせられる」 　「食べすぎても，次の食事で調整すればいい」 　「1 回くらいの失敗なら，あまり気にしなくても良い」 　「食べすぎたら，次の日は気をつけよう」 ・特別な食事ではなく健康な食事であると考える ・身体イメージや自己イメージを改善する
再発予防訓練	・危険な状況を予測して対処法を練習する ・体重が上限を超えたら再度減量を開始する ・ストレス対処法
ソーシャルサポート （社会的サポート）	・目標につまずいている人に，周りの人が助言する ・家族や配偶者，友人の協力を得る ・グループの会合や治療者と接触を保つ

ることである．望ましい行動を促す刺激を増やしたり，望ましくない行動
を助長する刺激を減らしたりする．つまり，望ましい行動を行うための環
境整備である．

3.4　反応妨害・拮抗

刺激−反応（行動）−結果の関係において，ある刺激が加わっても，そ
の行動をとらないようにやり過ごすことを反応妨害・拮抗という．これを
繰り返すとその刺激に対して反応をしないようになる．刺激に対してその
行動をしないように我慢してやり過ごすことを**反応妨害法**という．また，
刺激が加わったときに，その行動と両立しない行動をとることで気を紛ら
わせることを，**拮抗法**という．このように別の健康的な行動におき換える
ことを**行動置換（逆条件づけ）**ともいう．

行動置換
p. 29, 表 2.1 を参照．

3.5　オペラント強化法

オペラント強化法は，刺激−反応（行動）−結果の関係のなかで，結果
を操作することで望ましい行動を増やしたり，望ましくない行動を減らし
たりすることである．

強化には物理的強化，社会的強化，**自己強化**がある．行動変容の継続の
ためには，将来の結果ではなく直後の結果が重要となる．栄養教育の場に
おいては，行動の直後にどのような状況になっているかを，よく知る必要
がある．

強化の種類
p. 26,「2.1　オペラント学習理論
（S − R 理論）」を参照．

3.6　ソーシャルスキルトレーニング（社会技術訓練）

ソーシャルスキルトレーニングには，状況や相手の反応を的確に読みと
る技術，自分の気持ちを相手に上手に伝える技術，相手と穏やかに交流す
る技術などが含まれる．ソーシャルスキルトレーニングでは，**ロールプレ
イ**などでどのように自己主張すると伝わるのかなどを行う．

ロールプレイ
おもには教育訓練などに利用され
る．ある場面と登場人物を設定し，
その登場人物になりきることで，問
題の解決や理解を促す．

3.7　認知再構成法

認知再構成法は，対象者の不適応な認知（考え）へ直接働きかけること
で，その修正を試みる方法である．

不適応な認知を変えるためには，何をどのようにしたら良いかを明確に
言語化しておく．その認知（考え）を思い浮かべたときに，「適応的な認知」
をいい聞かせる練習をする．たとえば，禁煙やダイエットなどの最中に，
目標に対して望ましくない行動をしたとき，「もう駄目だ」と悲観的にな
るのではなく「どうしたらできるか」など前向きな認知に切り替えていく．

3.8　再発予防訓練

　再発予防訓練では，どのような状況で再発しやすいかを予想して，その対処を考え訓練しておく．再発が起きやすい状況，再発の兆候のみわけ方，再発がみられたときの対処方法などを考えておく．

3.9　ソーシャルサポート（社会的サポート）

　望ましい行動を維持し，望ましくない行動を起こさないために，本人にとって身近で信頼できる人の協力を得ることを**ソーシャルサポート**という．

　たとえば，行うべき行動を理解してもらう，一緒に取り組んでもらうことなどがあげられる．また，社会的強化子となって行動の維持に働きかける．

社会的強化子
p. 27 を参照.

3.10　ストレスマネジメント（ストレス管理）

　ストレスとは，生体に外傷，寒冷，精神的緊張などの刺激が加わったときに，生体が示す反応と定義される．**ストレッサー**とは，ストレスの元であり，身体や心の良好なバランスを崩すもののことである．

　同じストレッサーがかかっても，人によってそのうけ止め方やその対処は異なる．人はストレッサーに対して，自分にとってそれが有害なものか，脅威となるかなど，その重大性を評価する（**一次評価**）と同時に，自分はその状況をどの程度うまく処理することができるかを評価する（**二次評価**）．

　人は，この2つの評価を基に，これに対して対応しようとする．これを**コーピング**という．コーピングには，「問題焦点コーピング」と「情動焦点コーピング」がある．**問題焦点コーピング**は，ストレッサーになっている環境や状況へ直接働きかける，問題解決のために何かを具体的に行うような対処方法である．**情動焦点コーピング**は，ストレッサーそのものや問題解決のための対応ではなく，ストレッサーに対する感じ方や考え方を変える対処方法である．前述の社会的技術訓練，認知再構成法などにより，コーピングを学習することができる．

4　栄養カウンセリング

（1）栄養カウンセリングと行動カウンセリング

　カウンセリングとは，「学業や生活，人間関係などで悩みや適応上の問題を持つ人に対して，心理的な資料や経験に基づいて援助すること」である．

　栄養カウンセリングでは，栄養，食事，運動など食生活改善にかかわる

テーマを扱い，クライアント自身の食生活や食習慣に対する気づき，自己決定，問題解決，行動変容，自己成長などを支援することである．心理カウンセリングは，心の問題を解決するための支援を目的にしているため，会話などの関わりのなかで解決をしていくが，栄養カウンセリングは食生活や栄養に関する問題を解決することが目的のため，栄養関連のエビデンスを基に答えが決まっている場合が多い．そのため，栄養カウンセリングでは，クライアントの話を聴き，その解決策を伝えたりすることが多い．しかし，一方的に解決策を示すのではなく，その過程でクライアントが納得し，自己決定ができる状況をつくっていかなくてはならない．

　栄養カウンセリングのように，行動変容に目を向けるカウンセリングを**行動カウンセリング**という．行動カウンセリングは健康行動に対する対象者のセルフコントロールが目的であり，① 行動変容に必要な情報の収集と評価（Assess）を行い，② 対象者に即した情報を提供（Advice）し，③ 対象者の意思を尊重（Agree）しながら，④ 行動変容への支援（Assist）と⑤ 行動継続への支援（Arrange）を行っていく．

(2) カウンセラーとクライアント

　カウンセリングを行う人を**カウンセラー**，対象者を**クライアント**と呼ぶ．カウンセラーとクライアントは対等の立場であるべきであり，双方向のコミュニケーションが求められる．一方的に，望ましい行動を指導しても，対象者がそれを実行したいと思う気持ちがなければ行動変容は起きない．

　また，対象者自身が課題に気づき改善したいと感じていても，食生活行動は習慣であるため，その変容には強い意志が必要となる．栄養カウンセリングを通して，本人の心の内を聴き，気づきを促し，行動変容への気持ちを支援をする．

(3) 栄養カウンセリングにおける職業倫理

　栄養カウンセリングを行うにあたって，管理栄養士・栄養士として職業

国家試験ワンポイントアドバイス

栄養カウンセリングのおもな技法を理解し，事例に対し具体的にどのような声かけができるか考えよう．

　本倫理綱領は，すべての人びとの「自己実現をめざし，健やかによりよく生きる」とのニーズに応え，管理栄養士・栄養士が，「栄養の指導」を実践する専門職としての使命[1]と責務[2]を自覚し，その職能[3]の発揮に努めることを社会に対して明示するものである．

1．管理栄養士・栄養士は，保健，医療，福祉および教育等の分野において，専門職として，この職業の尊厳と責任を自覚し，科学的根拠に裏づけられかつ高度な技術をもって行う「栄養の指導」を実践し，公衆衛生の向上に尽くす．

2．管理栄養士・栄養士は，人びとの人権・人格を尊重し，良心と愛情をもって接するとともに，「栄養の指導」についてよく説明し，信頼を得るように努める．また，互いに尊敬し，同僚及び他の関係者とともに協働してすべての人びととのニーズに応える．

3．管理栄養士・栄養士は，その免許によって「栄養の指導」を実践する権限を与えられた者であり，法規範の遵守及び法秩序の形成に努め，常に自らを律し，職能の発揮に努める．また，生涯にわたり高い知識と技術の水準を維持・向上するよう積極的に研鑽し，人格を高める．

図 2.8　**管理栄養士・栄養士倫理綱領**

「管理栄養士・栄養士倫理綱領（平成 26 年改訂）」，公益社団法人日本栄養士会，より抜粋．

倫理を十分理解しておく（図2.8）．さらにカウンセリングを行ううえで注意すべき態度として，「対人業務」という意識を持つこと，相談者との関係性を守ること，相談者の主体性を尊重すること，相談者に対する偏見などを持たないこと，守秘義務を守ることなどがあげられる．

4.1　信頼関係の構築

カウンセリングマインドとは，クライアントとの信頼関係を築くために必要で，基本的な心構えである．カウンセリングマインドを持った関わりとは，クライアントの人格を認め，クライアントを無条件に肯定的にうけ入れ，問題解決を目指して誠実に対応する気持ちなどである．

カウンセリングを進めるうえで，カウンセラーとクライアント間に**ラポール（信頼関係）**を形成することは必須である．ラポールの形成が成されると，心が通いあい，どのようなことも打ち明けられ，聴いてもらっていると感じることができる関係性となる．

ラポールを形成する代表的なスキルは，ペーシング，ミラーリング，バックトラッキングなどである．**ペーシング**は話すスピードや声のトーンなどをクライアントにあわせることで，これにより安心感がでやすい．**ミラーリング**は相手のふる舞いをまねることである．**バックトラッキング**は，クライアントの言葉にあわせて話の内容を伝え返すことで，話を聴いているというメッセージを相手に伝える方法である．

4.2　環境づくり

クライアントが，安心して落ち着いた状態で話ができるような環境づくりによって，カウンセリングに適した場となる．プライバシーが守られるよう，声が漏れない部屋を用い，面談の机は整理され，清潔感のある状態とする．座る場所にも配慮する（図2.9）．対面した座り方や，目線の高さが見下ろすかたちになると威圧感を与えやすいため，カウンセラーは，机を挟んで90°の位置に座る．また，目線の高さを揃えるか，下から見上げるようにしゃがむなどの配慮をする．ベッドサイドやいすに座って話をする場合も，クライアントとの距離を近すぎないようにする．一般にコミュニケーションに最適な距離は70〜150 cmといわれている．

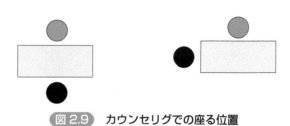

図2.9　カウンセリグでの座る位置

黒丸をクライアント，赤丸をカウンセラーとする．

表2.5　カウンセリングにおける表現とその内容

言語的表現 （バーバルコミュニ ケーション）	言葉の内容や意味を伝達 ・気持ちを表現する言葉（例：…は大切だ．…は難しい） ・感情を表現する言葉（例：楽しい，不安，嬉しい，悔しい） ・独特のいい回し（例：私なんてどうせ駄目なのだから）
非言語的表現 （ノンバーバルコ ミュニケーション）	言語以外の表現 ・声：大きさ，高さ，口調，速さ，抑揚，声質など ・顔：表情，顔色，視線など ・しぐさ：身ぶり・手ぶり，姿勢，呼吸，距離のとり方，沈黙など ・身なり：服装，髪型，化粧，香水，アクセサリーなど

　また，カウンセラーの身だしなみにも配慮する．服装，髪形，化粧・香水などは清潔感がある状態とする．第一印象がラポールの形成にも大きく影響すること忘れてはいけない．

4.3　カウンセリング技法

（1）観察

　クライアントの話のポイントをつかむために重要である．話のポイントは話し手にとっては伝えたいポイントとなるため感情が入る．話し方，言葉の強さ，言葉遣いなど言語的表現以外に，表情，目の動き，声の調子など非言語的表現にも表れてくる（表2.5）．言語的表現のなかで，気持ちや感情を表現する言葉（やっぱり大事だ，嬉しい，不安など）は相手を理解するうえでも重要となる．

（2）傾聴

　相手の感情や気持ちをうけ止める聴き方であり，対象者のありのままの話を聴く．助言に含まれる知識や判断がクライアントの気づきを妨げることがある．意見をしたり，評価したりすることなくクライアントの感情をうけ止めるような「聴き方」をする．

　傾聴を妨げるものを**ブロッキング**という．ブロッキングには，思い込み，追体験，意見，解釈，憶測，アドバイスなどがある．ブロッキングはだれでも起きるものであるため，カウンセラーは，話を聴きながら自身の感情がブロッキングであるかを意識し，それに捕らわれずクライアントの心に焦点を絞って聴くようにする．また，カウンセラーとして，どのようなブロッキングを起こしやすいか分析しておくことも有用である．

（3）受容

　許容的，非審判的な態度でクライアントの考え，感情，行動を無条件に聴き入れることを**受容**という．カウンセラーは自分の価値観，先入観，偏見などで相手の気持ちや考え方を推測したり，とがめたり，直そうとしてはいけない．

共感と同情

たとえば，傾聴した対象者の話が悲しい内容であったとき，「対象者がかわいそうだ」と思うことは同情である．共感とは，その内容から「そのとき，対象者は悲しかったのだろうな」と思うことである．対象者に共感するためには，表情や口ぶりをよく観察して客観的に相手を考えることが必要である．

沈黙を尊重するために

カウンセリング中に，相手が黙ってしまったとする．その際に，カウンセラーは，あわてず，焦らず，相手が話しだすのを待つことが大切である．相手に，話すように急かしたり，不快感を示すようなことはしてはならない．

質問をする練習

閉ざされた質問と開かれた質問の効果的な使い分けを理解するには，日常生活の会話のなかで，自分が会話をするときにどちらの質問を多く使っているか，ふり返ってみると良い．また，閉ざされた質問と開かれた質問のうち，会話が盛り上がったのはどちらで，どんな質問だったかなどにも注意して会話をするのも良い．

(4) 共感的理解

共感とは，話をする相手の気持ちに近似した気持ちを聴き手側に起こすことにより，心と心のコミュニケーションを可能にするものである．傾聴し，相手のしぐさや言葉から，中立的な立場で，相手の気持ちをあたかも自分のことのように感じとることを**共感的理解**という．共感的理解により，クライアントは，自分の存在を認めてもらっていることを感じる．「私はこのようにうけ止め理解した」とカウンセラーが受容し理解したことを，クライアントに戻すことが大切である．

共感と同情や同感は異なるため注意が必要である．同情は，相手の話を聴くうちに「かわいそう」などの気持ちが起きることで，これは聴き手の気持ちである．同感も，「私もそう思う」などの気持ちが起きることで，やはり聴き手の気持ちであり，相手の気持ちを理解したことにはならず，共感とは異なる．

(5) 繰り返し

クライアントが話したポイントを整理して伝え返すと，クライアントは，自分の発言が音声となって外部から入ってくるため，客観的にとらえることができ，自分の行動の意味やパターン，原因に気づきやすくなる．とくに，気持ちを表現した言葉を繰り返すよう心がける．

(6) いい換え

クライアントが話したことを別の表現で伝え返すことにより，話の内容が整理されるとともに，クライアントに別の側面からの気づきを促すことができる．

(7) 要約

クライアントが話し終えたときに，クライアントのいいたかったことのポイントをとらえて，自分の言葉で返し，正しく伝わっているかを確認することが重要である．これにより，話をまとめることができ，次の話題へ進むことができる．

(8) 沈黙の尊重

クライアントの沈黙の持つ意味を理解する．気持ちを整理している途中なのか，話したくないのか，話す内容を思いだしているのかなど，非言語的表現などから状況を読み取り，寛容性をもって接する．

(9) 質問方法

(a) 閉ざされた質問

「はい」「いいえ」など一言で答えることができる質問である．**閉ざされた質問**は，おもにクライアントの話の内容確認で使われる．また，無口なクライアントを対象にする場合や，まだ信頼関係が築かれていないときに活用することが多い．しかし，質問に対する回答に広がりがないため，クライアントから得られる情報が限られる．

(b) 開かれた質問

　説明や自分の考えなどを考えて答える必要のある質問である。**開かれた質問**は，質問に対してクライアントが考えることで，クライアントの健康状態や食生活などのふり返りを促すことができる。またクライアントは，自分の関心の高いところから会話を始めるため，クライアントの考えや価値観を知ることができる。

4.4　動機づけ面接

　動機づけ面接法は，アルコール依存症患者への治療介入の経験から生み出されたカウンセリング技法である。対象者のなかには「○○をしてはいけないと思う」と「○○したいと思う」という，相反する感情や態度が同時に現れる（**アンビバレンス，両価性**）ことがある。このような迷いが生じるまで成長したととらえ，この矛盾した感情を解決するよう仕向ける。これによって対象者は動機づけが起き，自ら行動を変えていくことができるようになる。

4.5　認知行動療法

　人はある状況におかれたとき，それぞれ異なる感情や行動で対応するが，**認知行動療法**では，その感情や行動はその状況そのものによって起きるのではなく，その状況に対する思考によって起きていると考える。つまり，思考は感情と行動に影響するととらえる。また，思考のなかでも**自動思考**（自動的に沸き起こってくる思考やイメージ）や，心の奥底にあるスキーマ（中核的信念と条件的な信念）に焦点があてられる。認知行動療法による関わり方として，問題となる行動やそのときの感情を明確化し，その行動や感情はどのような思考により起きているかを明らかにしていく。認知行動療法の技法には，社会技術訓練や認知再構成が含まれる。

ナッジ
ナッジとは「肘でつつく」という意味があり，対象者に対し，強制せず，選択の自由を与えながらより良い行動へ促す働きかけを指す。

5 │ 組織づくり・地域づくりへの展開

　栄養教育の目標は，対象者本人が健康や食に関する適切な知識・態度・スキルを得て，食行動の変容を行い，自己管理能力を習得することである。しかし，これにとどまらず，栄養にかかわる他者への支援能力の獲得や食環境づくりも含まれる。

5.1　学習段階の発展

　個人の食生活の営みは，個人の知識・態度・スキルなどが最も影響するものであるが，他者との関係のなかでも変化しており，実際に，人間関係の善し悪しは心身の健康状態と相関関係があることが示されている。

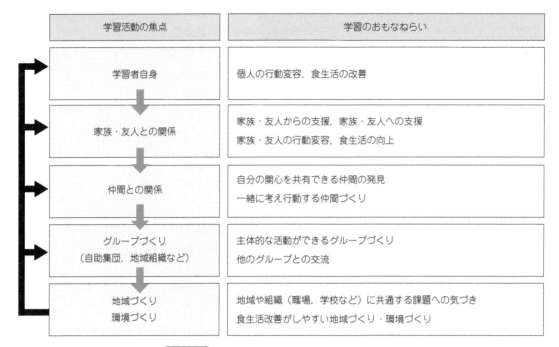

図2.10　栄養教育による学習の発展段階の例

武見ゆかり，臨床栄養（臨時増刊号）**101**（7），p. 846 ～ 852（2002）.

栄養教育において対象者が，自身の食生活に最も関わりが深い家族とともに学習を進めていくことにより，達成度の高まりが期待できる．さらに，その学習内容が個人を取りまく人間関係のなかで展開していくことは，管理栄養士などの教育者に従う受動的な学びではなく，自分や自分たちがどのような行動をとるべきか考え，実行していく能力を身につけることになり，能動的な展開となる．このように主体的に参加者が協同する環境づくりが望まれる（図2.10）．そのため，教育者はこのような学習の発展が起きるような働きかけや整備を行うよう努める．

5.2　グループ・組織における学びの効果

栄養教育においてより効果的な学びを達成するためには，学習者自身が主体的に課題解決に取り組もうとする気持ちを高めることが必要となる．学習者の主体的な学びを導くためには，グループ学習がより有効である．グループ学習は，学習者1人1人の意見を表現しやすく，学習者同士の自主性と協力によって，相互に学習しあう方法であるため，**グループダイナミクス**が期待できる．同じ病気をかかえる家族の集まりなど，**自助集団**（セルフヘルプグループ）を形成することも効果的な学びにつながる．

(1) エンパワメント

個人レベルの**エンパワメント**とは，個人が自分の生活をみなおし，より

グループダイナミクス（集団力学）

集団のなかで個人の行動や考えは，集団から影響をうけるものだが，集団に対しても影響を与えるという集団特性．クルト・レヴィン（1890 ～ 1947 年）によって研究された．

自助集団

同じ問題をかかえる人びとが自発的につながりを持ち，自分の体験などを共有しながら主体的に解決への道を探そうとする集まり．

良い方向へ向かって主体的かつ自発的に取り組む姿である．組織レベルのエンパワメントでは，組織やネットワークに参加したメンバーが，自分たちが所属する組織の意思決定に参加しながら，自身で問題をみきわめ，自己解決していく．管理栄養士・栄養士は，対象者のエンパワメント（主体性）を導く立場としてかかわっていく．

(2) ソーシャルキャピタル（社会関係資本）

人的資本や物的資本とともに，効果的な栄養教育の発展に重要な概念となる．**ソーシャルキャピタル**とは「信頼」「規範」「ネットワーク」を基本概念とした地域でのつながりである．「信頼」「規範」「ネットワーク」が熟成した地域では，健康行動に対する考え方が類似し，互いに良好な関係を築くことができる．そのため，このような地域では健康観や幸福感が高いといわれている．交流関係が強く，社会全体の人間関係が豊かな状況をつくることが大切である．

6 食環境づくりとの関連

人の行動は，本人の考え方ややる気だけではなく，本人を取りまく環境によっても影響される．つまり，個人が取り組もうとしている食行動が実践しやすい環境かどうかによって，行動の実現や継続はおおいに影響をうける．また，人びとが口にする食物が健康に配慮されたものであれば，おのずと健康になる．そのため，栄養教育では食環境づくりが重要となる．「健康日本21」の栄養・食生活分野に対する環境要因のおもなものとして，以下の4つが示されている．

① 周囲（家族，友人，職場など）の支援
② 食物へのアクセス
③ 情報へのアクセス
④ 自然環境・社会環境

食環境は，食物へのアクセスと情報へのアクセス，および両者の統合として位置づけられている（図2.11）．食環境づくりは，あらゆる対象に対する広域的な働きかけが可能となるポピュレーションアプローチ（集団アプローチ）であり，**一次予防**の点からとくに重要とされる．

6.1 食物へのアクセス

食物へのアクセスとは，人びとが健康的な食物を入手できる過程を指す．これを規定する要素として，食物の生産・加工・流通・販売の流れにおける食物の提供内容とその方法がある．

(1) 食品の流通過程における食物へのアクセス

食物の生産・加工段階における食物へのアクセスの整備としては，健康

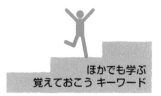

一次予防
➡公衆栄養学

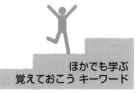

食物へのアクセス
➡公衆栄養学

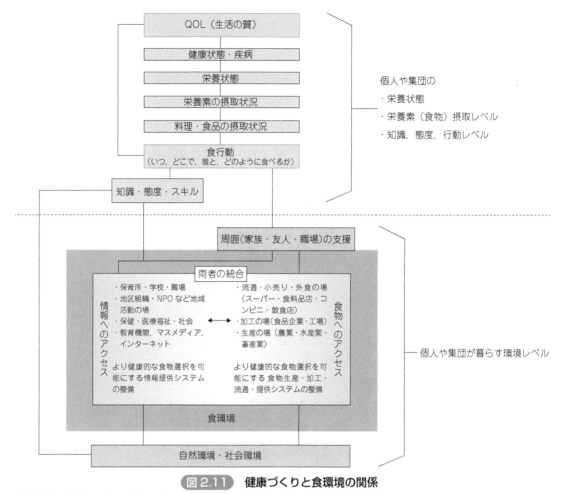

図2.11　健康づくりと食環境の関係

厚生労働省，「健康日本21　栄養・食生活分野」，付録1「栄養・食環境と健康，生活の質などの関係について」，p.15.

づくりに役立つ食物の種類を増やすことがあげられる．エネルギーや脂肪，食塩が少ない商品をつくることがその例である．

　食品の流通・販売における食物へのアクセスの整備としては，品揃えを増やしたり，販売単位を購入しやすいものに変えたりすることがその例である．

　食物の入手における課題としては，販売される加工食品，外食，惣菜や弁当の販売サイズが大きい，エネルギー密度が高い，脂肪量・食塩量が多いなどがあげられる．価格では，生鮮食品や給食価格がファストフードやインスタント食品の価格より相対的に高いなどがあげられる．

(2) 外食における食物へのアクセス

　外食における食物へのアクセスの整備としては，健康づくりの視点から望ましい料理や食事として，**ヘルシーメニュー**の提供があげられる．各自治体では，ヘルシーメニューの提供と，提供される料理や食事への栄養成

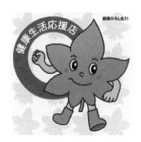

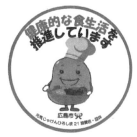

図2.12　広島県・広島市の認証ステッカー

表2.6　食生活協賛の認証基準（広島市）

認証項目	認証基準
元気じゃけん定食 （健康に配慮した栄養バランスのとれた定食）	主食・主菜・副菜がそろった定食 エネルギー 650 ± 100 kcal 野菜 100 g 以上使用 塩分 3.0 g 以下 （1メニュー以上，月1回以上または予約時提供）
野菜たっぷりメニュー	1人分 120 g 以上の野菜（果物，いも，きのこ，海藻を除く）を使用しており，その旨の表示がある （1メニュー以上）
塩分控えめメニュー	1人分の塩分（食塩換算）が 2.6 g 以下であり，その塩分量の表示がある（1メニュー以上） ＊この認証項目には，カープ坊やの「塩分カットばせ！」（右図）のステッカーも交付 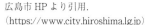
食生活応援	栄養成分表示（5メニュー以上または店で提供できるメニューの5割以上），塩分控えめの習慣づけ，朝食摂取の習慣づけ，食事バランスガイドの掲示など，健康的な食生活応援をする

広島市 HP より引用.
（https://www.city.hiroshima.lg.jp）

分表示の推進の両者を組み合わせた取組みをしており，基準はそれぞれの自治体で策定されている．

　ヘルシーメニューの具体的な展開としては，野菜たっぷりメニュー，カロリー控えめメニュー，塩分控えめメニュー，脂肪控えめメニュー，カルシウムたっぷりメニューなどがある．

　広島県の場合，「健康生活応援店」の区分の1つに「食生活応援店」の認証があり，「栄養成分表示」「ヘルシーメニュー」「塩分控えめ推進・応援」「食事バランス」という認証項目がある．認証をうけ，ステッカーを店舗に貼りPRする（図2.12）．広島市の場合は，「元気じゃけんひろしま21協賛店」の区分の1つに，「食生活協賛」の認証があり，認証の基準（表2.6）を満たすと「元気じゃけん定食」「野菜たっぷりメニュー」「塩分控えめメニュー」「食生活応援」の認証をうけることができる．

6.2　情報へのアクセス

　情報へのアクセスとは，地域における栄養や食生活関連情報，健康情報などの流れを指す．情報提供の場として，マスメディア，情報端末，広告，学校や地域での教育の場，小売店・飲食店・給食施設などがある．情報があふれている現代において，国民が健康的な生活を送るため，科学的根拠に基づいた正しい情報を入手できる環境づくりを指す．

　健康的な食物の販売とともに，有用な情報をPOPなどで提示する，ホー

ムページなどで栄養成分などの情報を提供することで，食物へのアクセスと情報へのアクセスの統合を効果的に行うことができる．

6.3　食環境整備に関連した法律・制度・施策

　健康づくりへの環境整備の必要性については，世界保健機関（WHO）によって提唱された**ヘルスプロモーション**のための**オタワ憲章**のなかに示されている．オタワ憲章において健康づくりとは，個人の努力による習慣の変容だけではなく，政策に直結した環境整備が重要であることが示されている．

　日本における食環境整備に関連したおもな法律・制度・施策には，**健康増進法**，**健康日本 21（第二次）**，**外食料理栄養成分表示ガイドライン**，食品の栄養表示基準，特定給食施設の栄養管理基準，**食品表示法**などがある．情報提供の教材としては，**食事摂取基準**，**食品成分表**，**食生活指針**，**食事バランスガイド**などがある．食環境づくりを進めていくためには，健康的な食物への消費者のニーズを高めることが必要である．さらに，食物の生産・流通・供給にかかわる生産者団体，食品企業，小売店舗，外食産業にかかわる人びとや，情報提供にかかわるメディア，ほかにも，保育所・小学校の教職員や食生活推進員のような指導者などへの教育も重要となる．

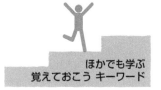

ほかでも学ぶ　覚えておこう キーワード

健康増進法，健康日本 21（第二次），外食料理栄養成分表示ガイドライン
　➡公衆栄養学
食品表示法
　➡食品学，公衆栄養学
食事摂取基準，食品成分表，食生活指針，食事バランスガイド
　➡応用栄養学，公衆栄養学

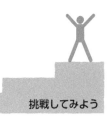

挑戦してみよう

復習問題を解いてみよう
https://www.kagakudojin.co.jp

第**3**章

栄養教育マネジメント

この章で学ぶポイント

★ PDCA サイクルを基に栄養教育マネジメントサイクルの一連の流れを学習しよう.

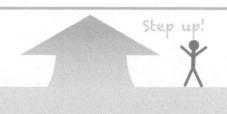

Step up!

ちょっと

◆学ぶ前に復習しておこう◆

栄養教育

人びとの QOL（生活の質）を高めるために，健康の保持・増進を目指し，食に関する自己管理能力を培うことを指導・支援する.

地域保健の栄養教育

健康日本 21（第二次）が施行された. その推進にあたり，地域住民の健康づくりと栄養・食生活の改善が行政栄養士によりいっそう推進されるようになった.

THP

厚生労働省が策定し，進めている「働く人の心と体の健康づくり」の略称. Total health promotion plan の頭文字を並べている.

1 │ 栄養教育の特性

1.1　栄養教育の目的

　栄養教育の目的は，人びとの QOL（生活の質）を高めるために，学習者1人1人が健康の保持・増進を目指し，食に関する自己管理能力を培うことである．つまり栄養教育とは，望ましい食習慣を獲得するための正しい知識を修得し，望ましい態度を形成して，適切な食行動への変容・習慣化を促すための支援と活動である．しかし，人は必ずしも知識を得ることで望ましい行動に変容するわけではない．先に行動を変えることで，知識の獲得につながることもある．

1.2　栄養教育を行うときの心構え

　栄養教育を必要とする学習者が，栄養・健康上の問題を引き起こしている要因はさまざまである．学習者の嗜好や本能，心理状況，また，人びとを取りまくいろいろな背景に大きく影響をうけている．さらに，これら要因は個人差が大きく複雑である．

　よって教育者（管理栄養士・栄養士）は，効果的な栄養教育が実施できるよう，学習者の性格や態度・姿勢をふまえ，具体的に教育することが必要である．このために教育者は，行動科学の理論・技法を身につけ，**カウンセリングマインド**をもち，「学習者が望ましい食習慣にたどりつくためには，どうしたらいいのか」を学習者と話しあうことが不可欠である．

　さらに，あくまでも栄養教育の主体は学習者にあり，教育者は計画的にその支援を行うものであることを自覚したうえで，双方向のコミュニケーションを意識した配慮をしなければならない．

　忘れてはならないことは，一度獲得した食習慣を変えるのは，容易ではないということである．結果（効果）が得られるまでには，ある程度の時間がかかり，その期間の長さとそのとらえ方は学習者ごとに異なるため，評価をどの時点で行えば良いのかなど，栄養教育を行ううえで悩みは尽きない．また最良の教育内容であると自信をもって指導をしても，学習者に行動を変えたい気持ちが芽生え，望ましい行動が増えなければ，行った教育は学習者にとっては，ただのイベントになってしまう．

　一時的な変化をもって栄養教育の目標達成（教育の終了）とならないためにも，食の専門家らしい，効果的で継続的な支援が行えるよう，教育者もトレーニングを心がけ，成果をもたらすことができるよう努めなければならない．

人びとを取りまく要因として考えられるもの
社会，経済，文化，環境などの要因．

カウンセリングマインド
第2章を参照．

教育者のトレーニング
栄養教育では，コミュニケーション能力のように，一朝一夕では身につかない能力ほど必要である．自分に足りない能力は何か．自分をよく観察することが，学習者への栄養教育の一歩と考えて，栄養教育に臨んでみよう．

2 栄養教育の対象

　栄養教育の対象は，学習者自身（個人または集団）にとどまるものではなく，学習者と周囲の人びと（家族，知人，同僚，教師，地域住民）も対象となる．また健康状態から，学習者が現在，どの予防の段階の状態なのかによっても栄養教育の対象は，さまざまである．

　栄養教育の場も，**地域保健**（保健所，保健センター），**産業保健**（職場），**医療**（病院，在宅），**学校教育**，**福祉**（老人福祉施設，保育所，児童養護施設，障害者支援施設）など，さまざまなところで実施されている（表3.1）．

　このように栄養教育は，対象，実施場所，機会など，社会のあらゆるところに広がっている．

　栄養教育を実施するにあたって，学習者の性・年齢，ライフスタイル，食知識や食行動，食意識，また，学習者に関係する周辺の環境，実施される場などを考慮し，異なる点が多くあることを理解する必要がある．

　そして，学習者それぞれに応じた，学習者のもつさまざまな特性を考慮し，栄養教育の実施や支援の方法を多面的な方向から，栄養教育の**PDCA サイクル**（**マネジメントサイクル**）を検討し適用することが必要である．

表3.1　**栄養教育の対象と場**

場	学習者	栄養教育内容の例
地域保健	地域住民	地域住民の栄養改善，生活習慣病・メタボリックシンドロームの予防
産業保健	労働者	労働者の健康管理
医療	患者	患者の疾病予防・治癒，療養状態の改善・安定，QOL の維持・向上
学校教育	児童，生徒，学生	望ましい食習慣の確立，生活習慣病予防
福祉	高齢者，乳幼児，児童，生徒，障害者	QOL の維持・向上，望ましい食習慣の確立，生活習慣病予防
介護	要介護者，要支援者	身体・生活機能の維持・向上，QOL の維持・向上

3 栄養教育のマネジメントサイクル

3.1　PDCA サイクル（マネジメントサイクル）とは

　PDCA サイクル（マネジメントサイクル）とは，おもに経営管理や品質管理をはじめ，さまざまな分野で使われるマネジメント手法である．

　PDCA サイクルでは，はじめに**計画**（**Plan**）を立て，**実行**（**Do**）し，その結果をふり返り，**評価**（**Check**）する．反省点や成果を**改善**（**Act**）し次の仕事の計画に生かすというサイクルを繰り返してゆく（図3.1）．

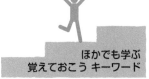

ほかでも学ぶ
覚えておこう キーワード

PDCA サイクル
➡応用栄養学，給食経営管理論

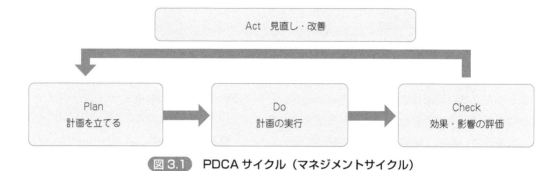

図 3.1 PDCA サイクル（マネジメントサイクル）

　もし，目標達成に至らなかった場合には，その原因をみつけ，最初に設定した目標が達成されるまで，問題解決をはかりながら PDCA のサイクルを繰り返す．

　この PDCA サイクルを実行するには，あらかじめ目標が確実に設定された計画を立てなければならない．そして，立てた計画を見直し，改善する．この一連の流れは，目標が達成されるまで繰り返されるため，学習者が計画・実施の有効性，目標の達成度，実施後の影響を絶えず評価することになり，一貫性をもったマネジメントが可能となる．

3.2　栄養教育マネジメントサイクル

　前述の PDCA サイクルを，栄養教育にあてはめたものが**栄養教育マネジメントサイクル**である．栄養教育の目標は，「1　栄養教育の特性」にも記したように，学習者が望ましい食習慣・生活習慣へと行動を変容し，その行動を維持・継続することで，人びとの QOL および健康の保持・増進を図ることである．

　日本人の食事摂取基準（2020 年版）においても，「Ⅰ　総論. 4-1 活用の基本的考え方」に，「健康な個人または集団を対象として，健康の保持・増進，生活習慣病の発症予防および重症化予防のための食事改善に食事摂取基準を活用する場合は，PDCA サイクルに基づく活用を基本とする.」と記されている（図 3.2）．

　これによれば，栄養教育マネジメントサイクルは，食事評価（食事摂取状況のアセスメント・評価）を出発点として，Plan（計画），Do（実施），Check（評価），Act（見直し・改善）をめぐり，Plan（計画）に戻ってくる．ここで注意すべき点の 1 つは，食事評価〔Check（評価）〕は初回だけではなく随時行われ，その情報に基づき各過程を進めるということである．

　栄養教育の教育者は，栄養教育の実施にあたって，この PDCA サイクルを意識して学習者にかかわる．すると，栄養教育マネジメントサイクルの出発点は，**学習者の把握（アセスメント）**と理解することができる．正

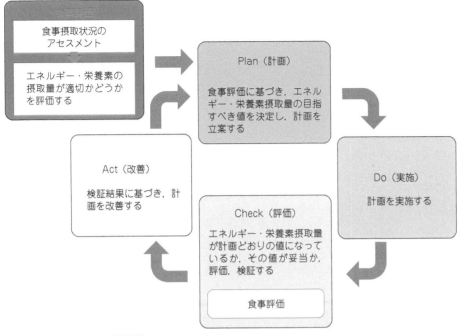

図3.2 食事摂取基準の活用と PDCA サイクル

食事摂取状況のアセスメントにより，エネルギー・栄養素の摂取量が適切かどうかを評価する．
食事評価に基づき，食事改善計画の立案，食事改善を実施し，それらの評価を行う．評価を行う際には，食事評価を行う．評価結果を踏まえ，計画や実施の内容を改善する．
「日本人の食事摂取基準」策定検討会，「日本人の食事摂取基準（2020年版）」，策定検討会報告書，令和元年12月，p. 23.

確に学習者の栄養状態や食生活習慣，学習者を取りまく環境などを理解したうえで，栄養教育計画の立案・実施・評価・改善を行うことで，管理栄養士・栄養士のかかわる栄養教育の明確な効果を生むことができる．加えて栄養教育の成果は，他職種との連携なくして得られない．

　また，成果の蓄積は，他職種が管理栄養士・栄養士に対して持つ価値や有用性の認識を向上させることにもつながる．これらのことを念頭に実践にあたるべきである．

栄養教育にかかわる職種

栄養教育には，管理栄養士・栄養士以外にも，医師（歯科医を含む），看護師，保健師，臨床検査技師，理学療法士，言語聴覚士など，多くの他職種と連携して進めていく．多くの職種との連携によって，学習者の抱えている問題について，さまざまな視点から解決を試みることができる．

3.3　PDCA サイクルにおける Plan（計画）

　PDCA サイクルにおける **Plan**（**計画**）とは，アセスメント（学習者の把握）を行い，問題を抽出し，学習者の考えや意見を尊重しながら，無理

① 学習者の把握（アセスメント）
② 問題となっている現在の状態，その問題をつくった背景など課題の抽出
③ 課題の優先順位の決定
④ 目標（結果目標，行動目標，学習目標，環境目標，実施目標）の設定
⑤ 計画の立案・具体的な指導案の作成

図3.3 Plan（計画）の流れ

のない目標と綿密な教育計画を立てることである（図 3.3）.

（1）アセスメント

　栄養教育の対象と場によって栄養教育の内容も異なるが，栄養教育マネジメントサイクルの流れは同じように行う.

　たとえば，医療機関において栄養教育を実践する場合には，教育者は医療関係者，学習者は患者である.

　教育者は，おもに早期発見・早期治療により，疾病の進行を防ぐことを目的とする二次予防の観点から栄養教育を実施する. 目的に応じて，アセスメント（学習者の把握）を行い，詳細な情報を収集する.

　アセスメントによって得られた情報から，学習者の健康・栄養上の問題（課題）を抽出し，現在の問題点（たとえば肥満，血圧や中性脂肪の値が高めなど）を把握する. 栄養教育の最終目標（目指す姿）は，健康の維持・増進また QOL の向上であるため，その姿をめざすにあたって，現在の問題点をとらえることがまず先決である.

（2）目標設定

　次に，問題を引き起こした学習者の食知識，食習慣，生活習慣，身体活動，環境などさまざまな要因に目を向ける. たとえば，自身に見合った食事量を知らない，揚げ物料理を好む，運動習慣がないなどである.

　ここで，問題となっている現在の状態とは，学習者が「現在の状態からどのように変わりたいのか」を考える土台になる.「問題をつくったさまざまな要因」は，「その問題を改善するには，どの要因（行動）をどのように変えるか」の鍵であり，そこに設定すべき具体的な目標が浮かび上がる.

　教育者は，目標設定にあたって，課題の優先性を考慮し，学習者にとって無理のない目標設定，実施可能な行動計画を自己決定できるよう支援する. そして，教育の目的と教育計画における結果目標，行動目標，学習目標，環境目標，実施目標ができ上がるのである.

（3）教育計画の立案

　目的や目標を達成するには，学習者にとって最も良い教育内容を選びだし，学習者に適した教育方法や学習活動を決定し，教材を工夫する. さらに，計画を立案する段階で，後述する評価項目についても考慮しておく必要がある. こうして作成された計画に基づき，具体的な指導計画をつくる.

　PDCA サイクルを円滑に進めるためには，具体的な計画に先立ち，学習者の信頼を得て，情報収集ができるよう，カウンセリングの知識や技術を応用する.

　学習者に正しい知識や助言を伝え幅広い支援を行うためにも，教育者が栄養に関する正しい知識と高い技術を持ち，その向上に努めることも必要である.

教育者が把握しておきたい学習者への調査項目
学習者へのアセスメントのほかにも，身体計測，生理・生化学検査，臨床診査，食事調査（生活習慣，ライフスタイル，環境要因などを含む）.

学習者の情報収集
第4章を参照.

学習者の持つさまざまな要因
第5章を参照.

カウンセリングの知識や技術
第2章を参照.

短期目標，中期目標，長期目標
第5章を参照.

3.4　栄養教育計画の構成要素（6W1H1B）

栄養教育の計画は，**6W1H1B**の構成要素に基づき立案する．これら
の要素をふまえて検討することは，栄養教育を効果的なものにする（表
3.2）．

アセスメント結果に基づいた計画は，栄養教育がイベントとして終わら
ないよう，知識の指導のみにとどまらず，実際に経験させることをも含め，
習慣化を促すような継続的な教育となるようにする．6W1H1Bの各要素
を十分に検討することが求められる．

表 3.2　栄養教育計画の構成要素 6W1H1B

要素		内容
Why	なぜ行うのか	栄養アセスメントをふまえた問題点の把握と課題の整理，目標の設定
When	いつまでに行うのか いつ行うのか	教育期間・教育回数や頻度の設定 日時・所要時間の設定
Where	どこで行うのか	場所の設定，設備や教育環境の確認，学習者のアクセスに関する検討
Who	だれが行うのか	教育実施者の決定（職種，トレーニングの有無）ティーム・ティーチングの検討
Whom	だれを対象として行うのか	個人か集団か，学習者の発達段階や環境要因などの把握
What	何を教育するのか	目標にあわせた教育・学習内容の決定
How	どのように教育するのか	教育・学習方法と形態の決定 使用教材や資料などの選択
Budget （How much）	どの程度の予算で行うのか	予算の見積もりと使用計画の作成，予算の確保（学習者の負担額の決定）

3.5　PDCA サイクルにおける Do（実施）

立案した栄養教育計画に基づき，栄養教育を**実施（Do）**する．実施に
際しては，学習者の様子，計画どおりに実施できているか，栄養教育計画
が学習者にとって効果的なものになっているかなどの途中経過を定期的に
確認（**評価**）し，プログラムの途中であっても，適宜必要な修正・見直し
を行う．

学習者の行動変容に関する動機づけが十分にできていないと，栄養教育
の成果は得られない．教育者は健康・栄養状態の改善に向けた，動機づけ
の具体的方策を，実施可能なレベルで提案できるようにする．また，円滑
に栄養教育を行うための体制づくりとして，他職種や各職域（地域保健，
産業保健，医療，学校教育，福祉，介護）とのチームワークを強め，学習
者と周囲の人びと（家族，知人，同僚，教師，地域住民）と良好なコミュ
ニケーションを形成することが欠かせない．

3.6　PDCA サイクルにおける Check（評価）

　栄養教育マネジメントにおいて **Check**（**評価**）は，プロセスの最後に行うものではなく，各プロセスの過程で行われるものである．また，評価の方法と内容は事前に検討して決めておかなければならない．評価の種類には，企画評価，経過評価，影響評価，結果評価，経済評価があり，これらすべての評価をまとめる総合評価がある．また，栄養教育プログラムを実施の前後で評価する場合，形成的評価，総括的評価がある．

評価の種類
第 6 章も参照．

　企画評価は，アセスメントや Plan（計画）〔目標設定，栄養教育計画〕の過程で，**経過評価**は Do（実施）〔計画にそった教育の実施，栄養教育の方法と内容，栄養教育の有効性〕の過程で，**影響評価・結果評価・経済評価**は Check（評価）〔栄養教育実施後の学習者への効果や影響，設定した目標の達成度，費用〕の過程で行われる．**形成的評価**は，企画評価と経過評価をあわせた評価である．栄養教育プログラムの質と進め方の適否を確認する．実施過程に問題があれば，その途中であってもプログラムを改善し，有効性を高めることが必要である．**総括的評価**は，影響評価と結果評価をあわせた評価である．栄養教育プログラムが終了した段階で，最終的な達成度や効果を確認する．

　評価は，いろいろな**媒体**（文書，映像，写真）を活用して綿密に記録をとり，客観的かつ簡潔に報告書を作成しておくことで，次のプロセスに活用できる適切な評価となる．

3.7　PDCA サイクルにおける Act（改善）

　PDCA サイクルにおける **Act**（**改善**）では，適切に行われた評価に基づいて，客観的に栄養教育を見直し，そこで生じた問題点を検討し，改善策を検討する．

　評価を栄養教育マネジメントの各段階へフィードバックすることは，次の栄養教育に生かされる．そしてフィードバックした内容を，その教育に携わる者だけではなく，その職場内の同職種，他職種などすべての関係者とも情報を共有し活用されることで栄養教育の効果がさらに高まってゆく．

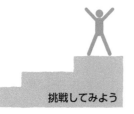

挑戦してみよう

復習問題を解いてみよう
https://www.kagakudojin.co.jp

第4章

栄養教育のためのアセスメント

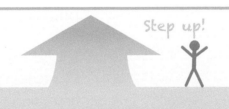

この章で学ぶポイント

★栄養教育におけるアセスメントの意義と目的を把握しよう.

★栄養アセスメントのための情報収集について理解しよう.

Step up!

ちょっと

◆学ぶ前に復習しておこう◆

日本人の新身体計測基準値

「日本栄養アセスメント研究会 身体計測基準値検討委員会」が2001（平成13）年に発表. 身長, 体重, BMIなど9項目の基準値は性別, 年齢区分別に示されている.

成人における血圧値の分類

「高血圧治療ガイドライン」が2019年に5年ぶりに改定された. 高血圧値の基準は変更されていないが, 降圧目標は引き下げられ, 75歳未満の成人の降圧目標は130/80 mmHgとなる.

1 栄養教育におけるアセスメントの意義と目的

　栄養教育の最終目標は人びとの生活の質（QOL）の向上である．栄養教育は，Plan（計画），Do（実行），Check（評価），Act（改善）の**PDCAサイクル**によって実施されるが，栄養教育のPlan（計画）を立案するには，身体状況，健康状況，食行動，生活環境，社会環境から対象者のAssessment（実態把握）が必要である（表4.1，図3.2参照）．

　栄養アセスメントの位置づけを理解するため，社会アセスメント，疫学アセスメント，教育／エコロジカルアセスメント，運営・政策アセスメントと介入調整の4段階で構成されている**プリシード・プロシードモデル**を図4.1に示す．

　栄養アセスメントでは，QOLの向上を目指すために，主観的評価と身体計測，臨床（生理・生化学）検査，臨床診査，食事調査などによる客観

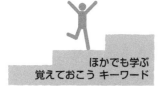

ほかでも学ぶ
覚えておこう キーワード

プリシード・プロシードモデル
　➡公衆栄養学

食環境（食物へのアクセス，情報へのアクセス）

第2章を参照.

表4.1　栄養アセスメントの指標と調査方法

アセスメント項目	指標	調査方法
QOL	QOL尺度（SF-8など）	質問紙法 面接法
健康	身体計測値 臨床（生理・生化学）検査 臨床診査	実測法 質問紙法 観察法
遺伝	家族歴	質問紙法 面接法
行動とライフスタイル	食物摂取状況 食習慣 身体活動（生活活動＋運動）状況 睡眠状況 休養状況 喫煙状況 飲酒状況	実測法 面接法 観察法 既存資料の利用 質問紙法
環境	家庭・学校・職場の環境 食物へのアクセス 情報へのアクセス	質問紙法 面接法 観察法 既存資料の利用
準備要因	知識 態度	質問紙法 面接法 観察法
強化要因	家族・学校・職場のサポート キーパーソンの存在 組織・地域の取組み	質問紙法 面接法 観察法
実現要因	スキル 社会資源	質問紙法 面接法 既存資料の利用

厚生労働省，「健康づくりのための食環境整備に関する検討会報告書」，平成16年3月.

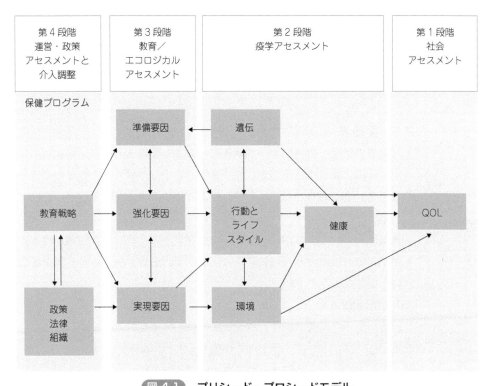

| 第4段階
運営・政策
アセスメントと
介入調整 | 第3段階
教育／
エコロジカル
アセスメント | 第2段階
疫学アセスメント | 第1段階
社会
アセスメント |

図4.1 プリシード・プロシードモデル

第5段階以降は図6.3参照.

ローレンス・W. グリーン，マーシャル・W. クロイター，神馬征峰 訳，『実践ヘルスプロモーション：PRECEDE-PROCEED モデルによる企画と評価』，医学書院（2005）.

的評価から対象者の現状を総合的に把握していく．対象者の実態把握により課題を抽出して，各段階での目標を掲げ，解決するための計画を立案して，栄養教育プログラムを実施する．プリシード・プロシードモデルで行った各段階のアセスメントは，実施後，各段階の評価となる（図6.3参照）．

　栄養教育では，個人要因（健康・栄養状態，食生活，生活習慣など）と，それに影響を及ぼす環境要因（家族，学校，職場，地域など）の両方をアセスメントする．

2 | 情報収集の方法

2.1 実測法

　身体計測，臨床（生理・生化学）検査，食事調査（秤量法，陰膳法）など，測定機器や実験機器を用いて数値を測定する方法を**実測法**といい，対象者の状態を客観的に把握することができる．測定に費用がかかることや，測定者のスキルによる測定誤差が生じることがあることを考慮しなければならない．また，採血などの侵襲がある場合は，医師の指示が必要である．

2.2　観察法

対象者を観察して評価する方法を**観察法**という．観察されていることを意識するとふだんとは違った行動をとることもあり，繰り返し観察する必要がある．

2.3　面接法

対象者の状況を面接によって聞き取る方法を**面接法**という．対象者の生の声を詳細に取ることができるが，調査者の主観や偏見が入らないように注意する必要がある．面接法には，個人と集団の場合がある．

（1）個人面接法

対象者のノンバーバル（非言語的）な表現を含めた詳細な情報を得ることができる．対象者との信頼関係（ラポール）を築きやすいが，調査者の主観や偏見が入りやすい．

（2）集団面接法

面接のテーマに基づいて，調査対象の集団に意見を述べてもらい情報を収集する．グループダイナミクスが生じることにより，さまざまな情報を引き出しやすくなる．**フォーカスグループインタビュー**などがある．

2.4　質問紙法

質問紙を用いて情報を収集する方法である．対象者が直接記入する方法（**自記式**），調査者が記入する方法（**他記式**）がある．自記式には，配票法，集合法，郵送法，留置法がある．他記式には，面接法，電話法，グループディスカッションなどがある．

質問形式には，プリコード式，自由回答法などがある．

2.5　既存資料の活用

既存資料を収集して対象者のおかれている背景をとらえることは，対象者の実態を把握するうえにおいて重要である．既存資料として，刊行物（政府機関，地方公共団体など），専門誌・学会誌などの書誌情報，インターネット・テレビなどの電子情報および講演会，学会発表などの言語情報がある．

おもな既存資料のうち，公的資料を表4.2に示す．また，関連機関のウェブサイトを表4.3に示した．

---

3 ｜ 栄養教育におけるアセスメントの種類と方法

栄養教育におけるアセスメントには，身体計測，臨床（生理・生化学）検査，臨床診査，食事調査などがある．以下に，それぞれについて説明する．

フォーカスグループインタビュー
複数の対象者が集められ，特定の目的のために行われる面接．対象者間で意見が共有できるというメリットがある．一方で，個々の調査は深く行われない．

ノンバーバルな表現
第2章を参照．

ラポール
第2章を参照．

グループダイナミクス
第2章を参照．

プリコード式
アンケート調査で，回答が前もって選択肢として示されている方法．

表 4.2 **栄養アセスメントで活用する，おもな公的な既存資料**

＜厚生労働省＞	＜総務省＞
患者調査	家計調査
国民健康・栄養調査	国勢調査
国民生活基礎調査	社会生活基本調査
歯科疾患実態調査	＜農林水産省＞
特定健康診査・特定保健指導の実施状況	食料需給表
地域保健・健康増進事業報告	食育白書
喫煙環境に関する実態調査	＜文部科学省＞
衛生行政報告例	学校保健統計調査
食中毒統計調査	体力・運動能力調査
人口動態統計	
生命表	
乳幼児栄養調査	
乳幼児身体発育調査	

表 4.3 **情報収集の際に役立つウェブサイト**

ウェブサイト名	URL
厚生労働省	http://www.mhlw.go.jp/
文部科学省	http://www.mext.go.jp/
農林水産省	http://www.maff.go.jp/
環境省	http://www.env.go.jp/
内閣府	http://www.cao.go.jp/
内閣府消費者庁	http://www.caa.go.jp/
総務省統計局	http://www.stat.go.jp/
国立研究開発法人　医薬基盤・健康・栄養研究所	http://www.nibiohn.go.jp/eiken/index.html
公益社団法人日本栄養士会	https://www.dietitian.or.jp/
特定非営利活動法人日本栄養改善学会	http://jsnd.jp/index.html
公益財団法人日本医療機能評価機構	https://jcqhc.or.jp/
WHO　世界保健機関	http://www.who.int/en/
FAO　国連食糧農業機構	http://www.fao.org/home/en/

3.1　身体計測

　身体計測では，身体の構成成分，各組織における栄養素の貯蔵状態を知ることができる．また，計測している部位が栄養状態のどのような評価項目であるのか，測定することによりどのような栄養指標となるのかを理解することが大切である．おもな身体計測項目と計算式を表 4.4 に示す．

　日本人の標準値として，現在，**日本人の新身体計測基準値（JARD2001）**が用いられている．表 4.5 に日本人の新身体計測基準値（JARD2001）の中央値を示す．

表 4.4　身体計測指標と計算式

項目	計測・算出式	判定基準
身長（cm）	測定値	
推定身長（cm）*	男性：64.02 ＋ 2.12 × 膝 高（cm）－ 0.07 ×年齢	
膝高	女性：77.88 ＋ 1.77 × 膝 高（cm）－ 0.10 ×年齢	
体重（実測体重）	測定値	
推定体重（kg）*	男性：（1.01 ×膝高）＋（2.03 ×上腕周囲長）＋（0.46 ×上腕三頭筋皮下脂肪厚）＋（0.01 ×年齢）－ 49.37	
	女性：（1.24 ×膝高）＋（1.21 ×上腕周囲長）＋（0.33 ×上腕三頭筋皮下脂肪厚）＋（0.07 ×年齢）－ 44.43	
体脂肪率（%）	測定値	
体脂肪量（kg）	（実測体重×体脂肪率）÷ 100	
除脂肪量（kg）	体重－体脂肪量	
BMI（body mass index）体格指数（成人）	体重（kg）÷身長（m）÷身長（m）	低体重：18.5 未満 普通体重：18.5 以上 25 未満 肥満：25 以上 高度肥満：35 以上（日本肥満学会）
ローレル指数（学童）	〔体重（kg）÷身長（cm）^{3}〕× 10^7	やせすぎ：100 未満 やせぎみ：100 以上 118 未満 標準：118 以上 149 未満 やや肥満：149 以上 160 未満 肥りすぎ：160 以上
カウプ指数（乳幼児）	体重（kg）÷身長（cm）^{2} × 10^4	（厚生労働省 Web ページ） やせぎみ：14 以下 ふつう：15 ～ 17 ふとりぎみ：18 以上 乳児（3 か月以後）：16 ～ 18 幼児満 1 歳：15.5 ～ 17.5 満 1 歳～満 2 歳：15 ～ 17 満 3 ～ 5 歳：14.5 ～ 16.5
理想体重（kg）（IBW）理想体重比（%IBW）（IBW：ideal body weight）	身長（m）×身長（m）× 22（± 10%） 体重（kg）÷理想体重（kg）× 100	病的リスク：200 以上 重度肥満：150 以上 200 未満 肥満：120 以上 150 未満 肥満傾向：110 以上 120 未満 普通体重：90 以上 110 未満 軽度低栄養：80 以上 90 未満 中等度低栄養 70 以上 80 未満 重度低栄養 70 未満
UBW（通常体重）（kg）%UBW（通常体重比）（UBW：usual body weight）	6 か月間安定している体重 $\dfrac{実測体重}{通常体重} × 100$	
体重減少（kg）（LBW）体重減少率（%LBW）	〔通常体重（kg）－実測体重（kg）〕÷通常体重（kg）× 100 ＊通常体重：平常時体重で計算する場合もある	1 か月当たりの体重減少率 低栄養低リスク：3% 未満 低栄養中リスク：3 以上 5% 未満 低栄養高リスク：5% 以上
上腕周囲長（AC）（AC：arm circumference）	利き腕ではない上腕中点（肩峰と尺骨肘頭の中点）の周囲をインサーテープで測定する	JARD2001 と計測値を比較する

（表 4.4 続き）

上腕三頭筋皮下脂肪厚 （TSF） （TSF：triceps skinfolds）	上腕中点より 2 cm 上の腕の背側の皮膚をつまみ，脂肪部分を離し，脂肪部分をキャリパーで 3 回計測し，平均をとる．	JARD2001 と計測値を比較する
上腕筋囲（AMC） （AMC：arm muscle circumference）	上腕周囲長（cm）－ 3.14 ×上腕三頭筋皮下脂肪厚（mm）	JARD2001 と計測値を比較する
上腕筋面積（AMA） （AMA：arm muscle area）	［上腕周囲長（cm）－ 3.14 ×上腕三頭筋皮下脂肪厚（mm）÷ 10］^{2} ÷ 4 π	JARD2001 と計測値を比較する
下腿周囲長（cm）（CC） （CC：caff circumference）	測定値	JARD2001 と計測値を比較する
腹囲	測定値	男性：85cm，女性：90cm

http://www.mhlw.go.jp/toukei/saikin/hw/syusseiji/tokubetsu/yougo.html
＊参考：アボットジャパン株式会社（2004 年）．

表 4.5 日本人の新身体計測基準値（JARD2001）

中央値		BMI（kg/m^2）	AC（cm）	TSF（mm）	AMC（cm）	AMA（cm^2）	CC（cm）
男性	全体	22.52	27.20	10.00	23.73	44.83	35.00
	18 〜 24 歳	20.72	27.00	10.00	23.23	42.97	35.85
	25 〜 29 歳	22.04	27.35	11.00	23.69	44.70	36.45
	30 〜 34 歳	23.25	28.60	13.00	24.41	47.75	38.00
	35 〜 39 歳	23.39	28.00	12.00	24.10	45.77	37.45
	40 〜 44 歳	23.18	27.98	11.00	24.36	47.25	37.67
	45 〜 49 歳	22.98	27.80	10.17	24.00	45.88	36.90
	50 〜 54 歳	23.27	27.60	10.00	23.82	45.19	36.92
	55 〜 59 歳	22.86	27.00	9.00	23.68	44.65	35.60
	60 〜 64 歳	23.27	26.75	9.00	23.35	43.39	34.80
	65 〜 69 歳	22.05	27.50	10.00	24.04	45.99	34.00
	70 〜 74 歳	22.00	26.80	10.00	23.57	44.25	33.40
	75 〜 79 歳	21.16	26.20	9.25	22.86	41.61	32.80
	80 〜 84 歳	20.57	25.00	10.00	21.80	37.85	31.90
	85 歳〜	20.17	24.00	8.00	21.43	36.57	30.00
女性	全体	20.70	25.20	15.00	20.18	32.40	32.80
	18 〜 24 歳	20.06	24.60	14.00	19.90	31.54	34.50
	25 〜 29 歳	19.92	24.25	14.00	19.47	30.18	33.90
	30 〜 34 歳	19.78	24.30	14.00	19.90	31.53	34.80
	35 〜 39 歳	20.78	25.00	15.00	20.23	32.57	34.60
	40 〜 44 歳	21.78	26.40	15.50	21.09	35.42	34.95
	45 〜 49 歳	21.67	26.00	16.00	20.60	33.80	34.30
	50 〜 54 歳	21.73	25.60	14.50	20.78	34.38	33.60
	55 〜 59 歳	22.02	26.20	16.00	20.52	33.52	33.10
	60 〜 64 歳	22.77	25.70	15.10	20.56	33.64	32.50
	65 〜 69 歳	21.88	26.20	20.00	20.08	32.10	32.20
	70 〜 74 歳	21.40	25.60	16.00	20.28	32.73	31.60
	75 〜 79 歳	22.24	24.78	14.00	20.16	32.36	30.60
	80 〜 84 歳	20.05	24.00	12.50	19.96	31.72	29.60
	85 歳〜	20.49	22.60	10.00	19.25	28.81	28.30

BMI，AC，TSF，AMC，AMA，CC：表 4.4 参照．

第6回特定健康診査・特定保健指導の在り方に関する検討会，厚生労働省，腹囲（ウエスト周囲長）に関するエビデンス（2016年5月10日）

http://www.mhlw.go.jp/file/05-Shingikai-10901000-Kenkoukyoku-Soumuka/0000111251_4.pdf

一般社団法人日本肥満学会

http://www.jasso.or.jp/contents/magazine/journal.html

厚生労働省 生活習慣病予防のための健康情報サイト

https://www.e-healthnet.mhlw.go.jp/information/metabolic/m-01-004.html

WHO の基準では，男性 84 cm ／女性 80 cm としていて，諸外国の基準でも男性が大きくなっている．わが国の基準だけが女性が大きい．その理由は日本のみが CT による内臓脂肪面積からウエスト周囲径を決めたのに対し，アメリカでは BMI30 に相当するウエスト周囲径，ヨーロッパではウエスト／ヒップ比を用い，これらは内臓脂肪と無関係なためである．

（1）身長，体重

身長は，立位をとることができれば立位身長を計測するが，立位が不可の場合は仰臥位身長を計測する．膝高計測計（ニーハイキャリパー）やメジャーを用いて膝高を計測して，推定式による推定身長を求める場合もある（図 4.2）．

体重は，現体重（実測体重），通常体重からの増減などから評価する（表 4.4）．

（2）腹囲

2005（平成 17）年に，**メタボリックシンドローム**の診断基準が策定された．内臓脂肪蓄積を診断の必須項目とし，内臓脂肪面積 $\geq 100\ \mathrm{cm}^2$ をマーカーとして，臍レベルで測定した腹囲（ウエスト周囲長）の基準値が男性 85 cm，女性 90 cm と定められた（図 4.3）．

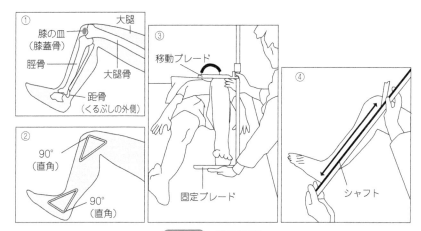

図 4.2　膝高計測

① 被計測者を横臥位（枕をする）で寝かせる．利き足でない方の足の膝と足首を 90° に曲げる．
② 正確に 90° に曲がっているか，三角定規などで確認する．
③ 測定する足の踵の下に固定ブレードを差し込み，膝蓋骨から 5 cm ほど上がった高さで移動ブレードを固定する．
④ キャリパーのシャフトが下肢頸骨と平行になり，外果（くるぶし）を通っているか確認する．
＊ 2 回の測定誤差が 0.5 cm 以内であれば，その値を採用し，0.5 cm 以上であれば測定し直す．
参考：アボットジャパン株式会社（2004 年）．

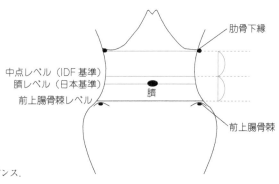

図 4.3　ウエスト周囲長の測定位置の模式図

参考：厚生労働省，腹囲（ウエスト周囲長）に関するエビデンス．

（3）体脂肪量

　生体に微弱な電流を流し，その電気抵抗を測定することにより体脂肪を測定することができる．脂肪組織は水分をほとんど含まず，電気伝導性がほとんどないのに対して，除脂肪組織は水分を多く含み，電気伝導性が高いことを利用している（**生体電気インピーダンス法**，図4.4）．

（4）上腕三頭筋皮下脂肪厚，上腕周囲長，上腕筋囲，上腕筋面積，下腿周囲長

　上腕三頭筋皮下脂肪厚は，エネルギーの蓄積量の変化を評価することができる．**上腕周囲長**は，筋たんぱくの消耗を評価できる．脂肪も含まれるので，栄養状態の全体を反映する．**上腕筋囲・上腕筋面積**は，全身の体たんぱく質の蓄積状態を推定することができる（図4.5）．**下腿周囲長**は体重との相関が高い．

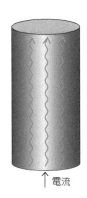

↑電流

図4.4　**生体電気インピーダンス法の原理**

生体内に微弱な電流を流して，筋肉や脂肪内の電気抵抗（インピーダンス）から除脂肪量（筋肉量）や体脂肪率を推定することができる．

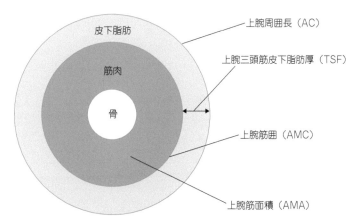

図4.5　**上腕三頭筋皮下脂肪厚，上腕周囲長，上腕筋囲，上腕筋面積**

3.2　臨床（生理・生化学）検査

　血液，尿などの生体試料を採取して，その中の栄養素や物質の含有量を測定する方法である．対象者の栄養状態を客観的に評価することができる．表 4.6 に身体の栄養状態を反映する検査項目を示す．

(1) 血液検査

　栄養素は，体内で消化・吸収されて，臓器，細胞，組織などで利用されると同時に血液中に取り込まれる．血液中の各種成分を測定する血液検査で，栄養状態や疾患の診断，病態把握などの指標となる．また，定量的な評価が可能なため，経時変化をみていくことができる．

(2) 尿検査

　尿は，たんぱく質の代謝産物や中間代謝物を含んでいる．また，ビタミンやミネラルなどの利用効率や内分泌，代謝系の機能状態が把握できる．

(3) 血圧

　血圧は，さまざまな条件により測定値が変化しやすいが，成人期以降に

表 4.6　身体の栄養状態を反映する検査項目

検体	検査項目	反映するおもな栄養素
血液	総たんぱく質	たんぱく質
	アルブミン（半減期 21 日）	たんぱく質
	トランスフェリン（半減期 7 ～ 10 日）	たんぱく質
	トランスサイレチン（プレアルブミン）（半減期 2 ～ 4 日）	たんぱく質
	レチノール結合たんぱく質（半減期 12 ～ 16 時間）	たんぱく質
	中性脂肪	脂質，炭水化物
	総コレステロール	脂質
	HDL コレステロール	脂質
	LDL コレステロール	脂質
	遊離脂肪酸	脂質
	血糖	炭水化物
	ヘモグロビン A1c	炭水化物
	ヘモグロビン	鉄，たんぱく質
	ヘマトクリット	鉄
	各種ミネラル濃度	カルシウム，ナトリウム，カリウム，クロール，リンなど
	各種ビタミン濃度	ビタミン B_1, B_2, 葉酸など
尿	尿中クレアチニン	たんぱく質
	尿中 3-メチルヒスチジン	たんぱく質
	尿中尿素窒素	たんぱく質
	ナトリウム	ナトリウム

参考：大和田浩子・中山健夫 編，『公衆栄養の科学』，〈管理栄養士養成課程　栄養管理と生命科学シリーズ〉，理工図書（2012）.

おける血圧の定期的な測定は，個人の健康管理において重要である．**血圧値の分類**については，「日本高血圧学会　高血圧治療ガイドラインJSH2019 概要」を参照．

Point!

日本高血圧学会　高血圧治療ガイドライン JSH2019 概要
https://drive.google.com/file/d/1XHkktNWBv-bVdf-OVXtwwwqGTsM9A6BP/view

3.3　臨床診査

　対象者に質問して，自覚症状や既往歴などを聞き取り，情報を得ることを**問診**という．問診から始まり，対象者と面接をして視診や触診により身体状態を観察し把握することを**臨床診査**という．対象者の栄養状態を把握

表 4.7　食事調査の方法

	概要	長所	短所
食事記録法	摂取した食物を調査対象者が自分で調査票に記入する．重量を測定する場合（秤量法）と，目安量を記入する場合がある（目安量法）．食品成分表を用いて栄養素摂取量を計算する	対象者の記憶に依存しない．他の調査票の精度を評価する際の，ゴールドスタンダードとして使われることが多い	対象者の負担が大きい．調査期間中の食事が，通常と異なる可能性がある．コーディングに手間がかかる．食品成分表の精度に依存する
24 時間食事思い出し法	前日の食事，または調査時点から遡って 24 時間分の食物摂取を，調査員が対象者に問診する．フードモデルや写真を使って，目安量を尋ねる．食品成分表を用いて，栄養素摂取量を計算する	対象者の負担は，比較的小さい．比較的高い参加率を得られる	熟練した調査員が必要．対象者の記憶に依存する．コーディングに時間がかかる．食品成分表の精度に依存する
陰膳法	摂取した食物の実物と同じものを，同量集める．食物試料を化学分析して，栄養素摂取量を計算する	対象者の記憶に依存しない．食品成分表の精度に依存しない	対象者の負担が大きい．調査期間中の食事が，通常と異なる可能性がある．実際に摂取した食品のサンプルを，全部集められない可能性がある．試料の分析に，手間と費用がかかる
食物摂取頻度法	数十～百数十項目の食品の摂取頻度を，調査票を用いて尋ねる．その回答を基に，食品成分表を用いて栄養素摂取量を計算する	簡便に調査を行える．対象者 1 人あたりのコストが安く，データ処理に要する時間と労力が少ない．標準化に長けている	対象者の記憶に依存する．得られる結果は質問項目や選択肢に依存する．食品成分表の精度に依存する．調査票の精度を評価するための，妥当性研究を行う必要がある
食事歴法	数十～百数十項目の食品の摂取頻度を，調査票を用いて尋ねることに加え，食行動，調理や調味などに関する質問も行う．その回答を基に，食品成分表を用いて栄養素摂取量を計算する	対象者 1 人あたりのコストが安く，データ処理に要する時間と労力が少ない．標準化に長けている	対象者の記憶に依存する．得られる結果は質問項目や選択肢に依存する．食品成分表の精度に依存する．調査票の精度を評価するための，妥当性研究を行う必要がある

厚生労働省　http://www.mhlw.go.jp/file/05-Shingikai-10901000-Kenkoukyoku-Soumuka/0000083870.pdf

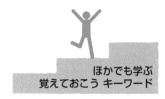

するだけでなく，対象者とのラポールを形成するためにも重要である．また，視診，触診などの身体観察をすることでも栄養状態を評価することができる．

3.4　食事調査

食事調査には，食事記録法（秤量法，目安量法），24 時間思い出し法，陰膳法，食物摂取頻度調査法などがある．各方法の特徴を表 4.7 に示す．

3.5　食生活調査

対象者の栄養状態の課題を明確にするためには，食事内容の調査および生活習慣調査，食知識，食態度，食スキル，食行動調査，食環境調査，ADL（日常生活動作）調査，QOL 調査などを行うことが重要である．

QOL のアセスメント指標には多くの種類があるが，SF-36 の 8 領域からより簡便な SF-8 が開発された．8 つの領域（① 身体機能，② 日常役割機能（身体），③ 体の痛み，④ 全体的健康感，⑤ 活力，⑥ 社会生活機能，⑦ 日常役割機能（精神），⑧ 心の健康）から健康関連の QOL を測定することができる．

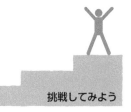

挑戦してみよう

復習問題を解いてみよう
https://www.kagakudojin.co.jp

第5章

栄養教育計画の立案・実施

この章で学ぶポイント

★栄養教育プログラムの定義を知り，対象者にあった目標設定やプログラムを立案できるようになろう．

★栄養教育を展開するために，さまざまな目標の定義や教育内容および教育方法，教材を利用する意義や教材の特徴を学び，栄養教育の立案に活用できるようになろう．

★対象者個人または集団，対象者の性，年齢，職業，健康状態の違い，食事や運動に関する理解度や態度，行動変容ステージなど，栄養アセスメントにより得られた状況を評価・判定し，栄養教育のための教育目標を検討しよう．

Step up!

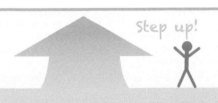

ちょっと

◆学ぶ前に復習しておこう◆

6W1H1B

栄養教育計画の8つの要素．教育目標達成のための計画立案の基本として用いる．第3章も参照．

PDCA サイクル

Plan（計画）→ Do（実行）→ Check（評価）→ Act（見直し・改善）の頭文字を取ったもので，これらの段階を繰り返すことにより，品質管理や生産管理の業務を改善する手法．

ラポール

カウンセラーとクライアントとの信頼関係．カウンセリングを効果的に進めるためには良好な人間関係が必要である．

1 | 栄養教育プログラム作成にあたって

1.1 栄養教育実施者の技術

　栄養教育実施者（教育者）は，専門知識を深めたり最新の情報を得て，学習者の教育効果が上がるように，コミュニケーション能力，プレゼンテーション技術，栄養カウンセリング技術，栄養マネジメント力の向上など，栄養教育実施者に必要な知識・技術・能力を向上させるよう，常に学ぶ姿勢が必要である．

ロールプレイ
p.85 を参照

ワークショップ
p.85 を参照

　栄養教育を学習者へ実施する際は，たとえば，学習者が主体的に取り組むことができる提案や**栄養カウンセリング**の能力（傾聴など）が求められる．栄養教育実施者には，管理栄養士・栄養士としての高い専門性が求められる．教育者がそれらを育むためには，栄養教育の実践を重ねる，あるいは**ロールプレイ**や**ワークショップ**をして栄養教育の技法をより深く理解することが必要である．研修会や講習会に参加して，熟練者や専門家に**教育スキル**を客観的に評価してもらう機会を持ち，力をつけるのも良い．第三者がいる研修会に参加できない場合は，教育の様子を録画して評価する機会を設けると良い．

　また教育者が，栄養教育をうける立場になって考えることも必要である．栄養教育をうける場面は，どのような状況だろうか．医療機関を受診して，課題があったり，治療の必要があった場合，検診などで食生活習慣のアセスメントや助言をうける場面が何回もあるだろう．

　実際には，予防や治療の一環，あるいは生活の改善が必要な際に，専門職から促されるかたちでうける場合が多い．しかし一方では，自ら進んで栄養教育をうけたいと願う人もいる．教育をうけることに対する意識が異なっていても，教育をうける人は共通して，何らかの不安な気持ちを抱えている．

　つまり，教育者としての管理栄養士・栄養士とは，不安を抱えた学習者に対して寄り添い，栄養の専門家として客観的で適切な情報を慎重に伝える役割を担っている．教育者のかかわり方によっては，対象者との間に**ラポール**（信頼関係）が築けず，指導をうけ入れてくれないことや教育が継続できない状況も考えられる．

　そのため，教育者にはさまざまな技術習得が必要といえる．常日ごろから自分自身の栄養教育に関するスキルを高め，他職種や共通のスタッフと連携をとりながら教育の質を確保するように努めたい．

1.2 他職種との連携

　栄養教育の実施にあたっては，学習者の課題やニーズ，目的にそった適切な教育プログラムにより，教育効果が上がるようにする．そのためには，

他職種やさまざまな職域に所属する管理栄養士・栄養士が連携して，資源
や情報の共有化を図り，効果的な支援ができるように検討を重ねることが
必要である．

　管理栄養士・栄養士と連携する他職種の具体例として，患者や入所者を
対象とした医療機関や施設では，医師，看護師，薬剤師，理学療法士，ケ
アマネジャーなどで，一般住民を対象とする行政機関では，医師，保健師
などである．児童生徒を対象とした学校教育の現場では，学級担任と栄養
教諭による**ティーム・ティーチング（TT）**によって食育が実施される．
その他さまざまな職種や**食生活改善普及員（ヘルスメイト）**など，ボラン
ティア組織との連携・協力体制を整えることも重要である．

1.3　コミュニケーションスキル・トレーニング

　栄養教育を実施するうえで，教育者が，他職種・共通スタッフ，そして
学習者との間で良好なコミュニケーションを形成することによって，良い
関係性やラポール（信頼関係）の形成につながり，互いの理解が高まる．

　栄養教育は，学習者と学習者を取りまく環境をより良くするためにどの
ようなことをすれば良いか，改善できる行動をみつけて，改善のための行
動を継続することが目的である．学習者が自ら考え，気づき，意見を述べ
ることができるサポートを，あせらず働きかけることが大切である．専門
的な知識を伝えることばかりにとらわれず，相手の表情や気持ち，考えを
たびたび確認・観察しながら，言葉や気持ちのキャッチボールを心がける．
非言語的コミュニケーション能力を高めるためには，教育者自身の表情や
様子について，クラスメイトや友人，職場の同僚・上司など第三者による
意見や，指導の様子を録画することによって自分自身で観察し，客観的に
評価すると良い．また，場に応じた服装にも心がける．

　コミュニケーションの基本となるのは，伝える内容を的確に整理して，
「言葉，視線，身ぶり，表情」によって情報をアウトプットすることや，
相手がどのようにうけ止めたかを適切に確認することである．

　相手の表情や言葉に集中するだけでなく，聞き取った内容について確認
をしながらメモを取り，記録をしておくことも忘れてはならない．学習者
へ的確に内容を伝えられるように，また，スタッフ間での共通認識ができ
るように情報のレベルを分類することも重要である．

　栄養教育の場面だけではなく，管理栄養士・栄養士として勤務をするう
えで，給食経営管理，臨床栄養，公衆栄養の場などで他職種との連携時に
コミュニケーションが取れていないと重大なリスクが生じる可能性があ
る．コミュニケーションスキル・トレーニングは**リスクマネジメント**でも
重要である．論理的思考力の形成，価値観の多様化に対する理解，交渉力
などの力をつける必要がある．

ティーム・ティーチング
1950 年代にアメリカで始まった教育形態．日本には，1960 年代に養護学校で取り入れられて広まった．2 人以上の教員がそれぞれの特性を生かす協力型の教育形態として，協力教授，協力教授組織などと訳される．学習集団に対して，1 人 1 人の教育を丁寧に行うことができる．

非言語的（ノンバーバル）コミュニケーション
第 2 章を参照．

　話し方についても学ぶことが大切になる．はっきりとテンポ良く話すと聞き手も安心して話を聞くことができる．学習者の方をみて，冷静に落ち着いて話を進めることが必要になる．

　また，学習者により考えや経験はさまざまである．主観的な解釈をしないように気をつけ，学習者を尊重した態度で接する．話を進める際にはメリハリをつけて，延々と話を続けないように気をつける．栄養教育実施者・学習者ともに大切にすべきルールは時間を決めることである．

1.4　アサーティブコミュニケーション

　アサーションとは「主張・断言」という意味を持っている．自分の気持ちや考えを明確に伝えるための訓練といえる．相手の素直な気持ちを引きだすために，教育者はトレーニングを積むのが望ましい．教育者は，学習者に対して一方的に考えを押しつけるようなことをせず，学習者の話を引きだすために**ファシリテーター**としての役割を担うことが求められる．

ファシリテーター
p. 85 も参照.

1.5　プレゼンテーションスキル

　プレゼンテーションは効果的に教育者の考えや知識，相手にとって必要な技術を伝え，主題について興味や関心を持てるように導くものである．

　「何を伝えたいのか」目的を明示し，与えられた時間内でその背景を伝え，学習者に対してわかりやすく，明確に伝えられる内容量を考えて構成をつくる．また，一貫したストーリーになるようにする．ポイントを絞り，キーワードを示すことによって栄養教育実施者が伝えたい内容と学習者がうけ取る内容が一致するように心がける．

　媒体資料の文字や情報量が多くなりすぎないように，対象者にあわせて簡潔にまとめる．視聴覚への働きかけを活用する，パネル・ポスター・映像やタブレット端末などは対象者の人数や会場にあわせて使用する．

教材に関する詳細
p. 87,「5　教材」を参照

　パワーポイント（Microsoft 社）を活用したプレゼンテーションを行う際は，背景の色，文字の色やサイズに配慮して作成する．効果的にわかりやすく伝えるためにアニメーションを活用することがあるが，記号や動きに注意をして，統一性のあるものにするべきである．たとえば，「上段の内容を下段につなげる流れに意義がある」と意図を持って強く伝えたい場面に「矢印」を使うとする．その際，上から下に指示された矢印が，下から上に動くアニメーション設定になっていれば学習者は違和感を持つ．また，内容に関係のないイラストを配置することも望ましくない．学習者が無意味な映像や動きに気を取られ，肝心な内容が理解しにくくならないように，また，イラストや強調する動きに違和感がないように注意する．

　スライドの内容など，口頭で説明を行うときには，話す内容だけではなく，表情や身ぶりを交えた非言語的コミュニケーションにも留意する．た

とえば，重要なポイントは，復唱して重要性をアピールする．話し方については，声の大きさ，話すテンポ，表情を工夫して伝える．話すスピードが速くならないように，学習者の様子に配慮しながらひと呼吸をおいて，学習者が考えるための間をとることが大切である．教育後に質問をしやすい環境をつくり，丁寧な質疑応答を心がける．

2 栄養教育プログラム

栄養教育プログラムとは，学習者の課題解決に向けた教育目標を達成するために，学習者の発達段階や能力に応じた内容やスケジュールを計画し，効果的な学習ができるように組み立てられた学習計画である．プログラムは，学習者が知識を得るだけではなく，学習者自身が自らの課題に気づき，知識の獲得とともに望ましい食行動へと変化する行動変容につながるものであり，健康的な食習慣の形成・維持の実現に向けた計画を立案したものである．

2.1 課題の優先順位

栄養教育プログラムは課題の必要性や実施可能性などを考慮し，抽出された課題について，改善効果が期待され行動変容につながるものから優先順位をつけ，優先課題を決定する．一般的に問題点は複数あり，それらが

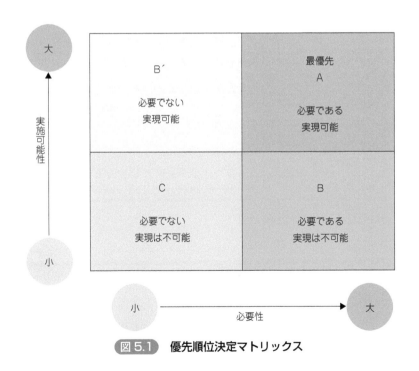

図5.1 優先順位決定マトリックス

相互に影響し関連がみられるものも多いが，科学的根拠に基づき，さまざまな要因を考慮に入れ，総合的に検討することが必要である．

　図5.1は，複数の選択肢を評価・選定する手法として用いられる**優先順位決定マトリックス**である．実施内容の決定にあたり，抽出された課題の優先順位を必要性および実施可能性に従って整理や検討を行い，プログラム決定のための参考とする．

2.2　栄養教育プログラムの基準

　栄養教育の目的は，問題となる食生活や食行動の変容により，健康的な望ましい食行動へと変えていくことである．そのための学習者への働きかけについて，ここでは，人を対象とした直接または間接的な栄養教育について述べる．ほかにも，学習者への働きかけには，**食環境の整備**がある．

食環境の整備
第2章を参照．

(1) 栄養教育プログラム作成の基準

① 健康・栄養にかかわる理論に基づいているか．

② 学習者（個人や集団）の実情に適した内容であるか．

③ 学習者（個人や集団）の発達段階にそうものか．

④ 経済状況，文化，家庭の状況などにふさわしいか．

⑤ 解決すべき課題を改善できる可能性はあるか．

⑥ 疾病予防（一次予防）または重症化予防につながるか．

⑦ 所属する団体のルールにそうものか．例として，児童・生徒を対象とする場合は，学習指導要領に基づく内容であることなど．

⑧ 栄養教育にあたる人の継続的な教育・トレーニングができているか．

(2) 栄養教育プログラム作成に関するその他の留意点

　その他プログラムの作成において考慮すべきこととして，ハイリスクアプローチ，ポピュレーションアプローチがある．**ハイリスクアプローチ**とは，健康障害をひき起こす可能性のある集団のなかから，より高いリスクをもっている人に対して働きかけを行うことである．**ポピュレーションアプローチ**とは病気の予防や，まだ高リスクを抱えていない集団（集団全体）がリスクを軽減するための働きかけである．

ハイリスクアプローチ，ポピュレーションアプローチ
第2章を参照．

　このように，健康の度合いに適した栄養教育プログラムを作成する際には，個人または集団の学習者に対して，有効なプログラムであるかどうかを検討する必要がある．

3 ｜ 目標設定と目標の種類

　栄養教育目標には，学習者が，立案した目標を達成するために必要な知識や，スキルを向上させるために設定する目標（実施目標，学習目標，行動目標，環境目標，結果目標）がある．最終的に目指す目標は，**結果（ア**

ウトカム）**目標**である．結果目標は長期目標であり，その基盤となるのが
学習目標，行動目標，環境目標などの短期目標と中期目標である．

3.1　目標設定の方法

　目標設定は，1週間から1か月ほどの短期間で達成できる**短期目標**，あ
るいは，3か月〜1年間，5〜10年以上の中〜長期間が必要な**中期目標**と
長期目標がある．手順としては，長期目標を達成するための中期目標を設
定し，中期目標を達成するための短期目標を設定する．短期目標は，学習
者が実行可能な計画とする．

　それぞれの目標は，学習者に適した栄養教育が実施できる栄養教育プロ
グラムを立案できるように，学習者の食生活や食環境などの背景を把握し，
取り組みやすく実施可能な内容とする．課題解決のためには，個々のライ
フステージ，ライフスタイル，健康状況，栄養状態，経済状況や環境・文
化などを把握する．

　表5.1は，糖尿病をコントロールするための短期・中期・長期の目標
設定の例である．期間については，プログラムの内容や学習者の状況など
を配慮して設定することが望ましい．

表5.1　**短期・中期・長期目標の例**

目標	期間（例）	具体例
短期目標	1週間〜1か月間	・糖尿病の食品交換表を使って，食事療法が実践できる ・万歩計をつけ毎日8,000歩以上歩く ・毎日体重を測定し，記録する
中期目標	3か月〜1年間	・適正体重を維持する ・ヘモグロビンA1cの値を6.0％未満に安定させる
長期目標	5〜10年間以上	・合併症の回避

　目標設定は，学習者の主体的な行動を育み，行動変容および課題解決に
向けての意欲の維持・向上につながる．したがって，目標設定は，学習者
の食行動・食生活やその他の生活環境などのアセスメントをふまえたうえ
で，学習者自身の意向も尊重しながら，課題解決に向けた実行可能な目標
設定を行うことが重要である．

　例として，図5.2に目標設定の手順（サッカー選手の体づくり）を示す．
図は，プロサッカーチームの栄養サポートの目標の例である．シーズン開
始時にチームスタッフと栄養士がミーティングを行い，今シーズンのチー
ムの目標や個別選手の目標を決め，目標を達成するためのプログラムを検
討する．集団指導ではアスリートの基本の食事の講義や調理実習を行い，
個別指導では食事状況，水分補給，体重・体脂肪，除脂肪体重の変化など
のアセスメントに基づいた指導を行う．

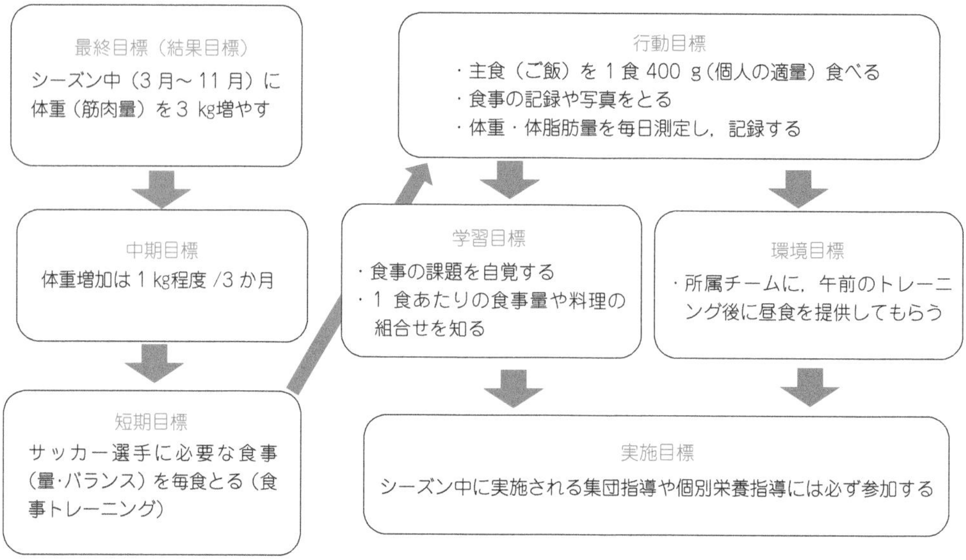

図5.2 目標設定の手順（サッカー選手の体づくり）

3.2 目標の種類

(1) 実施目標

　栄養教育を実施するにあたり，学習者の食生活・食行動や食環境をふまえたうえで，食や健康にかかわる改善策などについて学習者が実行できるように取り組むことができる栄養教育の実施に関する目標のことである．すなわち栄養教育の計画段階において学習目標や環境目標の達成に向け，栄養教育を計画どおり実施するための指標となる目標である．

　学習者の参加状況（参加者数，リピーターなど）や満足度，理解度などによりプログラムが適正に実施されたかどうかの検討を行い，学習者が主体的に参加できるかどうかなど，より良い栄養教育プログラムを作成することに活かす．

(2) 学習目標

　行動目標の達成に必要な学習（**知識，態度，スキル**の習得）についての目標である．健康的な生活習慣や食生活を送るための知識（健康，栄養，食行動など）を理解し，日々の食事の重要性に気づき，よりよい食生活を実践するための食品の選択・購入や調理，片づけができるといった基本的な**食スキル**をもつことが，長期目標を達成するためには必要である（表5.2）．

　また，動機づけができていても，行動を実践するための食スキルが不足していれば，望ましい食行動に結びつかない．知識と食スキルの習得後に学習者が，望ましい食行動を実施できるように，系統立てた学習で，知識への理解をより深め，主体的に問題解決に取り組めるように支援する．

表5.2　知識，態度，スキルの例

知識	態度	スキル
・1日3食の規則正しい食事．主食，主菜，副菜を組み合わせたバランスの良い食事 ・栄養素の働きやそれらを多く含む食品 ・食事摂取基準の理解や活用方法 ・運動や生活活動の重要性 ・生活習慣病の原因や予防および重症化予防	・規則正しい生活習慣が大切であると気づく ・野菜を摂取する大切さに気づく ・毎日必ず3食（主食，主菜，副菜）食べるべきだと思う ・身体活動を意識的に増やすべきだと気づく ・運動，買い物など日常に体を動かす大切さに気づく	・食品選択，調理*，食費の管理など

＊　調理については，目的にあう料理レシピがインターネットを介して入手できるので，調理スキルの獲得に活用できる．

（3）行動目標

行動目標（具体的な食行動などの改善）は，最終的な結果（アウトカム）目標を達成するにあたり，行動変容につながる目標として具体的に設定する．実際の生活場面において「これならできそう」という学習者の行動につながりやすい内容とする（表5.3）．

行動目標の設定にあたり留意点をあげる．

① 結果目標につながり，行動変容を進めるステップになる．
② 学習者にとって適切かつ達成可能な目標である．
③ 実行可能な項目数である．
④ 短期〜中期で達成できる目標である．
⑤ 評価の測定が可能である．

表5.3　行動目標の例

項目	内容
食事内容	・野菜の量を増やす ・朝食に野菜を食べる ・甘い飲み物やアルコール飲料は控える
食行動	・欠食をしない ・市販食品の食品表示をみる ・間食を減らす ・外食や惣菜を利用するときには，栄養バランスを考えて選ぶ

（4）環境目標（家庭や職場，地域社会など食環境）

行動変容を促すためには，行動目標を達成するための環境整備が必要である．おもな食物の入手先や，食事に関する情報の入手先などの**食環境**．また，家庭や職場，地域環境など学習者を取りまくさまざまな環境の改善など，学習者に対して環境面で可能な支援を環境目標として設定する．

たとえば，学習者や対象集団が，外食の多い食生活をしている場合には，彼らがよく利用する外食店などと連携し，栄養に配慮した定食メニューの

**健康に配慮した食品選択ができ
るような工夫の例**
栄養成分表示や食事バランスガイド
の提示など.

提供を行うことができる．また，食料品を購入する店では，健康に配慮した食品が選択できる工夫，調理済み食品の販売には，揚げ物料理の販売量を制限して野菜料理を増やすなど，地域と連携した**食環境づくり**があげられる.

(5) 結果（アウトカム）目標

栄養教育プログラム作成のために行った，アセスメントから抽出された課題を解決するための最終目標である．栄養教育プログラムの成果を示す目標設定となる．学習者の健康状態の改善（BMI，血糖値，血圧など）やQOLの向上などの評価をする.

たとえば，糖尿病の重症化予防のための栄養教育プログラムの場合，合併症の発症や重症化への予防効果が確認され，その結果QOLの向上につながり，快適な生活が送れているかどうかの評価などである.

具体的に測定できる数値目標を設定することが重要である．設定した数値を，プログラム開始時のアセスメント（ベースラインデータ）と比較することでその成果を測ることが可能である．その期間は，5〜10年間以上を要することもある.

4 栄養教育方法の選択

4.1　栄養教育の方法

栄養教育の方法には，学習者が，個人（個別）か集団かのどちらかで，大きく2つに分けられる．栄養教育を効果的に行うためには，学習者（対象者）の特性や教育目標に適した学習形態，教材などを選択する必要がある．指導の際には，対象者の生活環境，経済状況，食習慣，職業，年齢，性別，疾病の罹患状況などを考慮したうえで，個別教育と集団教育のそれぞれの特徴を生かす.

(1) 個別教育

特定の個人を対象に行う．カウンセリングの技法を活用しながら，学習者をアセスメントし，目標を定め，その人にあった方法の教育，指導を行う．最近では，コーチングというスキルを使った教育方法もある.

カウンセリング
第2章を参照

傾聴
第2章を参照

コーチングは知識やスキルを一方的に教え与えるのではなく，対等な立場で，相手のなかにある優れた能力や自主性，行動力，可能性などをよく**傾聴**（耳を傾けて熱心に聴くこと）して引きだすコミュニケーションスキルをいう．カウンセリングでは，悩みや不安など対象者の精神的な問題を探し，問いかけによる「問題解決」を目的とするが，コーチングの目的は「目標達成」である．コーチングの語源は，「馬車（coach）」であり，コーチングは目的達成や自己実現のプロセスを，自ら考えることができるように支援するものである.

(2) 集団教育

集団の学習者に教育する方法である．集団教育では，**グループダイナミクス**による効果が期待できる反面，対象者間の理解能力に差があり，教育の徹底には困難を伴う．

また，集団教育を行う集団に，**自助集団**がある．これは，同じ悩みや疾病などの問題をもった人びとが，自分の体験や気持ち，考え方を伝えあうことにより解決方法を探る集団のことである．個別教育と集団教育のメリット，デメリットを表5.4に示す．

グループダイナミクス（集団力学）
第2章を参照．

表5.4 個別教育と集団教育のメリット・デメリット

	メリット	デメリット
個別教育	・教育者と対象者の間に，良好な人間関係が得られやすい ・個人の社会的背景，知識，理解度，身体状況，病態にあう，きめ細かな指導が可能である	・時間，労力を要する ・教育者の面接，カウンセリング，コミュニケーション能力に影響される
集団教育	・一度に多人数の指導ができる ・時間・労力などの効率が良い ・対象者（参加者）同士の連帯感が形成される ・事前にテーマを決めて指導することができる	・1人1人に対応した指導が困難である ・対象者個人の知識や理解度，身体状況，病態に差があるため，指導内容や教材をあわせにくい

(3) 特定多数人と不特定多数人の対象者

(a) 特定多数人を対象とする場合

① 地域，職場，学校など何らかの生活集団を共有する人びとに対し，共通の問題に着目して指導する．

② 栄養や疾病などで，同じ問題を抱える人びとを対象として指導する．

(b) 不特定多数人を対象とする場合

おもにマスコミュニケーションを利用して指導する．

マスコミュニケーション
不特定多数を対象とした情報伝達のこと．テレビ，ラジオ，インターネット，新聞，雑誌，書籍など．

4.2 学習形態

栄養教育を効果的に進めるには，教育内容と教育を実現するための手段である学習形態や教材，教育の実施場所を適切に選択する．

栄養教育を行う際の**学習形態**には，栄養に関する知識や行動変容のためのスキルを学習者自らが学習し，習得する**自己学習**，学習者が，教育者やグループでの意見交換を取り入れ，知識やスキルを習得していく**討議学習**，学習者が，学習内容を実際に体験する**体験学習**などがある．近年では，参加型学習や問題解決型学習（Problem Based Learning：PBL），アクティブ・ラーニングを取り入れることで，学習者が主体性を持ち，論理的な思考力の発展，理解度や興味が深まるといった，従来の学習方法と比べて，より効果的な学習方法が活用されるようになった．

参加型学習は，学習者に主体をおき，自発的に問題解決能力を高めるこ

とで，達成感が得られ学習を展開させることができる学習方法である．学習者同士の対話や相互作用が重視されるため，集団意識が形成されること，共通の課題への意識が高まること，また教育者が一緒に体験することで，問題解決への具体的な行動変容へと進展することが期待できる．

　問題解決型学習（PBL）とは，少人数グループによる**問題発見解決型**（**課題解決型**）の学習方法である．そのプロセスには，グループ討議，活動記録の作成，自己学習，成果報告までが含まれ，統合的・創造的な実践形式の学習方法である．

　アクティブ・ラーニングとは，講義のように学習者が受動的になりやすい授業を行うのではなく，能動的に学ぶことができるような授業を行う学習方法である．学習者が，能動的に学ぶことによって認知的，倫理的，社会的能力，教養，知識，経験を含めた汎用的能力の育成を図ることが期待されている．

4.3　学習形態の選択と組合せ
(1) 学習形態の種類と方法

　集団や個人の知識の習得を目的に行う栄養教育のためには，おもな学習形態として，学習者に対して指導者が一斉に学習させる**一斉学習**や少人数の集団で学習する**グループ学習**，個人で学習を行う**個別学習**がある．

　さらに一斉学習には**講義法**と**討議法**の学習形態があり，グループ学習には**討議法**と**体験学習**がある．また一斉学習とグループ学習を混合した学習形態を**ワークショップ**という．教育者は，それぞれの教育目標にあう，学習者に適した方法となるように学習形態を選択する（表 5.5）．また集団教育の討議法などを実施する際，教育者や学習者の配置イメージを図 5.3に示す．

(a) 一斉学習

　一斉学習とは，複数および多数の学習者に対して一斉に指導する一般的な方法である．教育者にとっては時間，労力は効率的といえる．しかし，学習方法が一方向であり，学習者の理解度の確認は難しく，その理解度も個人によって異なる．

① 講義法
【講義，講演会（レクチャー）】

　講演会や講座など集団に対して講義形式で行う指導である．対象者の教育目的に応じた内容で講師が講義・講演を行う．講義・講演の後，質疑応答の時間を設けることが多い．多数の学習者に情報を提供することができる．しかし学習者が受動的になりやすく，学習内容が伝わりにくい．学習者の立場に立った指導方法や内容となるように考慮する．

表5.5　学習形態と学習方法

学習形態		学習方法（例）
一斉学習	講義法	レクチャー
	討議法	シンポジウム，パネルディスカッション，フォーラム
	その他	実演（デモンストレーション），マスコミュニケーション
グループ学習	討議法	座談会，6-6式討議法，バズセッション，ブレインストーミング
	体験学習	ロールプレイ，実験・実習
	その他	ピア・エデュケーション
一斉学習とグループ学習の混合型		ワークショップ
個別学習	自己学習	個別栄養相談，通信教育（インターネットなど），プログラム学習

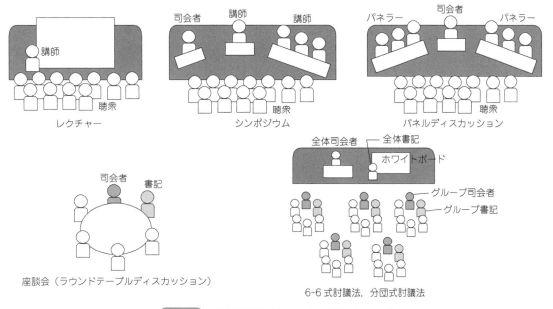

図5.3　集団教育における人の配置イメージ

逸見幾代 編，『栄養教育論実習・演習』，ドメス出版（2017），p. 41.

② 討議法

【シンポジウム】

　ある課題について，専門領域の異なる3〜5人の講師（**シンポジスト**）に専門分野の研究業績や見解を交えて発表してもらう．その後，講師は学習者からの質疑に応じる．進行は座長が行い，講師間の討議は少ない．それぞれ異なった立場からの意見をだしあうため，取り上げた課題について参加者の多角的理解が深まる．各種学会などでよく使われる．

【パネルディスカッション】

　司会者（**モデレーター**）の進行により，立場，知識，経験，意見の異なる講師団（**パネリスト**，パネラーともいう）があるテーマについて発表し，パネリスト同士で意見交換を行う．その後，学習者も交えた全体討議を行う．司会者には，テーマの説明やパネリストの紹介のほか，討議した意見

をまとめる役割がある．パネリストは学習者の代表として選出されているため，類似の状況にある学習者にとっても課題の明確化や評価に役立ち，今後の学習の展開の参考となる．実施のためには，意見の異なるパネリストの選出が必要である．

【フォーラム】

　フォーラムとは学習者も参加する**公開討論**のことである．ある課題に対する講義（**レクチャー**）や討論（**ディベート**），あるいは映像やスライドなどを用いて課題説明を行うこともある．はじめに司会者の進行で講師が発表を行った後，学習者も含めた全体で質疑応答をする．そのため，学習者は，課題解決に向けての見解が深まりやすい．**レクチャーフォーラム**や**スライドフォーラム**は，多数の学習者に課題を同時に理解させたい場合に行い，**ディベートフォーラム**は，意見が異なる講師2人以上が講演を行う，という点が特徴である．

③　その他

【実演（デモンストレーション）】

　学習者に対して教育者が，実際に実演してみせることである．実習や実技を始める前に行うことで学習者は，そのねらいや実施方法についての学習を効果的に学ぶことができる．基本的な技術のほか，レベルアップのための技術も身につきやすい．

【マスコミュニケーション】

　新聞やテレビなどのマスメディアを使い，不特定多数の人びとに情報を伝達するメディアコミュニケーションの形態をいう．情報が伝わりやすい反面，部分的な情報しか伝わらないため，学習者の情報のとらえ方に留意が必要である．

　たとえば，食事療法が必要な患者が，罹患している疾患に影響を及ぼす特定の食品を健康に良いとの報道から，大量に食べてしまうという危険性もある．

(b)　グループ学習

　学習者を小人数のグループに分け，学習者同士が相互に学習しあう方法である．**グループ学習**は一斉学習と比べて，学習者1人1人の意見や考えが表に出やすい．同じ課題を持つ仲間と一緒に学習したり，その他の人と意見を交わすことができる．

①　討議法

【座談会（ラウンドテーブルディスカッション，円卓式討議法）】

　小集団の教育に用いられる．司会者を決め，その他の参加者はテーブルを囲み，自由に意見をだしあう方法である．司会者は進行・まとめ役となり，参加者が意見をだしやすいように配慮しながら進める．司会者はだされた意見を最後にまとめる．

【6-6式討議法】

　参加者が6名ずつのグループに分かれ，1人1人が1分間ほど自分の意見をだしあう．各グループで司会者，書記を決め，最後に各グループの代表がまとめた意見を発表する．少人数なので発表しやすく，短時間で全員の意見が把握できる．

【バズセッション（分団式討議法）】

　6-6式討議法に準ずる．学習者を6〜10人程度の小集団のグループに分け，グループごとに自由に討議を行う．講義やシンポジウムの合間に組み込むことで，学習者の疑問などを互いに確認することができる．

【ブレインストーミング】

　司会者が進行し，学習者が自由に意見をだしあう．他者の意見を批判しない．ある課題について，できるだけ多くのアイデアをだしてもらうことで独創的な発想や解決法などが期待できる．

② 体験学習

【ロールプレイング（役割演技法）】

　あるテーマについての場面設定を行い，学習者がそれぞれの役割を持ち即興で演技を行う．終了後に演技者間やほかの学習者が問題点を明らかにしたり，解決策を討議したりする．観察者として参加した学習者には，モデリング（行動を変化させる現象）が生じる．

【実験・実習】

　学習課題の体験を行う．講師が課題について説明し，実演（デモンストレーション）した後，学習者が自身で実験・実習を行う．視覚や実践的な体験から技術の習得が期待でき，学習意欲も高まる．栄養教育における料理講習会や調理実習が該当する．

③ その他

【ピア・エデュケーション（仲間教育）】

　ある課題に対して正しい知識・スキル・行動を共有し，問題に対して正しく対処ができるように自己決定や問題解決に必要な情報提供を行う．参加者にとって身近で信頼できる仲間を教育者（**ピア・エデュケーター**）とする．自分と似た状況の人（性別や年齢，生活環境など）が集まって学習するので，価値観や悩み，問題点などを分かちあうことができる．

(c) 一斉学習とグループ学習の混合型学習

【ワークショップ（研究集会）】

　共通の研究課題を持つ人びとが集まり，課題について協力して問題解決をしようとする集会を**ワークショップ**という．参加体験型および双方向性を特徴とする．全体討議で課題を説明した後，小集団の分科会で討論する．分科会での討論をまとめたものを全体に報告し，さらに討論を重ねて総括を行う．学習者は討論や**ファシリテーター**（**教育者**）の助言などにより問

題解決につながる．

(d) 個別学習（自己学習）

学習者の特性にあった学習が可能となる．教育者にとっては，労力と時間がかかり，非効率的な面もある．

【個別栄養相談，栄養カウンセリング】

学習者やその家族が対象となる．学習者から食生活にかかわる情報を得ることで課題の抽出ができ，学習者と一緒に課題解決に向けた実践が可能で効果的な方法を検討する．個別栄養相談は，問題解決型学習（PBL）を中心とする．しかし，学習者 1 人あたりに対してかかる時間と労力が大きい．

【通信教育（双方向通信）】

手紙・電話・Ｅメール・ファックスなどの通信による学習形態である．近年は，インターネットを導入して学習者と教育者との間で行われる**双方向教育**となっている．学習者の居住地域が遠隔地であったり，時間的な制約がある場合に利用されることが多い．

【プログラム学習】

系統的に順序立てた様式で教材を提示するなど，プログラム化された教科書やコンピュータソフトの利用をいう．学習者は自分のペースで学習を進め，フィードバックをうけることができる．

(2) 学習形態・方法の選択と組合せ

栄養教育を行うにあたっては，個別学習，グループ学習，一斉学習などの形態・方法を組み合わせて行うことで，教育の相乗的効果が期待できる．その場合は，それぞれの学習形態の特徴や得られる効果などを十分に考慮したうえで，最も効果的な組合せ方法を検討する．実施後は評価を行い指導計画の見直しを行う．参加型学習や問題解決型学習（PBL）を組み込む

表5.6　複数の学習形態を組み合わせた教育方法（例）

	目的	学習形態	方法	学習内容
第 1 回	自己の食習慣を知る	個別学習	個別栄養指導	食事アセスメントの結果を学習者にフィードバックし，課題を整理する
第 2 回	ジュニアアスリートの食事の基本を理解する	一斉学習	講義	ジュニアアスリートの食事の基本について学ぶ
第 3 回	ジュニアアスリートの食事の基本のための調理実習	グループ学習	体験学習 調理実習	調理実習と試食を行い，1 食あたりに摂取する食事量と食事バランスを理解する
第 4 回	主食・主菜・副菜・乳，乳製品・果物の 5 つのグループの身体への働きについて理解する	グループ学習	ラウンドテーブルディスカッション	グループで話し合いをし，主食・主菜・副菜・乳，乳製品・果物の 5 つのグループを摂取することの大切さを理解する
第 5 回	食育支援の評価	個別学習	個別栄養指導	食習慣や食行動の効果についての評価および課題解決に向けての個別相談

対象者：スポーツ活動をする児童・生徒．
目的：ジュニアアスリートの健全な成長のための食育支援．

ことで，学習者の意欲が高まるような指導計画を立てる．ジュニアアスリートに対する食育支援の学習形態の組合せ例を表 5.6 に示す．

5 教材

5.1 栄養教育教材と媒体作成

(1) 教材

　教材とは，栄養教育を行うとき，学習者に教育内容を印象づけ，よりわかりやすくするための材料や資料である．栄養教育を行う際には，学習者が興味・関心を持ち，学習効果が高まるよう，学習者の発達段階（年代），性別，知識の程度，人数，場所などを考慮する．教材には，既存のものや使いやすいように作成したオリジナルのものなどがあるが，それぞれのなかから，学習者にあうものを選択し，効果的に活用していく．

　教材は，教育内容を伝達するために必要な媒介手段であり，掲示・展示媒体，印刷媒体，視聴覚媒体，演示媒体など**媒体**と表現して用いることもある．おもな教材の種類と特徴を表 5.7 に示す．

　図 5.4 は，学生作品として，フェルトで作った食品ぬいぐるみ，ペープサート，かるた，紙芝居，糖尿病の食品交換表に基づいた食品の仲間あてクイズ（サイコロ，食品カード）である．食品の仲間あてゲーム用のサイコロや食品カードは，1 型糖尿病の子どもたちが食品交換表の表分けを

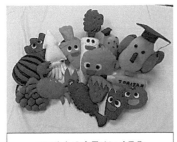

フェルトの食品ぬいぐるみ

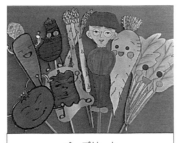

ペープサート

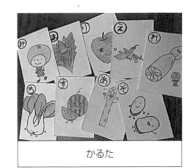

かるた

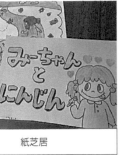

紙芝居

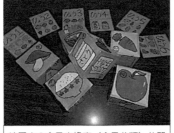

糖尿病の食品交換表（食品分類）仲間あてゲーム用の食品サイコロ

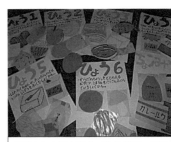

糖尿病の食品交換表（食品分類）仲間あてゲーム用の食品カード

図 5.4　教材の例（学生作品）

表 5.7　おもな教材の種類と特徴

教材の種類	具体例	特徴や活用例
掲示・展示教材	実物	・実物の食品や料理を提示することで学習者の理解が深まる ・1 日にとりたい野菜の量や組み合わせについて実物の野菜を準備し，目でみることで記憶に残りやすい ・学校給食は「生きた教材」として児童生徒の食育に活用されている
	フードモデル（食品模型）	・実物大の三次元（立体）の食品模型 ・学習者が食品や料理をイメージしやすく，食べた量を把握するときなどに利用する ・離乳食用フードモデルや野菜の調理前後の変化モデルなど，さまざまな栄養指導内容に対応した製品もある
	ポスター・パネル	・イベントの案内や啓発活動に用いる ・栄養指導のポスターやパネルは，文字の大きさや色を工夫し，写真やイラストを使って伝えたい情報をわかりやすく表現する
	卓上メモ・カレンダー	・卓上メモはカード立てに入れ，社員食堂や学生食堂のテーブルにおく ・喫食者に伝えたい食品や栄養にかかわる話題を取り上げる
	かるた	・食育かるたや食品かるた，健康かるたなど ・地域の食材や地産地消などをテーマに，オリジナルかるたを作ってみる
印刷教材	テキスト・資料	・厚生労働省などの食生活指針をはじめとする指針や食事摂取基準，食事バランスガイド，食育ガイドなど ・糖尿病の食品交換表，腎臓病の食品交換表，日本食品標準成分表など ・学校教育の中では教科書など
	リーフレット・パンフレット	・あるテーマについて要点をわかりやすくまとめたもので，1 枚刷りや数ページのものがある．教育後も活用できる
視聴覚教材	ラジオ・CD・放送	・小学校などでは，給食時間の放送で給食の献立や食材についての説明を行う ・CD など記憶媒体を使うことで繰り返し学習できる ・食育ソングや替え歌などで，学習者の記憶に残りやすいように伝えることができる
	動画	・テレビ放映，映画，ビデオなど ・指導者が栄養指導や調理手順などを録画し，DVD などの記憶媒体に保存して使用する．学習者は繰り返し再生して使える
	パソコン・プロジェクター	・プレゼンテーション用のソフトを活用し，プロジェクターを用いて映写する ・文字や図，写真，動画などを組み合わせて自由に表現できるため，講演会や授業その他プレゼンテーションに広く用いられている
	インターネット・電子メール	・ホームページや SNS などにより多くの情報が発信されている．栄養分野でも教材として活用できるものは多いが，間違った情報や過去の（現在は使われていない）情報も発信されているため，専門書などで確認することを忘れない．利用に関しては注意が必要である ・個人レベルでも情報発信が可能である
	OHP・OHC（書画カメラ）	・OHP は，専用の透明シートに印刷，記載したものを拡大投影して使用する．重ねて投影したり，その場で手書きで記入することも可能 ・OHC は，実物の資料（印刷物や手書資料）を拡大投影できる．グループワークなどで作成した手書きの資料を投影することで，参加者全員と情報共有ができる
演示教材	調理実演	・調理法など実演することで学習者が理解しやすい
	紙芝居・人形劇	・幼児や学童の食育に効果的である
	ペープサート	・ペープサート（paper puppet theater）とは，紙人形劇のこと．画用紙や厚紙に人や食品の絵を描き，割りばしなどを使い動かして演じる ・幼児や学童の食育に効果的である
	パネルシアター・エプロンシアター	・パネルシアターとは，パネル布を貼った舞台に絵や文字を貼ったり外したりして展開する話，歌遊び，ゲームなど楽しく学べる教育法で，食育に使われている ・エプロンを使ったものをエプロンシアターという
その他	黒板・ホワイトボード，電子黒板	・直接書くこともできるが，食品や人物などを描いた紙に磁石を貼ったものやマグネットシートなどを，貼りつけて利用できる ・電子黒板は，手書きで黒板に書いたものを電子的にファイルに保存したり印刷することができる

理解するために使用する教材として利用できる.

(2) 著作権などに対する配慮

　既存資料を使用する場合には，**著作権法**に配慮する．教材作成において既存の資料を利用した際には，出典，出所を明確にし，教材に記載する必要がある．許可が必要な場合もある．ただし，複数の資料などを参考に，オリジナル性の高い教材として新たに作成した場合は，記載の必要はない.

5.2　栄養教育教材

　日本で使われている，厚生労働省や文部科学省および農林水産省が作成

表5.8　食生活指針

食生活指針	食生活指針の実践
食事を楽しみましょう	・毎日の食事で，健康寿命をのばしましょう ・おいしい食事を，味わいながらゆっくりよく噛んで食べましょう ・家族の団らんや人との交流を大切に，また，食事づくりに参加しましょう
1日の食事のリズムから，健やかな生活リズムを	・朝食で，いきいきした1日を始めましょう ・夜食や間食はとりすぎないようにしましょう ・飲酒はほどほどにしましょう
適度な運動とバランスのよい食事で，適正体重の維持を	・普段から体重を量り，食事量に気をつけましょう ・普段から意識して身体を動かすようにしましょう ・無理な減量はやめましょう ・特に若年女性のやせ，高齢者の低栄養にも気をつけましょう
主食，主菜，副菜を基本に，食事のバランスを	・多様な食品を組み合わせましょう ・調理方法が偏らないようにしましょう ・手作りと外食や加工食品・調理食品を上手に組み合わせましょう
ごはんなどの穀類をしっかりと	・穀類を毎食とって，糖質からのエネルギー摂取を適正に保ちましょう ・日本の気候・風土に適している米などの穀類を利用しましょう
野菜・果物，牛乳・乳製品，豆類，魚なども組み合わせて	・たっぷり野菜と毎日の果物で，ビタミン，ミネラル，食物繊維をとりましょう ・牛乳・乳製品，緑黄色野菜，豆類，小魚などで，カルシウムを十分にとりましょう
食塩は控えめに，脂肪は質と量を考えて	・食塩の多い食品や料理を控えめにしましょう．食塩摂取量の目標値は，男性で1日8g未満，女性で7g未満*とされています ・動物，植物，魚由来の脂肪をバランスよくとりましょう ・栄養成分表示を見て，食品や外食を選ぶ習慣を身につけましょう
日本の食文化や地域の産物を活かし，郷土の味の継承を	・「和食」をはじめとした日本の食文化を大切にして，日々の食生活に活かしましょう ・地域の産物や旬の素材を使うとともに，行事食を取り入れながら，自然の恵みや四季の変化を楽しみましょう ・食材に関する知識や調理技術を身につけましょう ・地域や家庭で受け継がれてきた料理や作法を伝えていきましょう
食料資源を大切に，無駄や廃棄の少ない食生活を	・まだ食べられるのに廃棄されている食品ロスを減らしましょう ・調理や保存を上手にして，食べ残しのない適量を心がけましょう ・賞味期限や消費期限を考えて利用しましょう
「食」に関する理解を深め，食生活を見直してみましょう	・子供のころから，食生活を大切にしましょう ・家庭や学校，地域で，食品の安全性を含めた「食」に関する知識や理解を深め，望ましい習慣を身につけましょう ・家族や仲間と，食生活を考えたり，話し合ったりしてみましょう ・自分たちの健康目標をつくり，よりよい食生活を目指しましょう

＊食塩の摂取量の目標値：「日本人の食事摂取基準2020年版」では男性7.5g/日未満，女性6.5g/日未満である.
文部省（現：文部科学省），厚生省（現：厚生労働省），農林水産省決定．平成28年6月一部改正.

した食生活指針などの，おもな栄養教育のための教材を示す．

(1) 食生活指針

2000（平成 12）年 3 月に当時の文部省，厚生省，農林水産省が連携して策定したものである．**食生活指針**は，国民 1 人 1 人の健康の増進やQOL の向上，食料の安定供給の確保を図るため，策定から 16 年が経過し，「食」をめぐる大きな動きがあったことをふまえ，2016（平成 28）年 6 月に内容の改正を行った（表 5.8）．

食事バランスガイド
第 1 章も参照

(2) 食事バランスガイド

2005 年（平成 17）年 6 月に厚生労働省，農林水産省が作成した．望ましい食生活について示した食生活指針を，具体的な行動に結びつけるものとして，1 日に「何を」「どれだけ」食べたら良いのか，コマの形と料理のイラストで表現したものである．コマのイラストと実際の食事を見比べることで，食事をどのように組み合わせて食べたらバランスが良くなるのかを，だれでもひと目で理解することができるように工夫されている．また，コマの量を調節することで，年齢・性別・身体活動量にあった 1 日に必要な料理の量を知ることもできる．食材別ではなく，料理でみせることで，だれでも簡単に毎日の食事をチェックできるのが，食事バランスガイドの特徴となっている（図 5.5）．

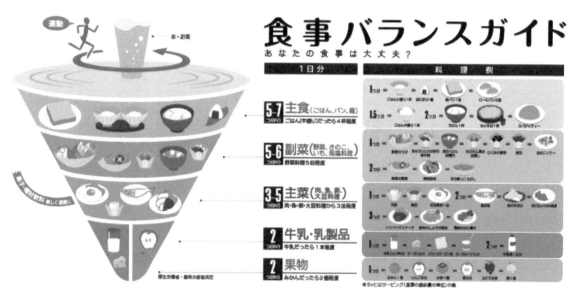

図 5.5　食事バランスガイド
厚生労働省，農林水産省．

(3) 食品群

食品に含まれるおもな栄養成分が類似した食品を，群別に分類したものを**食品群**という．栄養教育では，分類した食品群からまんべんなく食品を選択し，食品を組み合わせて食べることで望ましい食べ方が可能であると

指導する.

　6つの基礎食品，3色食品群，4群点数法や病者用の食事療法で用いる糖尿病食事療法のための食品交換表（6つの食品グループ），腎臓病食品交換表（きのこ・海藻・こんにゃく，嗜好飲料，菓子，調味料，調理加工食品と治療用特殊食品を含めた8群に分類）などがある．そのほか，国民健康・栄養調査など栄養価計算に使われている日本食品標準成分表は，18食品群に分類されている.

(a) 6 つの基礎食品

　1958（昭和33）年に厚生省（現 厚生労働省）が，国民の栄養知識の向上を図るための栄養教育の教材「栄養教育としての6つの基礎食品の普及

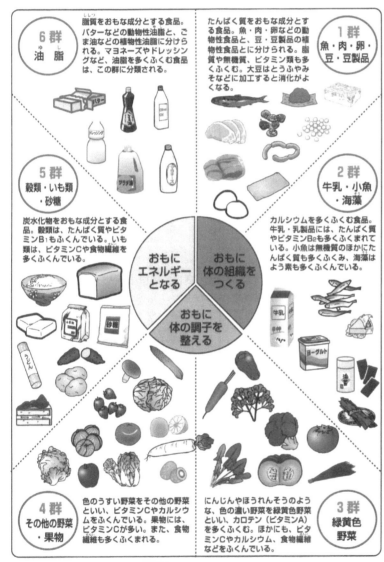

図5.6　6つの基礎食品

厚生省（現：厚生労働省），昭和56年3月改定.

について」として作成したものである．1981（昭和56）年に改訂されている（図5.6）．

（b）3色食品群

1952（昭和27）年，広島県庁の岡田正美技師が提唱し，3色運動として普及されてきた．栄養素の働きから食品を赤（おもに体をつくるもとになる），黄（おもにエネルギーのもとになる），緑（おもに体の調子を整えるもとになる）の群に分けている（図5.7）．

（c）香川式4群点数法

1973年（昭和48年）に栄養学者の香川 綾が提唱した．「4つの食品群」

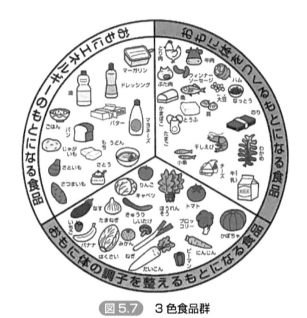

図5.7　3色食品群

文部科学省，『食生活学習教材（小学生用）食生活を考えよう』より引用．

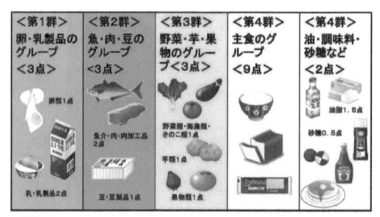

図5.8　香川式4群点数法（1日になにをどれだけ食べればよいか）

香川式4群点数法　基本20点　1600 kcal
女子栄養大学元学長　香川 綾　考案．80 kcal を1点とする．

と「1点80キロカロリー」という理論をまとめて作成された．食品を栄養素の特徴別に4つのグループに分け，各グループから1日にどのくらい食べたら良いかを表している．1点 = 80 kcalとして1日にとる点数を調整し，第1群から第3群は最低3点ずつ，第4群は個人の活動量にあわせて点数をコントロールするように構成されている（図5.8）.

(d) 糖尿病食事療法のための食品交換表

食品交換表は糖尿病の治療を目的とした食事療法の栄養指導教材として，1965（昭和40）年に第1版が発行された．2002（平成14）年，2013（平成25）年に改訂があり，糖尿病の食事療法の指導用に活用されている（表5.9）.

『糖尿病食事療法のための食品交換表 第7版』
日本糖尿病学会 編著，日本糖尿病協会（2013）.

(e) 腎臓病食品交換表：治療食の基準

腎臓病の食事療法のための食品交換表である．1971（昭和46）年に初版が発行された．エネルギー，たんぱく質，食塩，水分，ミネラル類など腎臓病の食事療法の管理に必要な栄養素や非栄養素の摂取量をコントロールするためのものとして構成されている.

『腎臓病食品交換表：治療食の基準 第9版』
黒川 清監，中尾俊之，小沢 尚，酒井 謙ほか編著，医歯薬出版（2016）.

(4) 日本人の食事摂取基準

2005（平成17）年に，厚生労働省が「日本人の栄養所要量」を「日本

日本人の食事摂取基準
第1章を参照.

表5.9　糖尿病の食品交換表による食品分類

表	食品の分類	6つの食品グループ
表1	おもに炭水化物を含む食品の仲間	穀類（ごはん，パン，めんなど） いも（さといも，じゃがいも，さつまいもなど） 炭水化物の多い野菜と種実（れんこん，西洋かぼちゃ，スイートコーン（缶詰）など） 豆（大豆を除く，グリンピース，あずき，そら豆）
表2		くだもの（スイカ，ぶどう，バナナ，りんごなど）
表3	おもにたんぱく質を含む食品の仲間	魚介（魚，貝，いか，たこ，えびなど） 大豆とその製品（豆腐，枝豆，納豆，あぶらあげなど） 卵，チーズ（鶏卵，うずら卵，プロセスチーズなど） 肉（牛肉，豚肉，鶏肉，ロースハムなど）
表4		牛乳と乳製品（チーズを除く） （ヨーグルト，スキムミルク）
表5	おもに脂質を含む食品の仲間	油脂（ドレッシング，マヨネーズなど） 脂質の多い種実（ごま，アーモンドなど） 多脂性食品（アボカド，ばら肉，ベーコン，とり皮など）
表6	おもにビタミン・ミネラルを含む食品の仲間	野菜（炭水化物の多い一部の野菜を除く） 海藻（ひじき，ところてん，わかめなど） きのこ（えのき，しめじ，きくらげなど） こんにゃく（こんにゃく，しらたき）
	調味料	みそ，みりん，砂糖など
	外食料理，調理加工食品群，し好品	ケーキ，お菓子，菓子パン，清涼飲料水，アルコール飲料など

日本糖尿病学会 編著，『糖尿病食事療法のための食品交換表 第7版』，日本糖尿病協会（2013）を参考に作成.

人の食事摂取基準（2005 年版）」として策定した．日本人の食事摂取基準は，健康な個人または集団を対象とする．国民の健康の維持・増進，エネルギー・栄養素欠乏症の予防，生活習慣病の予防，過剰摂取による健康障害の予防を目的として制定した，エネルギーおよび各栄養素の 1 人 1 日あたりの摂取量の基準である．

（5）日本食品標準成分表

1950（昭和 25）年に経済安定本部の国民食糧および栄養対策審議会，食品分析表専門委員会が作成し，初版が出されて以来，改訂を重ねながら使用され続けている．**日本食品標準成分表**は，文部科学省の科学技術・学術政策局政策課資源室が調査・公表を行っており，日本において常用される食品についての標準的な成分値が掲載されている．変動要因に十分配慮しながら，分析値，文献値などを基に標準的な成分値を定め，**1 食品 1 標準成分値**を原則として収載している．その他アミノ酸，脂肪酸，炭水化物成分表編がある．

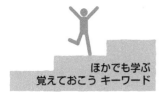

栄養成分表示
➡食べ物と健康

（6）栄養成分表示

2015（平成 27）年 4 月 1 日，新しい食品表示法が施行された．食品の表示について一般的なルールを定めている法律には，**食品衛生法**（衛生事項），**JAS 法**（品質事項）および**健康増進法**（保健事項）のそれぞれ目的の異なる 3 法がある．**食品表示法**は，これら 3 法の食品の表示に関する規定を統合したものである．また栄養成分表示の義務化により，消費者の日々の栄養・食生活管理による健康増進への寄与にも期待できるようになり，栄養教育用教材として活用できる．

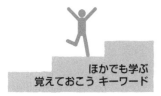

特定原材料
➡食べ物と健康

おもな変更点としては，アレルギー表示が個別表記になり，「卵，乳，小麦，落花生，そば，えび，かに」は**特定原材料**として，表示が義務づけられた．原則として，個々の原材料の直後にカッコ書きする方法（**個別表示**）で特定原材料を記載することになった．

また加工食品の栄養成分表示が義務化され，包装容器に入れられた加工食品には，「熱量，たんぱく質，脂質，炭水化物，ナトリウム」の 5 成分が表示される．ナトリウムの量は，「食塩相当量」で表示されることになった．

そのほか，特定の保健の目的が期待できる（健康の維持および増進に役立つ）という食品の機能性を，企業の責任において表示することができる**機能性表示食品**が新たに加わった（図 5.9）．

（7）食育ガイド

食育ガイド（平成 31 年 3 月改訂）
https://www.maff.go.jp/j/syokuiku/guide/guide_201903.html.

2012（平成 24）年 5 月に内閣府が作成した．国民 1 人 1 人が日々の生活のなかで食育の取組みが実践できるよう，乳幼児から高齢者に至るまで，ライフステージのつながりを大切にし，生涯にわたり，それぞれの世代に応じた具体的な取組みを示したものである．小学校高学年以上の多くの人が使えるよう，わかりやすい表現になっており，家族，友達や仲間，地域の

住民などの異世代とも共有できる内容になっている（表5.10, 図5.10）.

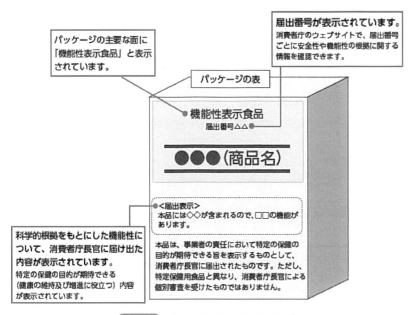

パッケージの主要な面に「機能性表示食品」と表示されています。

届出番号が表示されています。消費者庁のウェブサイトで、届出番号ごとに安全性や機能性の根拠に関する情報を確認できます。

パッケージの表

機能性表示食品
届出番号△△

●●●（商品名）

＜届出表示＞
本品には◇◇が含まれるので、□□の機能があります。

本品は、事業者の責任において特定の保健の目的が期待できる旨を表示するものとして、消費者庁長官に届出されたものです。ただし、特定保健用食品と異なり、消費者庁長官による個別審査を受けたものではありません。

科学的根拠をもとにした機能性について、消費者庁長官に届け出た内容が表示されています。特定の保健の目的が期待できる（健康の維持及び増進に役立つ）内容が表示されています。

図5.9 機能性表示食品の表示例

政府広報オンラインより. https://www.gov-online.go.jp/useful/article/201505/1.html

表5.10 食育ガイドの内容

「食べること」は「生きること」	
生涯にわたる食の営み	生涯にわたって大切にしたい食育 私たちのからだ
食べる	きのうは何を食べたかな 朝ごはん食べたかな こんなことも気をつけて よく噛んで, 味わって！ みんなで食べたらおいしいね
生産から食卓まで	私たちの食べ物はどこから？ 季節や地域の「食」を見つけよう 見てみよう, 食品表示 家庭でできる食中毒予防
災害への備え	いざという時のために
まとめ	セルフチェック 食育ダイアリー 情報アクセスリスト 「食育ガイド」について

農林水産省, 食育推進室「食育ガイド」（2012）を参考に作成.

現在をいきいきと生き，生涯にわたって心もからだも健康で，質の高い生活を送るために，「食べること」を少し考えてみませんか？

自然のなかで育った食べものは，収穫され，加工され，食料品店やスーパーマーケットなどの店頭に並びます．私たちは，店頭にたくさん並んでいる食べ物のなかから，選び，調理して，食べています．

自然のなかで育まれた食べ物は，私たちのからだのなかまで，生きる力にまでつながっています．そして，それは次の世代へもつながっています．

図 5.10　食育ガイド

農林水産省，『食育ガイド』（2012），p. 1.
https://www.pref.yamanashi.jp/shokuhin-st/documents/shokuikugaido.pdf

6 ｜ 栄養教育プログラムの作成

6.1　栄養教育プログラムの手順

（1）学習者の決定

日本の健康づくり施策

日本の健康づくり施策は，明治時代初期のコレラ対策から始まったとされている．その後結核などの感染症対策から，運動，栄養へのアプローチが中心となった健康づくり施策へと変遷した．現在では，健康日本21（第二次）などの施策が行われている．

栄養教育を実施するにあたり，学習者を選定する．行政，学校，病院，福祉，事業所など栄養教育の実施主体により，学習者は異なる．各領域における栄養教育対象者の栄養アセスメントを基本とするが，日本の健康づくり施策も参考にする．実施する教育の期間，教育資源の活用，それぞれの学習者の栄養課題の優先順位などを考慮するとともに，栄養教育の効果が期待できるような対象者を選定する．また効果的な栄養教育のための学習者の人数も検討する必要がある．

（2）全体計画・教育プログラム案の作成

（a）教育計画（教育プログラム）の作成

学習者が課題解決に向けた正しい生活習慣や食習慣を形成し行動変容につなげるためには，継続的な指導が必要である．また知識（講義など）を一方的に伝えるだけではなく，学習者が主体的に考え経験すること（演習や実習）も組み込んだ内容とする．全体計画には，長期目標，中期目標，短期目標を示し，評価方法も含んだ全体計画を作成することが重要である．

栄養教育の評価方法

第 6 章を参照

（b）教育カリキュラムの作成

全体計画で作成した教育目標の達成のために，学習者が学習目標を達成できる教育内容や日常の生活に取り入れることができる実践可能な内容，実施時期や教材，費用などを考慮する．また学習者に実施したアセスメントやニーズに基づく教育内容，発達段階に応じた栄養教育カリキュラムを作成する．

（3）期間，時期，頻度，時間の設定

栄養教育は，プログラムの内容や量にあわせて実施回数や実施時間を設定する．栄養教育の目標にそった教育計画を立てるには，成長期，成人期，高齢期などのライフステージや就学状況，勤労形態や業種，経済状態や世

帯，住居環境および身体活動などのライフスタイルを考慮した計画を立てる必要がある．

　期間は，1日〜1週間単位の週間計画から，1か月から1年間など，月間計画，年間計画とさまざまな期間で設定可能だが，対象や目的にあうように短期，中期，長期として設定し，それぞれに目標を定めて取り組むよう計画すると良い．学習時間は，個人指導は30分以内，集団指導では60〜90分を目安に計画する．頻度は，指導内容や学習者によって異なるが，信頼関係を構築し，行動変容につながる効果的な指導のためには，複数回実施することが必要である．病院などでは，外来受診時の機会を利用し，管理栄養士が栄養指導を継続して行っている．また集団指導や患者の会などのボランティアグループの活動への参加は，医療スタッフと患者との信頼関係がより深まるのに役立っている．

（4）場所の選択と設定

　対象者や教育内容にあわせた，適切な場所や機器などが設定された場を選択する．参加者の特性や人数，机や椅子，スクリーンやプロジェクター，その他視聴覚機器などの利用の有無を確認する．また調理実習や実演の場合はその設備や調理器具，食器の確認など，とくにはじめて使う施設の場合は，事前に下見をしておく．運動関連のプログラムでは運動機器などの確認や調整が必要となる．

　具体的な栄養教育実施の場としては，病院，幼稚園や保育所および認定こども園，学校，保健センター，事業所，公民館などがある．個別指導の場合は，プライバシーに配慮した場所の設定が必要である．

幼稚園，保育所，認定こども園
第8章を参照．

（5）学習指導案の作成（例：小・中学校の場合）

　学習指導案とは，学習支援者（教師）が，授業や講習を進めるための学習指導や支援の方法を記載した教育計画書である．指導案には定められた形式はないが，対象者の実態，教育目的，教育内容などを考慮し，全体計画をふまえて構成される．たとえば小・中学校の場合，各都道府県や市町村など各学校や教科などにより形式が異なる．指導案には，**略案**（大まかに作成する）と**細案**（細部まで詳しい内容を記載する）がある．学習指導案の作成のポイントおよび学習指導案の例を示す（図5.11，5.12）．ここでは，略案を例にあげて説明する．学習指導案の略案は，以下のような項目で作成する．

① 題材名（テーマ）

　テーマは，1回の指導（授業）ごとに教育内容がわかるように簡潔に表現する．

② 題材（テーマ）設定の理由

　テーマを設定した理由．学習者が抱えている問題やニーズなどの現状や背景について記載する．事前にアンケート調査などを行い，学習者の課題

対象	小学 5 年生　1 組　35 人
題材（テーマ）	教育内容がわかるように簡潔に表現する．
題材設定の理由	児童が抱えている問題やニーズなどの現状や背景について記載する．事前にアンケート調査などを行い，児童の課題を抽出しておくとよい．現状や実態を把握し，課題解決に向けての提案をする （例）質問紙調査や日常生活実態，給食の喫食状況などから，児童生徒の食生活実態や食に関する知識やスキル等のアセスメントを行う．これにより学級の児童生徒の実態を把握し，とり上げる優先課題を選定することでニーズにそった指導を行うことができる．
目標（ねらい）	1 回の指導（授業）ごとの具体的な達成目標を記載する． 学習によって達成したい児童生徒の姿を記載する． 「〜できるようにする．」「〜することができる．」など学習者（児童生徒）の立場で表記する． 評価やまとめとの整合性を図る． 【学習過程】導入，展開，まとめ（整理）について目標を達成するための順序や時間配分を明記する．

学習過程	学習内容と学習活動	指導上の留意点	資料・教材など
導入 （　　分）	【導入】児童の興味・関心を高め，学習意欲を喚起する内容とする．学習への動機づけとなる．学習者の発表，「きょうの朝ごはんは，何を食べましたか．」などや事前に実施したアンケート調査の結果，写真，動画，伝えたいテーマに関連した新聞記事，実物をみせるなどがある．		【教材・資料】授業に用いる教材やワークシートを記入する．効果的な指導ができるような教材を選択・作成する．
展開 （　　分）	【展開】目標（ねらい）を達成するための内容とする．児童生徒が主体的な思考ができるように工夫し，ねらいに則した教材を使う．グループワークやロールプレインクなどを組み込むこともある．		
	【学習内容と学習活動】「〜することができる」「〜している」「〜について話し合う」のほか発表する，読む，知るなど児童生徒の立場で記述する．	【指導上の留意点】指導上の留意点の語尾は，「〜させる」「〜配慮する」「〜気づかせる」となる．指導者（教師）の立場で記述する．	
まとめ（整理） （　　分）	【まとめ（整理）】授業でわかったことや感想などを書き，発表してもらうなど，学んだことを整理するための時間とする．そのほか教師のコメントや補助的な教材を提示するなど，今後の学習や実践に活かせるようにまとめる．		
評価指標 （評価方法）	目標を達成できたかどうかの指標や評価方法について記載する． 「関心・意欲・態度」〜しようとしている，〜に関心を持っている 「思考・判断」〜について考えている，〜を工夫している 「技能・表現」〜ができる 「知識・理解」〜がわかる，〜を理解している		

図5.11 学習指導案（略案）作成例とポイント

小学校　第1学年　学級活動学習指導案

日時　○年○月○日（○）○校時

指導者　T1　学級担任
　　　　T2　栄養教諭

1　題材名
　「なんでも　ぺろりん　だいさくせん」

2　児童または地域等の実態　と題材設定の理由
　（1）題材観
　　　　好き嫌いせず何でも食べる習慣をつけることは、将来、生活習慣病を防ぐ上で大変重要である。特に、野菜の摂取は動脈硬化・高血圧・糖尿病等多くの生活習慣病のリスクを低下させる働きがある。また、日本は食糧自給率が39％とされる中、食べ残しの多い国としても問題視されている。
　　　　本題材は、給食を通して、偏った食事ではなく、何でもバランスよく食べることが健康な体を育てていくことにつながることを知り、児童自身が苦手なものにも前向きな気持ちで挑戦をしていこうという気持ちを育てていきたいと考え設定した。
　（2）児童観
　　　　本学級の給食の様子は、苦手なものでもがんばって食べようとする姿がある児童がいる一方、日によっては苦手なものに向かえず、残してしまう児童もいる。
　　　　残菜の傾向を見ると、入学当初は残りがちであった野菜や魚も最近はとても少なくなっている。
　　　　学習では、指導者が話していることに反応し、すぐに質問をしてくる児童、見通しが持てた方がよい児童の様子が見られる。
　（3）指導観
　　　　指導に当たっては、児童の実態の事前アンケートをすることによって自分自身で問題意識を持たせるとともに、紙芝居を使って楽しく理解しやすい工夫をしていきたい。また、紙芝居の後、「赤・黄・緑の食べ物」の説明は、一方的な説明になりがちなので、給食の材料のカードが全員にわたるようにしたり、声を出させたりする等の工夫をしていきたい。
　　　　更に、「苦手な食べ物を食べられるようになったことがある児童」の経験はしっかりと語らせ、苦手な食べ物がある児童へ希望を持たせ、それを「大さくせん」という形にして返し、実践へとつなげていきたい。また、配慮のいる児童への手立てとして、学習の流れや行う作業を明確にし、質問の時間を設ける等の工夫を行っていきたい。

3　指導計画

学活1週間前	事前アンケートの実施
朝読書	「ケンちゃんのぼうけん」の紙芝居を読む
本時	「なんでも　ペロリン　だいさくせん」
事後	シール台紙に、給食を残さず食べたらシールを貼らせ、食べる意欲の継続をはかる

4　目標（めあて・ねらい）
　　・好き嫌いなく食べることの大切さを知る。
　　・苦手なものが食べられるようになった友達の経験を聞き、苦手なものも食べようという意欲を持つ。

5　食育の視点
　　・食べ物に興味・関心をもつ【食事の重要性】
　　・嫌いな食べ物でも親しみをもつことができる【心身の健康】
　　・食べ物の名前が分かる【食品を選択する能力】

図5.12　**学習指導案の例**

石原由喜子 栄養教諭〔日南町立日南中学校（鳥取県日野郡日南町）〕作成.

6　本時の学習

過程	時間（分）	主な学習内容・活動	指導上の留意点等　留意点○　支援●		資料
			T1（学級担任）	T2（栄養教諭等）	
つかむ	10分	①　本時の題材を知る。 ②　好きな食べ物や苦手な食べ物等のアンケートの結果を知る。 ③　本時の学習の題材とねらい及び、学習の流れを知る。	○本時の題材を伝える。「なんでも　ぺろりんだいさくせん」 ○本時の学習のねらい及び、学習の流れを伝える。	 ○事前アンケートをまとめたものを黒板にはり、結果を発表する。 ○苦手な食べ物があっても、「好きになったことがある」という経験を持っていることを「今苦手でも好きになる可能性をもっている」ことと意識させ、意欲につなげる。	事前アンケートの結果
さぐる・みつける	25分	めあて：なんでも　たべられるようになる　さくせんを　かんがえよう			
		④　朝読書で見た紙芝居をもとに、赤・黄・緑の食べ物の働きを確認する。 ⑤　今日の給食の食べ物を3つに分ける。 ⑥　「なんでも　たべられるようになるさくせん」を考える。	 ●児童が活動しやすいよう、声をかける。 ●食品カードを貼る際、迷っている児童の支援をする。 ○児童と一緒に「なんでも　たべられるようになるさくせん」を考える。	○朝読書で読んだ紙芝居をもとに、赤・黄・緑のはたらきと主な食べ物を確認させる。 ○当日の給食の食べ物を3つの仲間に分けさせる。 ○1人に1枚食品カードを渡し、黄・赤・緑の順に黒板にはらせ、最後に全員で確認する。 ○給食は、3色全てそろっていること、どれが欠けてもよくないことを確認する。 ○苦手だった食べ物が食べられるようになった経験を聞き、「さくせん」にできないか提案する。 ○栄養教諭が提案する「さくせん」も伝えて選択肢を増やし、自分ができる方法で苦手なものにも挑戦しようという意欲につなげる。	紙芝居 3色のタペストリー ・食品カード 「大さくせん」のカード
きめる	10分	⑦　バランスよく食べるためのめあてと、学習で大切だと思ったことをワークシートに書かせ、発表させる。	○バランスよく食べるためのめあてと、学習で大切だと思ったことをワークシートに書かせ、発表させる。	●ワークシートをなかなか書けない児童の支援をする。	ワークシート

7　評価
・好き嫌いなく食べることの大切さを知ることができたか。
・苦手なものが食べられるようになった友達の経験を聞き、苦手なものも食べようという意欲を持つことができたか。

8　上記の授業で使用した資料等と板書計画

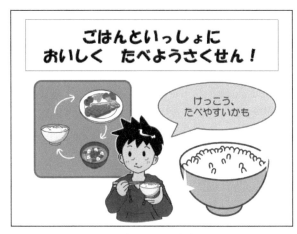

イラスト出典：少年写真新聞社Ｓｅｄｏｃ

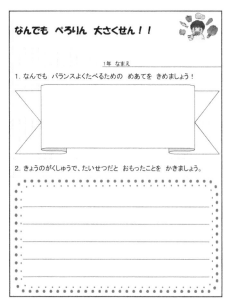

板書計画1

なんでもぺろりん 大さくせん！
め：なんでも たべられるようになる さくせんを かんがえよう！

献立

| ねつ・ちから |
| ごはん・パン・めん |
| いも・あぶら |
紙芝居

3つの食品

| ち・きんにく・ほね |
| さかな・たく・たまご |
| まめ・ぎゅうにゅう |
紙芝居

| みどりのたべもの |
| やさい・きのこ |
| くだもの |
紙芝居

・すきなものといっしょにたべた
・○○とまぜた
・
・
・

・○○さくせん
・○○○○○○○さくせん
・
・

板書計画2（壁に貼る）

1．すきなたべものは？	
1い	
2い	
3い	

2．にがてなたべものは？	
1い	
2い	
3い	

3．にがてなたべものは　どうする？

ア．がんばってたべる　　　　　人
イ．少しだけたべる　　　　　　人
ウ．のこす　　　　　　　　　　人

4．きらいだった　たべものがすきに
　　なったことがある？

ア．ある　　人　イ．ない　　人

を抽出しておくとよい.

③ 目標（ねらい）

1回の指導（授業）ごとの具体的な達成目標を記載する.

④ 学習過程

導入，展開，まとめ（整理）について目標を達成するための順序や時間配分を明記する.学習内容と学習活動の欄には，「〜することができる.」「〜している.」など学習者（児童生徒）の立場で記述する.指導上の留意点は，学習支援者（教師）がどのようなねらいで，どのような指導を行うのか，指導のポイントを記述する.

⑤ 教材

利用する教材を記入する.効果的な指導ができるような教材を活用する.

⑥ 評価

目標を達成できたかどうかの指標や評価方法について記載する.

(6) 予算の確保

栄養教育を実施する際には，予算の確保が必要である.必要な予算としては，人件費（講師謝金やスタッフ，アルバイト），交通費，施設使用料（冷房・暖房費含む），設備費（パソコン，プロジェクター，スクリーン，調理器具など），食材費（調理実習・実演），書籍や教材・資料費（電子教材含む），広報費（参加者募集），通信費（関係者への連絡，郵送費など），印刷費，消耗品費，茶菓代，その他事故に備えた保険料などがある.

また栄養教育を実施するための事前打合せのための会議費（会場使用料，スタッフ交通費など）が必要な場合もある.教育者側が確保できる予算もあるが，参加者が負担する場合もある.調理実習などでは，参加者から材料費として徴収することもできる.

6.2　実施に向けての準備作業

(1) 予算案の申請

教育プログラムを実施する前に，企画を設定した期間内に確実に実行・評価・フィードバックをして，教育効果の判定という一連の作業を遂行するためには，事前準備が必要である.

着実に実施・評価するために，重要となるのが**予算の確保**である.教育プログラム全体の予算費目をあげ，その予算の根拠となる情報を提示しなければならない.公的な応募型基金や企業公募型助成金，所属する組織あるいは募集型の事業に必要な予算を申請して，申請が了承された期間内に実施できるようにする.予算費目については表5.11 に示す.

教育プログラムの目的を達成するために必要な費目と明細を示し，明確な収支を示す必要がある.教育プログラムを継続するための必要性とエビデンスを明示して，予算の正当性を示し，審査をする人が納得するような，

表5.11　栄養教育プログラム実施のための予算費と項目（例）

予算費目	項目（例）
設備備品	新規物品・書籍購入費・教材CD
消耗品費	調理実習材料費・媒体作成用品・文具類など
人件費	アルバイト・パート雇用賃金
謝金	専門的な知見を有する人から知識・技術提供への報酬や謝金
旅費	交通費（事業運営に必要なスタッフ）
通信費	郵送費（学習者，スタッフなど）
印刷費	配布資料印刷費
施設利用料	会場費，会場機器レンタル代
その他	会議費（お茶代），研修費

わかりやすく具体的で，意義のある内容でなければ予算確保は難しくなる．予算申請は限られた金額のなかで運営されるため，重要性が高いプログラムであることは必須である．ただし，重要性の高さのみで予算が確保できるとは限らない．この教育プログラムの対象者はなぜこの人数なのか，対象者に対して今実施する意義はあるのか，その内容の実施のためにかかる金額の根拠は何か，実施のためのアルバイトの人数・時間に無理がないかなど，さまざまな項目について審査される．教育者は，十分に準備して実施可能なプログラムが実施できるように，日ごろから他職種との協力体制をつくり，コミュニケーションを取りながら主体的に取り組むことができるように努力しなければならない．

(2) 人材の確保

　栄養教育プログラムの学習者の人数や規模により異なるが，運営・実施・評価をするなかでとても大切になるのが**人材（マンパワー）の確保**である．運営全体の事務，庶務会計，発送作業，実習のための媒体づくり，調理実習の補助，体力測定補助や学習者から集まったデータの集計作業，フィードバック資料の作成などがおもな業務としてあげられる．いずれの業務を行う人も，実施する栄養教育プログラムを相互に理解し，共通理解のなかで運営をしないと，適切な教育や評価ができなくなる．期間や規模に応じてスタッフの研修を行い，教育の質が保てるようなスタッフ養成のための仕組みづくりや役割分担を明確にする．

　業務に対する評価項目をつくれば，スタッフの入れ替えなどが起こる場面でチェック機能が果たせるため，リスクマネジメントにつながる．また個人に負担がかかりすぎないようなチェック体制も必要になる．スタッフの役割ごとにリーダーあるいはサブリーダーを決めて，責任をもって取り組むことも大切である．

(3) 情報周知のための広報活動

　栄養教育を運営するための申請が受理され，資金が集まり，運営のため

のスタッフが調ったら，栄養教育プログラムの参加者を募集（広報活動）する．栄養教育プログラムの実施責任者・実施自治体への掲示許可手続きを取り，外部から問合せがあった際にトラブルが生じないように配慮する必要がある．募集のために広報資料をつくり，参加者が「応募したい」と感じる魅力的な呼びかけが望ましい．募集のための広報資料には参加者にとって必要な情報を記載する．「タイトル，講師名，目的，実施日時，場所，対象者数（内容によっては年齢や性別などを含む），申込先，申込締切日，連絡先，実施団体名」は必ず書く．

その他必要な事項として，作成したチラシを配布・掲示をするために，掲示を考えている施設での許可をとる．事業の規模や募集人数が多いイベントであれば，新聞などメディアへ取材を呼びかけたり，プレスリリースの持ち込みをする方法もある．公衆栄養活動であれば，実施自治体が発行する広報誌への紹介を依頼することもある．特定の集団に対するハイリスクアプローチの場合は人数の制限があり，特定の対象者が応募しやすい施設内で募集する．いずれの方法も時間に余裕をもって準備をする．

ハイリスクアプローチ
p.76，第2章も参照

（4）実施場所の決定

栄養教育プログラムはどのくらいの期間で何回実施するのか，スタッフは常駐しているかなどを確認する．また，実施場所の備品や借用範囲（有料か無料か）を確認し，あらかじめ必要な物品があれば購入依頼により購入し，終了後はすみやかに元の状態に復帰できるように工夫する．消耗品の購入に際しても購入依頼から時間を要する場合があるので，必要物品の準備は余裕をもってしなければならない．実施当日にトラブルが生じないように，施設職員やスタッフにトラブル対応について事前にシミュレーションする必要がある．

まずは計画時に設定した施設の設備・備品を確認し，支障がなければ予約をする．予約が取れないなどのトラブルを考慮し，候補をいくつか探しておくとよい．実施の際に何を使うのか確認をしておく．学習者が教育をうけやすい環境を整え，運営が順調に進むようにする．また，プライバシーにも配慮が必要になる．調理実習の場合は，教育を実施する時間からさかのぼって必要な時間を予約する．

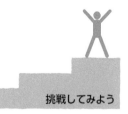

挑戦してみよう

復習問題を解いてみよう
https://www.kagakudojin.co.jp

第**6**章

栄養教育プログラムの実施・評価

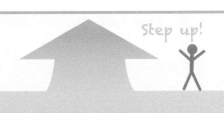

Step up!

ちょっと
◆学ぶ前に復習しておこう◆

——受容——	——傾聴——	言語的コミュニケーション	非言語的コミュニケーション
カウンセリング技法の1つ．クライアントの考えや行動を無条件に聴き入れること．	カウンセリング技法の1つ．クライアントの感情や気持ちを受け止める聴き方．	バーバルコミュニケーションともいう．言葉で気持ちや感情を表現すること．	ノンバーバルコミュニケーションともいう．声やしぐさ，表情など言語以外の表現のこと．

栄養教育プログラムの実施・評価，アセスメント
第4章も参照.

栄養教育プログラムを実施・評価するには，第4章で記述しているように，学習者を十分に**アセスメント**し，いくつかの課題から課題に関連する要因を分析する．そのため，評価は栄養教育プログラムの企画時に設計しなければならない．**評価**は，教育の価値をあらゆる方面から判断することである．学習者（対象者）による教育者（栄養教育実施者）への実施に対する評価と，専門家による企画から総括までを含む，栄養教育プログラム全体に対する評価に大別される．

評価の種類には，栄養教育プログラムの企画構成内容に関する期間・設定した時間・かかった資金など**インプット**にかかわるものと，栄養教育実施など教育者が実施した内容や構成にかかわるもの，企画時に設計した目標に対する教育実施数か月後の結果（**アウトカム**）評価にかかわるものがあり，教育の流れにそって段階ごとに示す必要がある．

評価の質を上げるためには多くの資源が必要である．「何を評価するのか」を明らかにし，その評価を適切に行うための仕組みづくりと共通の理解が必要になる．第5章に紹介されているように，対象者あるいは対象集団のより良い行動の習慣化を目指して企画した栄養教育プログラムにおいては，アウトカムを設定し，学習目標・行動目標・環境目標を考慮した栄養教育プログラムを構成する．

栄養教育計画の立案
第5章を参照.

第6章では，栄養教育プログラムに対し，評価，**フィードバック**するために，評価項目の種類と内容について学習する．

1 評価の意義

栄養教育の流れは，計画（plan），実施（do），評価（check），見直し・改善（act）に大きく分けられ，栄養教育プログラムを評価し，栄養教育の価値について判断する過程を示している（図6.1）．栄養教育を実施する管理栄養士・栄養士は栄養教育プログラムについて説明する能力が必要になる．計画のみが目的になってはいけない．栄養教育プログラムの評価は「教育者が一所懸命時間をかけて努力したこと，準備をしたこと」を評価するものではない．評価を行い，さらに良い栄養教育へと改善することが大切である．

例を示すと，① 計画した目標や目的の達成度〔結果（**アウトカム**）**評価**〕，② 学習意欲向上と行動変容の達成度（**影響評価**），③ 計画した内容が対象者にあっていたか（**企画評価**），④ 学習プログラムが計画どおりに実施されたか（**経過評価**），⑤ 実施経費に対する有効性や資金使用の適正さ（**経済評価**），⑥ 学習者へのフィードバック状況，⑦ ①〜⑥をうけて見直し改善し，教育力の向上と栄養教育の発展につながるものである．「何を評価するか」「改善できなかった原因は何か」「今後はどのようなアプローチ

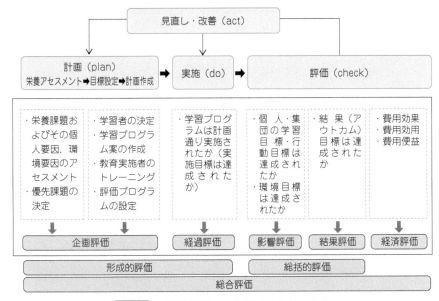

図6.1 栄養教育のマネジメントサイクル

日本栄養改善学会 監，武見ゆかり・赤松利恵 編，『栄養教育論：理論と実践』＜管理栄養士養成課程におけるモデルコアカリキュラム準拠　第7巻＞，医歯薬出版（2013），p.52 を一部改変.

をして検証すべきか」を明らかにせずにいると，有効な栄養教育の理論化ができず，課題解決に至らない.

　人が最も関心を持つ結果評価は，**量的**に明らかな数値（測定値）だけを評価するのではなく，**質的**な学習者の知識，意欲，行動変容などを段階別に評価し，今後につながる改善をする努力が必要である．その一方で，評価には簡単に実施できるような既存の方法があるわけではない．あらかじめ栄養教育プログラムごとに評価基準を設定して明示しておく必要がある．評価基準にアクセスできない状況だと，評価をうけた教育者がその判断を不当と感じ，理由がわからないまま自己効力感を下げることもある.

　栄養教育プログラムは対象者集団や実施地域によって課題や実施方法が異なり，社会状況やメディアなど環境の影響をうけやすい性質を持っていることや，制約された環境のなかで実施されていることがある．評価は栄養教育プログラムごとに詳細に設定し，価値判断を誤らないように十分に留意することが必要である．1つの栄養教育プログラムに関する評価が，その人の将来に影響を及ぼす可能性もある．的確な判定を不服とし，良い評価だけをみて，課題や改善点があるにもかかわらず反省を行わないようでは，適切な評価が無意味になる．また栄養教育プログラム全体に関する評価であるにもかかわらず，人格否定や個人批判になっていないか注意する．評価というとネガティブなイメージを持つかもしれないが，クレームと捉えないようにする.

　多角的に物事を評価して今後の栄養教育プログラムへ活かすために，1

つ1つの栄養教育を客観的に検証することは大切である．栄養教育プログラムにかかわる全員が評価に対して正しい認識を持ち，互いに向上心を持ち，多方面から丁寧に実施することで社会的意義が明らかとなる．そのために第三者（助成団体や外部者）がどのような評価をすれば良いのか，何を評価するのかを教育者自身があらかじめ明確にし，他職種の人たちと議論をしながら計画と同時に設定をしておくことが重要になる．

2 評価の種類

　評価は**栄養教育マネジメントサイクル**にそって，計画のアセスメントから実施後に至るまでの各段階で実施される（図6.1）．企画の進行中にプログラムの進行状況をチェックし，問題点を把握・改善するための評価である**形成的評価**が行われる．教育活動を終えた時点で，プログラム自体の**総括的評価**が行われる．評価の解釈が教育者や事業者の考えに偏らないように留意する．

2.1　企画評価
　栄養教育の企画に関する評価を**企画評価**といい，以下の項目について総合的に評価する．
① 包括的な栄養アセスメントから，取り上げた対象のQOL，ニーズ，問題行動について，適切に把握できたか（ニーズアセスメント）．
② 設定した目標・教育内容は，問題行動のその他の要因や学習者の生活環境，教育実施にかかわる資源などに対して適正か．
③ 目標・教育内容をもとに計画したプログラムが，教育資源や学習時間に適応しているか．
④ プログラムは，教育実施に関するものと評価に関するものの両方を含んでいるか．

2.2　経過評価
　経過評価（プロセス評価）とは，栄養教育で設定した目標がどのくらい達成されたかについて，それはどのような過程を経て達成したか，あるいは何も起こらなかったのかを評価する．
① 教育実施に関する評価で，**教育実施者（教育者）・観察者**により記録されたデータをプログラムの進行中に収集・解析する
② 行動目標達成に必要な問題行動の解決を図る要因に対する習得状況を把握し，学習者の反応を収集する（セルフエフィカシーが高まっているか，みると良い）．
　プログラムの実施段階であっても栄養教育の内容を修正し，プログラム

セルフエフィカシー
自己効力感ともいう．第2章も参照．

を改善することでより良い教育につながると考えられる.

2.3　影響評価

　栄養教育によって健康状況に影響を及ぼす行動の修正（変容），あるいは行動の形成（定着）など，比較的短期間に生じる個別の学習目標・行動目標に関する評価をいう. 具体的な変容が確認できるように「毎日運動を20分実施するようになった」などを評価する.

　プログラム終了直後に測定される**事後（ポスト）調査**データと**事前（プレ）調査**データを比較して評価する. このときに，教育以外の説明要因を排除するために系統立った設計・計画によって行われたものであれば，観察された変化が教育によってもたらされたものといえる.

2.4　結果（アウトカム）評価

　最も関心が持たれる評価項目である. プログラム実施後，一定の期間が経ったあとで学習者にどのような変化がみられたかを評価する. 短期目標の達成の継続により，身体状況，栄養状態，臨床症状に改善がみられ，その結果，QOL の向上が観察されるかを評価するものである.

2.5　形成的評価

　経過評価と同様に，実施の段階で行われる評価で，学習者の習得状況について評価するものである. 行動目標達成にあたり，問題行動の解決を図る具体的要因について，**学習者のセルフモニタリングデータ**を量的・質的の両面から評価する. 学習の実施中に評価してフィードバックできるため，習得レベルの確認や学習レベルを高めることができる.

2.6　総括的評価

　栄養教育プログラム全体を通じた学習者の目標達成の程度を把握して，まとめて成果を明らかにするものである. そのため，効果評価と呼ばれることもある. 形成的評価は実施の段階で行われるのに対し，総括的評価はプログラムの最終段階で行われる.

　3 か月後，6 か月後，1 年後など，企画時に決定したフォローアップ調査により教育効果の持続性を含めて評価すると良い. 栄養教育プログラム終了時に達成できた行動修正・行動変容の状況が，一定期間を経てどのようになっているかを評価する.

　ただし，栄養教育プログラムのすべてが終了してから評価の機会を持つため，定期的にその場所へ来る人でなければ，その調査が実施できないという問題点もあり，食行動変容の継続した評価は難しいと考えられてきた. 栄養教育プログラムを企画した時点でフォローアップ教育も考慮して調査

ができるように，プログラムを組み立てることが望ましい．

2.7　経済評価

　栄養教育の有効性を経済的に評価することである．企画立案されている健康施策のなかで，栄養教育を優先的に取り上げるかどうかを決定するために有用な提供データの資料となり，評価も具体的で説得力のあるものになる．評価方法には下記にあげるものがある．費用と効果の内容例を表6.1にあげる．

表6.1　栄養教育における費用と効果の内容例

直接費用	人件費，設備費，印刷物，スライドなどの教材費，（調理実習などの）材料費，通信費，会場費など
間接費 （参加者の自己負担）	参加費，交通費など 労働時間の損失，参加に伴う精神的負担
効　果	医療費の軽減，労働生産性の向上，参加者の QOL 改善など

丸山千寿子ほか，『栄養教育論　改訂第4版』〈健康・栄養科学シリーズ〉，南江堂（2017），p. 162 を改変して作成．

（1）費用効果分析（cost-effectiveness analysis）

　栄養教育を実施し，一定の効果を得るために要した費用を算出・評価する．複数のプログラムとの比較が可能である．例としては，体重減量プログラムで体重1kgを減らすのにかかった費用がある．

（2）費用便益分析（cost-benefit analysis）

　教育効果を金額に換算して，実施にかかった費用と比較して評価する．指標の例として，教育プログラム実施による生産性損失（生産性便益）や医療費（医療費便益）の抑制の程度などがある．

（3）費用効用分析（cost utility analysis）

　教育効果と主観的な面を含めて評価する．その指標に **QALY** を用いる．家庭やモデルの明確化並びに費用の適切な計測，効用（効能，効きめ）の計測，経済社会評価の手法並びに評価環境の整備，評価結果の客観性，公平性の担保，政策決定への活用などの課題を残している．

2.8　総合評価

　プログラムについて企画評価，経過評価，影響評価，経済評価，結果評価を総合的に評価することをいう．栄養教育プログラムの質を客観的に示すことになる．

QALY(Quality Adjusted Life Years)

「クオーリー」と読む．質的調整生存年，生活の質（QOL）を考慮した値．効用値×年数（質を調整した生存年数がある）で表す．生存期間を量的利益とし，生活の質を質的利益とすれば，両方を同時に評価できる．1 QALY を改善するのにかかる費用の比較で分析をする．

3　評価の手順

　適切に評価を行うため，栄養教育プログラムの計画時に，具体的に評価

表6.2 　栄養教育の評価を行うための留意点

研究デザインの 選択 （4.1 節参照）	・栄養教育の方法や対象者等の条件により，研究デザインや評価できる範囲を確認する．妥当性の高い研究デザインで実施することは望ましいが，教育対象者にとって最良で現実的な研究デザインを選択する ・研究デザインに合わせた適正な測定方法を選択し，データを収集する方法を決定する ・客観性，信頼性，妥当性のある，標準化された公正な評価ができるよう配慮する
評価項目の設定	・各目標に対し，具体的で測定可能な評価項目を設定する．たとえば「毎日運動を 20 分以上行う」という行動目標に対して，「20 分以上の運動の実施率を 85％以上にする」や「毎日 20 分以上の運動を実施している人の割合を 40％から 60％にする」というように測定可能な評価項目を設定する ・教育前に調査を行い，ニーズ，理解度，態度，スキル，行動パターン，健康状態など，各目標に対する評価項目のベースラインを把握する．教育後に，同じ手法で同じ項目を調査することで教育前後の比較が可能となる．評価の視点にばらつきがないよう留意する

表6.3 　期待される結果と評価手段

結　果		評価手段の例
摂取エネルギーの適正化	◀──	食事調査
運動の実行	◀──	活動量計（GPS 機能付き），歩数計
適正な三食配分	◀──	食事記録法
体重減少	◀──	体重測定の記録（測定時間の指定），BMI の算出

丸山千寿子ほか，『栄養教育論　改訂第 4 版』〈健康・栄養科学シリーズ〉，南江堂（2017），p. 122 より改変．

のデザインを組み立て，評価の基準を検討しておく（表 6.2）．評価は PDCA サイクルにそって実施していくため，実施途中で確認ができるように，問題や課題があったときの対応例もあらかじめ決めておく．教育者自身やスタッフ間での混乱が最小限にとどまり，学習者に対して教育を継続することができる．

　栄養教育による期待される結果と評価手段の例について，表 6.3 に示す．

4 ｜ 評価の質を高める

4.1　研究デザインの種類

　栄養教育後にもたらされた目標の達成度を評価する際に，教育によるものか，それ以外の要因の可能性が強いのか，偶然ひき起こされた可能性が高いのかを客観的に評価する．成果が上がったとしても教育実施によるものか，また偶然にも同時期にメディアで同様の内容が番組として取り上げられていたり，学校や地域など実施団体とは別の団体が推奨している内容と重なっていたりすると，成果が上がった根拠が何なのかはっきりしない．

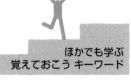

ほかでも学ぶ
覚えておこう キーワード

評価
➡公衆栄養学

　　　　　研究デザインとして教育介入群と対照群をおいているなど，実施可能な範囲で妥当性の高いデザインを選択するように心がける．

　　　　　次におもな研究デザインについて述べる．実験デザイン，準実験デザイン，前後比較デザイン，ケーススタディデザインがある（図6.2）．

　　　　　実験デザインは，基本属性が同一の対象者で構成された**無作為化比較試**

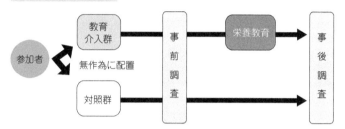

①実験デザイン（平行法）…妥当性が高い　対照群に栄養教育を行わない

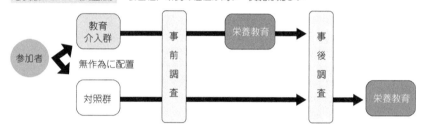

②実験デザイン（交互法）…妥当性，研究の価値が高い　実施は難しい

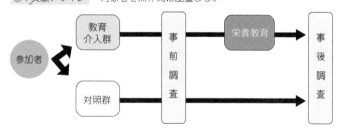

③準実験デザイン…対象者を無作為に配置しない

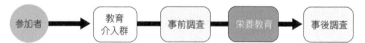

④前後比較デザイン…群分けができない場合使用する

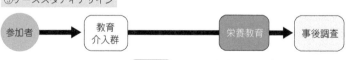

⑤ケーススタディデザイン

図6.2　**研究デザインの例**

武見ゆかり・赤松利恵 編，『栄養教育論：理論と実践』＜管理栄養士養成課程におけるモデルコアカリキュラム準拠　第7巻＞，医歯薬出版（2013），p. 65を参考に作成．

験（**RCT**，randomized control trial）といわれる方法で，最も妥当性が高いデザインである（図6.2，①②）．多重ロジスティック回帰分析などの多変量解析を用いると，介入群の事後調査結果にどのような要因が影響するかを算出することができる．ただし，実験デザイン（平行法）で問題となるのは対照群に栄養教育を行わないことである．対照群も教育をうける権利があると考える場合，**実験デザインの交互法**（図6.2，②）を用いて実施することをあらかじめ決めておくとよい．実験デザインでは効果の測定が明確になり，研究の価値は高いが，評価が大がかりになり，実施が容易ではない．また，さまざまな要因が存在することも考慮し，同じように実施をしたからといって同程度の効果があるとはいい切れないことも把握しておく．**準実験デザイン**（図6.2，③）は，無作為に対象者を配置しない点以外では実験デザインと同等である．実施前の群間は同質でないという点がある．その点をふまえて評価には記録をする．

　前後比較デザイン（図6.2，④）の効果測定の質は実験デザイン・準実験デザインに劣る．また，栄養教育前後にさまざまな要因が存在するため，栄養教育の効果を一般化ができない．ただしプログラムの内容やプロセス評価の結果と関連づけて分析すれば，栄養教育効果の推測が可能になる．群分けができないような場合は，このデザインを使う．**ケーススタディデザイン**（図6.2，⑤）は少数の事例について栄養教育の経過を詳細に観察，評価する場合に用いるが，対象者の事前調査がないため，ケース特性が大きくかかわり，評価のデザインとしては有用ではないと考えられている．

4.2　栄養教育プログラムにおける信頼性と妥当性

　栄養教育プログラムを評価する場合，信頼性と妥当性を備えていることが条件となる．次に，それぞれについて説明する．

（1）信頼性とは

　栄養アセスメントや栄養教育実施中のセルフモニタリング（自己評価）シート，栄養教育実施後のテストなどを用いて栄養教育プログラムを評価する際，用いる質問紙や測定方法には信頼性が求められる．**信頼性**は再現性（繰り返し測定を行ったときに得られる結果の安定性）のことで，結果の正確性を問うものである．信頼性の高い尺度をつくりたい場合は，尺度の項目数を十分に設けるようにする．

　たとえば質問紙を用いてアンケート調査などを行う場合，回答が時間的に安定しているか確認するために，**パイロットスタディ**を兼ねて再度同一の質問紙を用いて調査する．**クロンバックのα係数**などにより，尺度の一貫性を確認する．一連の質問項目間の一貫性がある場合を**内的整合性**という．また，2人以上の評価者で信頼性が確立しているかは，**評価者間信頼性**という．

ロジスティック回帰分析
医学や疫学において病因究明の方法論として開発された，リスク要因の解析に用いられることが多い分析のこと．

クロンバックのα係数
信頼性を数値化し，指標となる係数の1つ．尺度得点を評価尺度として用いる際に，内的整合性を評価する．1に近いほど，信頼性が高いといえる．

（2）妥当性とは

　測定しようとする事柄をどの程度適切に測定できるかを表す指標を**妥当性**といい，次に妥当性のタイプについて説明する．質問紙やテストなどの項目が，測定したい尺度に含まれているかどうかを**内容的妥当性**という．たとえば，食物摂取頻度調査票にある食物が本当に学習者の典型的な食物を代表しているかなどである．内容的妥当性の一部で，専門家集団がその手法を審査し，測定したい対象を確かに測定できるか確認することを**表面的妥当性**という．これは学習者からみて，手法の手順が理解できるか，合理的であるかを確認するものである．また，測定によって得られた得点や特性がどの程度関係しているかは**基準関連妥当性**という．たとえば，野菜や果物についての質問票が食事記録や血清カロテン濃度と相関しているか，などがあてはまる．管理栄養士・栄養士は直接には測定できない変数（不安や痛み）を扱う．測定したい概念（たとえばセルフエフィカシー）を明確に測定しているかは，**構成概念妥当性**という．

（3）評価の妥当性とは

　得られた調査結果や栄養教育の効果が妥当なものであるかどうかは，評価において重大である．一般に評価の妥当性を脅かすものとしてバイアス，偶然，反応効果があげられる．

（a）バイアス

　バイアスとは，評価をする際に生じる系統的な誤差や偏りのことである．

① 選択バイアス

　調査あるいは栄養教育対象者の選び方により生じる．たとえば性・年齢・居住地などの基本属性により偏って選ばれたり，対象から外れてしまったりした場合に起こる．マッチング（基本属性の一致）によって，コントロールすることができる．

② サンプリングバイアス

　不適切な教育対象者を母集団から抽出するときに生じるバイアス．無作為抽出以外の，いずれの抽出法でも生じる．

③ 測定バイアス

　教育者によるデータの収集方法や，学習者の知識などにより起こるバイアス．教育者が学習者の健康状態などをよく知っていて，健康の判定に先入観が入ったりすると評価が偏る．また学習者が自分の栄養状態をよく知っていて，自分に都合の良い回答をするような場合にも生じる．

④ 交絡バイアス

　測定している要因以外によって，栄養教育結果が影響をうける場合のバイアス．たとえば，栄養教育プログラムの期間中に別の場所で教育の内容の一部が行われている場合などで，その予測していなかった教育が交絡要因となる．

(b) 偶然による誤差

誤差は偶然により起こる場合と，系統的に（一定の傾向で）起こる場合がある．**偶然による誤差**とは，真の値〔計算上の推定値（期待値）〕から正負の両方向に同じ程度にばらついて起こり，評価結果には偶然の誤差が含まれる．偶然による誤差はサンプル数を増やすことで，小さくできる．

(c) 反応効果

学習者と教育者，評価者のかかわりから生じ，栄養教育における評価の妥当性に影響を与える．たとえば，教育者が栄養教育効果を期待するあまり，学習者に対してとった態度や行動が結果に反映され，真の効果よりも高い効果を上げることがある．また，評価データを得るために調査を繰り返すと，学習者が調査項目から知識を得て，望ましい行動がわかることで，その結果ポストテストの回答に反映されてしまう**テスト効果**，などがある．反応効果は表 6.4 に示す盲検法によって影響を低下させることができる．

表 6.4　反応効果の影響を低下させる方法

盲検法	学習者に教育実施群と対照群の区別がわからないように伏せておく方法
二重盲検法	教育者と学習者に，評価対象がわからないように伏せておく方法
三重盲検法	学習者，教育者，評価者に情報を伏せ，評価者の反応効果をなくす方法

参考：丸山千寿子ほか，『栄養教育論　改訂第 4 版』〈健康・栄養科学シリーズ〉，南江堂（2016），p. 167.

(4) 内的妥当性と外的妥当性

前述の妥当性とは異なり，指標の測定の妥当性ではなく，さらに広い概念といえる．

内的妥当性とは，実施された栄養教育と評価結果の関係がどの程度であるかにかかわる妥当性である．同じ集団に対して同様の教育を行った場合の再現の程度を示す．表 6.5 に示した要因などによって影響をうける．

外的妥当性とは，栄養教育によって得られた結果を他の集団に適用できるかどうかにかかわる妥当性である．外的妥当性に影響を与える要因として，サンプリングバイアス，反応効果（予備調査から本調査への一般化に関する）などがある（表 6.6）．

<表6.5> **内的妥当性に影響を与える要因**

要因	具体例
時間経過の影響（状況効果）	評価が長期にわたると，対象集団の社会的環境などが変化し，学習者がその影響をうけ，栄養教育プログラムと関連する反応を示すこと
成熟による効果	時間経過に伴い，学習者の成長や豊富な経験，独立などが結果に反映されること
測定項目や評価方法による影響	測定項目や方法が変わることによって，学習者の応答が異なり，また教育者の基準が変わることにより評価が異なると，栄養教育プログラムの結果を混乱させ影響を与える
平均への回帰	ある集団の平均値が母集団の平均値と離れていた場合，1回目に比べ2回目の測定の平均値が母集団の平均値に近づくこと．教育効果と見誤らないようにする
脱落	教育実施中に脱落者がたくさんでること．脱落者を除いた教育効果は妥当性が低くなる
選択	積極的な意志を持ち参加した学習者で編成された教育実施群と，対照群を比較するとバイアスがかかる
テスト効果	評価データを得るために，調査を繰り返すことによって学習者が調査内容から知識を得たり，この行動が望ましいとわかるようになり，それがポストテストの回答に反映される

参考：武藤孝司ほか著，『健康教育・ヘルスプロモーションの評価』，篠原出版（1994）．

<表6.6> **外的妥当性に影響を与える要因**

対象者の一般化に関する要因	
サンプリングバイアス	無作為抽出を除いては，標本から得られた結果を標本の属する母集団にそのまま適用できない
推理の誤り	標本調査による結果を標本の属する母集団以外（異年齢集団など）に適用したり，評価研究を実施した条件（季節など）以外に適用することは，統計的推理によるものではなく，単なる推理にすぎない
予備調査から本調査への一般化に関する要因	
反応効果	予備調査と本調査が同一でない場合（予備調査の方が丁寧に行われることが多い），予備調査の本調査への一般化は問題である

参考：武藤孝司ほか著，『健康教育・ヘルスプロモーションの評価』，篠原出版（1994）．

5 評価結果のフィードバック

　上述したそれぞれの評価結果についてフィードバックを行う．フィードバックによって効果的な栄養教育が実施できるようになる．

5.1 フィードバックを行う前に

　以下のような，さまざまな視点からの評価結果を確認する．

○ 食生活・栄養アセスメントによって課題の抽出ができているか．課題の要因分析ができているか．

○ 栄養教育計画において設定した目標は課題解決につながるものであり，学習者に対して適切であったか．設定した目標と教育内容，教育手順に不一致がなかったか．栄養教育プログラムの構成や指導案は適正であったか．評価に必要な項目やその実態の把握など，適正な評価プログラムが組まれていたか．

○ 栄養教育プログラムを実施するためのスタッフや教材，会場，経費は適切であったか．

○ 教育は計画どおりに進んだか．学習者の参加度，満足度，理解度はどの程度であったか．

○ 学習目標，行動目標，環境目標，結果目標はどの程度達成できたか．

○ 教育に要した費用はどのくらいか．教育による経済効果はどのくらいか．

5.2　栄養教育プログラムへのフィードバックと標準化

評価結果をふまえて，栄養教育の課題や方法別に指導案を整理・再構成し，プログラムの標準化をはかる．これにより，汎用性の高い栄養教育プログラムの開発を進めることができる．

5.3　プログラムの公表

栄養教育は栄養アセスメント，計画，実施，評価，改善のマネジメントサイクルに基づき，フィードバックしながら行う．対象者それぞれあるいは集団について調査し，その結果を記録し，栄養教育の総合的な評価を客観的に行い，主体的な栄養教育の実施に向けて報告書を作成する．良い成果が得られた栄養教育や新しい方法を開発したときは，学会などで公表し，論文に表すことによって人びとに還元できるように，また多くの人と情報が共有できるように努める．

6 　栄養教育マネジメントで用いる理論やモデル

栄養教育マネジメントに基づいて活用されることが多い理論やモデルについて，次に説明する．

6.1　プリシード・プロシードモデル

プリシード・プロシードモデル（Precede-Proceed Model）は，**ローレ**ンス・グリーンとマーシャル・クロイターによって提唱されたモデルである（図6.3）．WHO（世界保健機関）が1986（昭和61）年にオタワ憲章

ローレンス・グリーン
Green, Lawrence W.
マーシャル・クロイター
Kreuter, Marshall W.

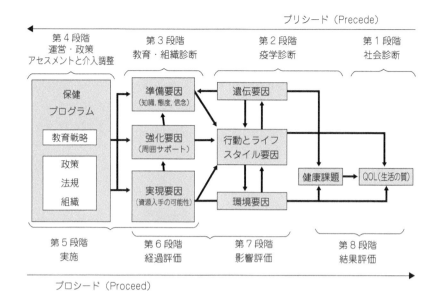

図6.3 プリシード・プロシードモデル

表6.7 準備要因，強化要因，実現要因の具体例

準備（前提）要因	知識，態度，信念，価値観，意識されたニーズ，能力
強化要因	社会的支援，家族・友人・同僚・雇用者の反応，医療従事者からのフィードバック，健康関連行動をとった後の症状の改善・悪化などの個人的な結果
実現要因	保健資源・地域資源の利便性・近接性・入手可能性・法律や国・都道府県・市町村の方針 個人疾病リスクファクター（危険因子）管理，適切な治療を受ける，環境条件を変えるためのスキル

で提唱したヘルスプロモーション（健康増進）活動の企画・実施・評価をするためのモデルとして重要視されている．地域社会やコミュニティ全体のプログラムの推進，社会集団のQOLや健康水準の向上を目指して，栄養教育を含む健康増進計画や食育推進計画づくりを行う際に有用である．

　プリシード（Precede）は，対象住民の目指す姿（QOL）の社会診断から始まる（図6.3）．第2段階で対象集団の健康課題と遺伝要因，行動とライフスタイル要因，環境要因を診断（疫学診断）し，次いでそれに影響する知識，態度，信念〔準備（前提）要因，表6.7〕，周囲の支援，ある行動をとった際の他者からのフィードバック（強化要因，表6.7），望ましい方向に行動や環境を変えていくためのスキルや資源（実現要因，表6.7）の診断を経て，目標を達成するために既存の取組みも視野において必要な働きかけについて検討し（第4段階：運営・政策アセスメントと介入調整），健康プログラムの内容が決定する．実現要因は環境要因と類似することもあり，各種保健資源や地域の資源の利便性（アベイラビリティ）や近接性（アクセシビリティ），そして利用料金の適正さが影響する．個人・

組織・社会が行動や環境を変えていくために必要なスキルも実現要因に含まれる.

　プロシード（Proceed）ではプログラムを実施し，経過評価，影響評価，結果評価をする．経過評価としては準備・強化・実現要因の変化を，影響評価は行動とライフスタイル・環境要因の変化を，結果評価は健康課題を評価するものと分類される.

6.2　ソーシャルマーケティング

　財産やサービス，アイデアなどを"売る"ための学問・方法論である商業マーケティングとは別に，**ソーシャルマーケティング**とは，この方法論を行政，医療，教育関連などの非営利組織の活動に適用すること，あるいは企業の社会的責任の達成の活動に適用することをいう.

　欧米では 1980（昭和 55）年代以降，公衆衛生活動においてソーシャルマーケティングが活用され始めた．事例としては，予防接種の普及，家族計画，循環器病予防，栄養改善活動，禁煙，薬物乱用防止がある．日本では2000（平成 12）年から開始した健康日本 21（第一次）を推進するために，ソーシャルマーケティングの必要性が示された．国内の活用例としては，国立がんセンターのがん教育の普及，厚生労働省が実施している運動，スマート・ライフ・プロジェクトなどで活用されている．ソーシャルマーケティングの特徴を以下に示す.

① 対象者中心（target population-oriented）が基本

　対象集団の細分化（セグメンテーション）とは，下位集団のウォンツとニーズを的確に分析し，特徴を明確にする．そのために調査を行う．調査法は質問紙調査などの定量的調査だけでなく，フォーカスグループインタビュー（第 4 章参照）や観察法など定性的調査が重視される.

② ねらいは対象集団の自発的な行動変容

　認識の形成や態度変容を促す必要もあるが，提供されたプロダクト（商品やサービス，アイデア）を採択する自発的な行動がねらい．人びとの行動の結果として，新しい価値観が形成され，社会全体へ普及する.

③ プロダクト採択の具体的な便益（メリット）の提示

　採択に伴う障害があれば，その軽減を図ることが重要となる.

④ 社会全体の福祉の重視

　商業マーケティングが組織（おもに企業）の便益や利潤を第一義的に重視しているのに対し，ソーシャルマーケティングは対象集団に属する個人の便益（メリット）と同時に，社会全体の福祉の向上を重視している．どちらかのみが満足するのではなく，双方の利益が互いに充足しあうような方向に両者の関係を築いていくこと，つまり「Win-Win の関係」が重視される.

国立がんセンター（現在，国立がん研究センター）のがん教育の普及

健康教育全体のなかで，国民に対するがん予防や早期発見につながる行動変容を促し，患者に対してはがんを正しく理解し向き合うための環境整備，患者家族の心身ケアを進めている．また，学校におけるがん教育の必要性についても検討されている.

スマート・ライフ・プロジェクト
https://www.smartlife.mhlw.go.jp/about/slp/

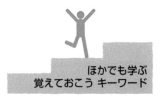

ほかでも学ぶ 覚えておこう キーワード

ウォンツ，ニーズ
➡給食経営管理論

⑤ 交換の原則

対象集団がプロダクトを採択し活用するために，対価（プライス）を支払う．栄養教育でのプライスは金銭的対価というより，必要な時間や努力，古い習慣を捨てることも該当する．これらの対価を支払ってもらうには，プロダクトの採用が何の役に立つのかという恩恵（ベネフィット）が具体的かつ明確なものでなければならない．

人びとは得られる恩恵と支払う対価を勘案し，プロダクトの採用を意思決定する．これがマーケティングで重視される**交換の原則**になる．栄養教育や健康教育ではこの具体的な恩恵の提示が弱いため，知識の習得や態度の変容までは促せたとしても行動変容や，その継続にはつながりにくいといわれる．

⑥ マーケティング・ミックス

栄養教育プログラムへの参加を動機づけるべく，**マーケティング・ミックス**（**4 Ps**：プロダクト・プライス・プレイス・プロモーション）を組み合わせた提案を行っていく．これら 4Ps を交換の原則をふまえて，対象とした下位集団の自発的行動変容につながるように計画を立てる．以下に 4Ps について記載する．

プロダクト（Product）：採用してもらいたい行動や提案のこと．

プライス（Price）：行動を採択してもらうために支払う代価．代価とは，金・時間・努力・古い習慣を捨てる，など．

プレイス（Place）：いつ，どこでプログラムにアクセスしてもらうか，どこでその行動を行ってもらうかということ．

プロモーション（Promotion）：行動を採用してもらうための工夫．たとえば，広告，コンテスト，おまけなど．

⑦ ソーシャルマーケティングの手順，分類

ソーシャルマーケティングの手順は，事前の準備，対象集団の分析，市場の分析，チャネルの分析，資料の開発とプリテスト，実施・評価の各段階からなる．ソーシャルマーケティングの活用という意味でとくに重要となるのが，対象集団の分析，市場の分析，チャネルの分析（メッセージの伝達方法）の手順である．

チャネルとは対象とする下位集団に情報やメッセージを届ける経路，媒体のことである．チャネルには，マスメディア，ソーシャルメディア，広報誌，地域の自主グループ，食料品店の POP や食品包材などがある．

ソーシャルマーケティングの分類を**図 6.4** に示す．英国ソーシャル・マーケティング・センターは，オペレーショナル・ソーシャル・マーケティングをその実施期間の長さから次の3つに分類している．まず，長期計画され3年以上から10年程度実施される介入を**ソーシャル・マーケティング・プログラム**，さまざまな行動から構成され1年以上3年未満で実施さ

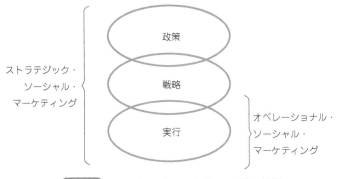

図6.4　ソーシャルマーケティングの分類

National Social Marketing Center（2011）.

れるものを**ソーシャル・マーケティング・キャンペーン**，期間限定の介入
で１年未満しか実施しないものを**ソーシャル・マーケティング・イニシア
チブ**と定義している．実施期間に関する計画と評価も理解しておく．

6.3　マーケティングの4C

　経営学で提唱されているソーシャルマーケティングの考え方に栄養教育
の提案を取り入れ、4Ps の提案が栄養教育のキーワードにおき換えられる
ことは前述した．この 4Ps は企業からの視点で明示されており，一方で，
消費者（顧客）からの視点のマーケティングも注目されている．マーケティ
ングの**4C** と呼ばれており，4Ps と 4C は下記のような関係で対応している．
これを教育者の視点と学習者の視点におき換えて，企画提案や評価の際に
役立てることができると考えられる．

> 製品（Product）⇔ 顧客価値（Customer solution）
> 価格（Price）⇔ 顧客コスト（Customer cost）
> 流通（Place）⇔ 利便性（Convenience）
> プロモーション（Promotion）⇔ コミュニケーション（Communication）

　基本的な要素に変わりはないが，顧客の視点が重要視されるようになっ
たマーケットの流れに連動して，4C というフレームワークが誕生した．
4P のそれぞれの要素を顧客目線に落とし込んで言葉をおき換えたもので，
1990（平成２）年にロバート・ラウターボーンが提唱したものである．こ
の考え方は給食経営管理でも用いられている．たとえば，卓上メモは 4C
のうちのコミュニケーションに該当する．栄養教育の観点からも 4C の視
点を忘れずに活用する．

6.4　生態学的モデル

生態学的モデル（Ecological model of health behavior）は人間の行動に影響を及ぼす社会的心理学的影響を視野におきつつ，あらゆるレベルにおける健康問題の要因の相互性を重視したもので，多層構造からなるモデルのことである．さまざまな行動科学理論を階層的に整理した包括的モデルといえる（図6.5）．個人内要因（人口学的要因，生物学的要因，心理的要因），個人間要因（社会的要因，文化的要因），組織の要因，コミュニティの要因，物理的環境要因，政策要因など，多層からさまざまな影響をうけて相互作用をしているという考えが基本となる．

生態学的モデルは健康行動において各層で何が影響しているか，また，相互にどのように影響しあっているかを理解するための包括的な枠組みを提示している．各層についてのアプローチを考えるうえで有用なモデルである．

生態学的モデルの核となる3つの原則をあげる．

① 人間の健康行動は，多層レベルの影響をうける．

（多層レベル：個人内，個人間，組織，コミュニティ，社会政策，環境の各レベル）

② 各レベルは相互に関連・影響しあっている．

③ 生態学的モデルは，課題とされる具体的な健康行動に対して関連の強い項目を明確にすることで，政策を強固なものにする．

生態学的モデルはここ約20年で注目されており，ヘルスプロモーショ

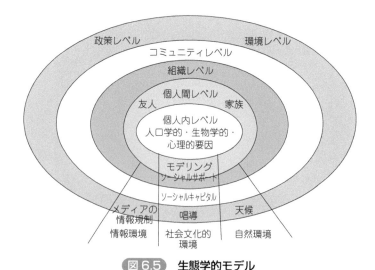

図6.5　**生態学的モデル**

J. F. Sallis, N. Owen, E. B. Fisher, Ecological models of Health Behavior, K. Glanz et. al., Ed., "Health Behavior and Health Education: Theory, Research, and Practice 4th ed.", Jossey-Bass (2008), p. 465-485, 一部改変して作成.

ンでの実践や研究で用いられてきた。とくに，たばこ対策や肥満などにかかわる活用で有用性が実証されてきている。栄養教育においても，個人や小集団への行動変容支援と食環境づくりなどの社会環境の改善との相互作用について着目し，包括的な取組みにおいて有用と考えられる。

復習問題を解いてみよう
https://www.kagakudojin.co.jp

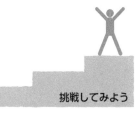

挑戦してみよう

第 7 章

ライフステージ・ライフスタイル別の健康状態と栄養教育の展開

この章で学ぶポイント

★第 1 章から第 6 章で学んできた栄養教育の基本と基礎栄養学，応用栄養学などの基礎となる知識を，人を対象にどのように応用していくかを学ぶ．

★妊娠・授乳期から始まり，乳・幼児期，学童期，思春期，成人期，高齢期と成長していく過程で，本人の状況や周囲の環境，栄養教育の目的，栄養教育の方法がどのように変化していくのかを学ぶ．

★対象ごとに異なる栄養教育の実施について学ぼう．

★ライフスタイル別の栄養教育（障害者と傷病者）にあわせた栄養教育を理解し，実施できるようになろう．

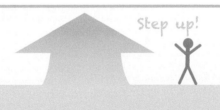

Step up!

ちょっと

◆学ぶ前に復習しておこう◆

妊産婦のための食生活指針
平成 18 年に「健やか親子 21」推進検討会報告書において示された．策定の目的は，母子の健康確保と適切な食習慣の確立である．

妊産婦のための食事バランスガイド
コマの中のイラストを組み合わせれば，約 2200 kcal，非妊娠時，妊娠初期（20 〜 49 歳女性）の身体活動レベル「ふつう」以上の人の 1 日分の適量がわかる．

授乳・離乳の支援ガイド
おもな改訂のポイントは「最新の科学的根拠に基づいた適切な支援」「授乳リズムが確立する時期の支援の充実」「食物アレルギー予防に関する具体的な支援の充実」「正しい情報提供」などである．

食に関する指導の手引き－第二次改訂版－
学校における食育の必要性，食に関する指導の目標・全体計画，食に関する指導の基本的な考え方や指導方法，食育の評価について示されている．

1 ｜ 妊娠・授乳期

1.1　妊娠・授乳期とは

　妊娠期は母体が妊娠して子どもが誕生するまでの期間を指し，**授乳期**は子どもを乳汁栄養で育てている期間を指す．妊娠期は胎児の成長過程に合わせて 3 期に分けられ，妊娠 0 ～ 14 週を妊娠初期，妊娠 14 ～ 28 週を妊娠中期，妊娠 28 週～出生までを妊娠後期という．それぞれの期間と授乳期で必要栄養量などが変化するため，覚えておく必要がある．

1.2　妊娠・授乳期の特徴と課題

　授乳期を過ぎるまでの子どもは，栄養のすべてを妊娠期では母，授乳期では養育者に依存している．そのため，栄養教育を行う際の対象者は胎児本人ではなく，胎児にエネルギー・栄養素を供給する母（家族含む）あるいは出生後の子どもにエネルギー・栄養素を供給する養育者となる．とくに母には，自分の食生活が直接子どもの健康につながることを正しく理解してもらうことが重要となる．

　また，育児に積極的にかかわる男性（メンズ）の略語でイクメンという言葉がよく聞かれ，父親が妊娠，出産にかかわることも多くみられるようになってきた．管理栄養士・栄養士としても積極的にかかわる機会を増やしていきたいものである．

1.3　妊娠・授乳期を対象とした栄養教育のポイント

　妊娠期を対象として栄養教育を行う目的には，胎児の健全な発育，母体の正常な変化とそれに伴う安全性の確保などがあり，授乳期を対象として栄養教育を行う目的には，乳児の健全な発育，母体の早期回復などがある．

　妊娠・授乳期において母は，自分自身の健康維持のためだけでなく，胎児の健全な発育のためのエネルギー・栄養素を胎児に供給する必要がある．また，母の健康維持という点においても妊娠前とは異なり，子どもを体内で育てていくために母体に大きな変化が起こる．そのため必然的に妊娠前と比べて必要なエネルギー・栄養素の量が変化する（表 7.2 参照）．上記の目的達成のために過不足なくエネルギー・栄養素を摂取することが栄養面では重要となる．

（1）妊娠期を対象とした栄養教育のポイント

　妊娠中は適切に体重が増加していることが重要であるため，体重増加量について栄養教育を行うことが多い．体重増加量の評価の指標として，至適体重増加チャートを活用する（表 7.1）．

【つわりのある対象者への栄養教育】

　つわりは妊娠 5，6 週より一過性に悪心・嘔吐，食欲不振，食嗜好の変

リプロダクティブ・ヘルス / ライツ（「性と生殖に関する健康・権利」）

すべての女性が生涯を通じて，身体的・精神的・社会的に良好であることを主体的に確保する権利を保障すること．妊娠・出産に関する自己決定（子どもを産むかどうか，だれの子どもを産むか，いつ産むか，どれくらいの間隔で産むかなど）だけでなく，女性の健康を総合的にとらえた考え方である．

バーカー（Barker）説，フォード（FORD, fetal origins of adult disease）説

成人病胎児期発症説といわれる．胎児の段階で低栄養に曝され，出生後に普通の栄養を摂取することにより生活習慣病の発症リスクが高まるという説である．この説を基にして，将来の健康や病気は胎児期の環境の影響をうけるという DOHaD（Developmental Origins of Health and Disease）という概念が生まれた．

表7.1　妊娠中の体重増加の目安

妊娠前体格[*1]	BMI kg/m^2	体重増加量の目安
低体重	<18.5	12 ～ 15 kg
普通体重	18.5 ≦ ～ <25	10 ～ 13 kg
肥満	25 ≦ ～ <30	7 ～ 10 kg
肥満（2度以上）	30 ≦	個別対応（上限 5 kg までが目安）

注1）増加量を厳格に指導する根拠は必ずしも十分ではないと認識し，個人差を考慮したゆるやかな指導を
　　心がける
＊1　体格分類は日本肥満学会の肥満度分類に準じる
産婦人科診療ガイドライン産科編 2020 CQ010 を参考に作成.

化などの消化器症状が出現し，妊娠 12 ～ 16 週ごろにはほとんど消失する
ものをいい，妊婦の約 80％にみられる．つわりの程度が異常に重症化し
た状態を**妊娠悪阻**（おそ）という．つわりは，ストレスで長引くことがあるので，
精神的安静を心がける．食事の強要は逆効果になる可能性があるため，注
意する．つわり中は水分不足とビタミン B_1 不足に注意し，できるだけ栄
養価の高い食品を摂取するように心がける．

（2）妊娠期にとくに配慮が必要な栄養素

（a）エネルギー

　エネルギーの摂取過剰になると母体の妊娠肥満，**妊娠糖尿病**，**妊娠高血
圧症候群**などのリスクが上昇し，摂取不足になると胎児の子宮内胎児発育
不全や**低出生体重児**（2500 g 未満）出産，将来の生活習慣病発症などの
リスクが上昇する．

　妊娠可能時期の女性および妊婦，授乳婦において，エネルギー摂取量の
平均摂取量が低い傾向がみられる（表 7.2）．エネルギーの摂取不足に対
する教育が必要な場合が多いことを念頭において，アセスメントする．

（b）ビタミン A

　ビタミン A は，妊娠 3 か月までに過剰に摂取すると胎児の奇形リスク
が上昇するため，とくに注意する．平均摂取量では不足傾向にあるため過
剰の心配は少ないが，他の栄養素の摂取を気にするあまりサプリメント（レ
チノールとしてビタミン A が含まれているもの）やレバーの多用が，ビ
タミン A の過剰摂取につながることがあるので注意する．

　カロテンなどのプロビタミン A については，体内で必要量のみレチノー
ルに変換されるため，基本的に過剰症の心配がないことも理解しておく．

（c）葉酸

　葉酸は妊娠の 1 か月前～妊娠 3 か月までの間に摂取不足になると，**神経
管閉鎖障害**のリスクが上昇する．葉酸摂取に気をつけて食事をとる（海藻，
葉野菜など）ことで必要量を満たすことは不可能ではないが，それに加え
てサプリメントからの摂取が勧められる．妊娠判明後からではなく，妊娠
の可能性があるときから摂取しておくことが重要となるが，妊娠が判明し

妊娠糖尿病

妊娠中にはじめて発見または発症
し，糖尿病に至っていない糖代謝異
常の病態．妊娠糖尿病とは別に，妊
娠前から糖尿病を患っている場合を
「糖尿病合併妊娠」，妊娠中に明らか
な糖尿病状態になった場合などを
「妊娠中の明らかな糖尿病」と分類
される（日本産科婦人科学会 HP よ
り）．

妊娠高血圧症候群

妊娠 20 週以降，分娩後 12 週まで
に高血圧がみられる場合，または高
血圧にたんぱく尿を伴う場合のいず
れかで，これらの症状が単なる妊娠
偶発合併症によらないものである．

低出生体重児

出生時に体重が 2,500 g 未満の新生
児のことで，新生児の 10% 弱でみ
られる．2018(平成 30) 年の人口動
態統計（厚生労働省）によると 9.4%
となっている．反対に，出生時に
4,000 g 以上の新生児を巨大児とい
う．

神経管閉鎖障害

胎児の神経管の一部が閉鎖しないこ
とで起こる病気であり，おもなもの
に無脳症や二分脊椎がある．神経管
は妊娠 6 週ごろに完成するため，妊
娠前からの葉酸摂取が重要となる．

表7.2 エネルギー・栄養素必要量と摂取量との比較

18 ～ 29 歳女性	日本人の食事摂取基準 2020 年版（付加量）				平成 29 年国民健康・栄養調査結果		
	妊娠期			授乳期	平均摂取量		
	初期	中期	後期		20 ～ 29 歳女性	妊婦	授乳婦
エネルギー（推定平均必要量）kcal	+50	+250	+450	+350			
I　1700	1750	1950	2150	2050			
II　2000	2050	2250	2450	2350	1694	1653	1829
III　2300	2350	2550	2750	2650			
たんぱく質（推奨量）g	+0	+5	+25	+20			
50	50	55	75	70	62.2	60.9	66.6
脂質エネルギー比（目標量）%	—	—	—	—			
20 ～ 30	20 ～ 30	20 ～ 30	20 ～ 30	20 ～ 30	30.5	29.5	29.5
ビタミン A（推奨量）µgRAE	+0	+0	+80	+450			
650	650	650	730	1100	425	445	450
葉酸（推奨量）µg	+240	+240	+240	+100			
240	480	480	480	340	227	253	229
カルシウム（推奨量）mg	+0	+0	+0	+0			
650	650	650	650	650	420	436	463
鉄（推奨量）mg	+2.5	+9.5	+9.5	+2.5			
月経あり　10.5	—	—	—	—	6.4		
月経なし　6.5	9.0	16.0	16.0	9.0		6.8	6.9
食塩相当量（目標量）g	—	—	—	—			
6.5 未満	6.5 未満	6.5 未満	6.5 未満	6.5 未満	8.1	8.6	9.0

「日本人の食事摂取基準 2020 年版」および「平成 29 年国民健康・栄養調査結果」より作成.

た時点で摂取不足を指摘することは精神的な不安につながるリスクがある．気づいた瞬間から十分に摂取していくことが大事であると伝えるようにする．

(d) 鉄

鉄が妊娠中に不足すると妊娠貧血のリスクを上昇させ，早産や低出生体重児の出産などのリスクの上昇につながる．妊娠中はとくに鉄の必要量が増大する．レバーなどで鉄を摂取する場合は，ビタミン A（レチノール）の過剰摂取に注意する．

(e) カルシウム

カルシウムは日本人の食事摂取基準 2020 年版では妊娠・授乳期の付加量が示されていないため，妊娠前と必要量は変わらない．しかし，国民健康・栄養調査からも摂取量は必要量を満たしていないことが多い．そのためカルシウム摂取に対する栄養教育が必要な場合が多い．

また，カルシウム摂取量が低い状態をうけて，「妊産婦のための食事バランスガイド」（図 7.1 p. 132）では，妊娠中期・後期および授乳期に牛乳・乳製品の摂取を「＋ 1 つ」としている．

1.4　授乳期を対象とした栄養教育のポイント

授乳については，2019（平成31）年に**授乳・離乳の支援ガイド**の改訂版が厚生労働省から公表された．「授乳の支援のポイント」（表7.3）を参考に支援していく．母乳育児を成功させるためには，出産後からの支援だけでなく妊娠中からの支援が必要となる．

授乳期は，子どもが無事に生まれて子どもに最も意識が向く時期である．不安やトラブルを経験することが多くなるが，管理栄養士・栄養士は適切に支援し，母子が出産後の時間を大事に過ごせるようにする．また出産直後の母体は極度に疲労などが蓄積した状態であり，出産後元の状態に戻るまでに1か月近くかかる．その間，母体が回復していくため，それにあわせたエネルギーと栄養素の摂取が必要である．

(1)　母乳と人工乳

母乳と人工乳の特徴を表7.4に示す．どちらかが優れているわけでも劣っているわけでもなく，どちらにも長所や短所がある．授乳者や家族の状況にあわせて，上手に組みあわせて利用するとよい．

「授乳・離乳の支援ガイド」では，母乳の利点として
① 乳児に最適な成分組成で，少ない代謝負担
② 感染症の発症および重症度の低下
③ 小児期の肥満やのちの2型糖尿病の発症リスクの低下
をあげている．また母乳を与えることによる利点として，
① 産後の母体の回復促進
② 母子関係の良好な形成
をあげている．

管理栄養士・栄養士は授乳者に正しい情報を提供して，そのうえで授乳者が適切に選択できるよう支援することを忘れないようにする．

(2)　母乳とビタミンK

母乳だけでは乳児に必要なビタミンKの摂取量が不足して，ビタミンK不足により新生児などに**頭蓋内出血**がみられることがある．人工乳にはビタミンKが添加されているため，ビタミンKの摂取不足のリスクは少ない．

ただし，母乳で育てている場合でも子どもの頭蓋内出血発症のリスクを減らすために，出産後数回授乳できた場合に退院前，生後1か月など合計3回，子どもへビタミンK剤を服用することが推奨されている．正確に服用すれば，**ビタミンK欠乏性出血症**を心配する必要はない．

授乳・離乳の支援ガイド
2007（平成19）年に策定され，12年ぶりに改訂された．

「母乳育児成功のための10カ条」（2018年改訂訳，WHO/UNICEF：The Ten Steps to Successful Breastfeeding, 2018）

ユニセフと世界保健機関（WHO）が，母乳育児を中心として適切な新生児ケアを推進するためにだした共同声明である．
＜施設として必須の要件＞
1a.「母乳代用品のマーケティングに関する国際規準」と世界保健総会の関連決議を完全に順守する．
1b. 乳児栄養の方針を文書にし，スタッフと親にもれなく伝える．
1c. 継続したモニタリングとデータ管理システムを確立する．
2. スタッフが母乳育児を支援するための十分な知識，能力，スキルを持つようにする．
＜臨床における必須の実践＞
3. 母乳育児の重要性とその方法について，妊娠中の女性およびその家族と話しあう．
4. 出産直後からのさえぎられることのない肌と肌との触れあい（早期母子接触）ができるように，出産後できるだけ早く母乳育児を開始できるように母親を支援する．
5. 母親が母乳育児を開始し，継続できるように，また，よくある困難に対処できるように支援する．
6. 医学的に適応のある場合を除いて，母乳で育てられている新生児に母乳以外の飲食物を与えない．
7. 母親と赤ちゃんがそのまま一緒にいられるよう，24時間母子同室を実践する．
8. 赤ちゃんの欲しがるサインを認識しそれに応えるよう，母親を支援する．
9. 哺乳びん，人工乳首，おしゃぶりの使用とリスクについて，母親と十分話しあう．
10. 親と赤ちゃんが継続的な支援とケアをタイムリーにうけられるよう，退院時に調整する．
翻訳：NPO法人日本ラクテーション・コンサルタント協会，2018年9月.

表7.3　授乳等の支援のポイント

	母乳の場合	育児用ミルクを用いる場合
妊娠期	・母子にとって母乳は基本であり，母乳で育てたいと思っている人が無理せず自然に実現できるよう，妊娠中から支援を行う. ・妊婦やその家族に対して，具体的な授乳方法や母乳（育児）の利点等について，両親学級や妊婦健康診査等の機会を通じて情報提供を行う. ・母親の疾患や感染症，薬の使用，子どもの状態，母乳の分泌状況等の様々な理由から育児用ミルクを選択する母親に対しては，十分な情報提供の上，その決定を尊重するとともに，母親の心の状態に十分に配慮した支援を行う. ・妊婦及び授乳中の母親の食生活は，母子の健康状態や乳汁分泌に関連があるため，食事のバランスや禁煙等の生活全般に関する配慮事項を示した「妊産婦のための食生活指針」を踏まえた支援を行う.	
授乳の開始から授乳のリズムの確立まで	・特に出産後から退院までの間は母親と子どもが終日，一緒にいられるように支援する. ・子どもが欲しがるとき，母親が飲ませたいときには，いつでも授乳できるように支援する. ・母親と子どもの状態を把握するとともに，母親の気持ちや感情を受けとめ，あせらず授乳のリズムを確立できるよう支援する. ・子どもの発育は出生体重や出生週数，栄養方法，子どもの状態によって変わってくるため，乳幼児身体発育曲線を用い，これまでの発育経過を踏まえるとともに，授乳回数や授乳量，排尿排便の回数や機嫌等の子どもの状態に応じた支援を行う. ・できるだけ静かな環境で，適切な子どもの抱き方で，目と目を合わせて，優しく声をかける等授乳時の関わりについて支援を行う. ・父親や家族等による授乳への支援が，母親に過度の負担を与えることのないよう，父親や家族等への情報提供を行う. ・体重増加不良等への専門的支援，子育て世代包括支援センター等をはじめとする困った時に相談できる場所の紹介や仲間づくり，産後ケア事業等の母子保健事業等を活用し，きめ細かな支援を行うことも考えられる.	
	・出産後はできるだけ早く，母子がふれあって母乳を飲めるように支援する. ・子どもが欲しがるサインや，授乳時の抱き方，乳房の含ませ方等について伝え，適切に授乳できるよう支援する. ・母乳が足りているか等の不安がある場合は，子どもの体重や授乳状況等を把握するとともに，母親の不安を受け止めながら，自信をもって母乳を与えることができるよう支援する.	・授乳を通して，母子・親子のスキンシップが図られるよう，しっかり抱いて，優しく声かけを行う等暖かいふれあいを重視した支援を行う. ・子どもの欲しがるサインや，授乳時の抱き方，哺乳瓶の乳首の含ませ方等について伝え，適切に授乳できるよう支援する. ・育児用ミルクの使用方法や飲み残しの取扱等について，安全に使用できるよう支援する.
授乳の進行	・母親等と子どもの状態を把握しながらあせらず授乳のリズムを確立できるよう支援する. ・授乳のリズムの確立以降も，母親等がこれまで実践してきた授乳・育児が継続できるように支援する.	
	・母乳育児を継続するために，母乳不足感や体重増加不良などへの専門的支援，困った時に相談できる母子保健事業の紹介や仲間づくり等，社会全体で支援できるようにする.	・授乳量は，子どもによって異なるので，回数よりも1日に飲む量を中心に考えるようにする.そのため，育児用ミルクの授乳では，1日の目安量に達しなくても子どもが元気で，体重が増えているならば心配はない. ・授乳量や体重増加不良などへの専門的支援，困った時に相談できる母子保健事業の紹介や仲間づくり等，社会全体で支援できるようにする.
離乳への移行	・いつまで乳汁を継続することが適切かに関しては，母親等の考えを尊重して支援を進める. ・母親等が子どもの状態や自らの状態から，授乳を継続するのか，終了するのかを判断できるように情報提供を心がける.	

※混合栄養の場合は母乳の場合と育児用ミルクの場合の両方を参考にする.
厚生労働省，「授乳・離乳の支援ガイド（2019年改定版）」，2019年3月，p. 21.

表7.4 母乳と人工乳の特徴比較

	母 乳	人工乳
成分	代謝負担が少ない ビフィズス菌優位	母乳の成分に近似 ビタミンKが多い たんぱく質（カゼイン）が多い
腹持ち	おなかがすきやすい	腹持ちが良い（消化管への負担が大きい）
感染防御因子	分娩後日数が浅いほど多い	ない
調乳	必要ない	手間，経済的負担が大きい
滅菌処理	必要ない	必要がある
授乳量	わかりにくい	はっきりわかる
母子関係	深い	母乳栄養よりは浅い
牛乳アレルギー	基本的に心配ない	リスクがある
母子間感染	母体が感染症の場合，授乳を介して感染する可能性が高い	心配ない
授乳障害	母体の健康状態によってはある	乳児の原因によるものはありうる
母の食事	過脂肪，嗜好品，刺激物，アルコールを控えバランス良く	気にしなくて良い
利便性	すぐ授乳できる（場所は選ぶ） 衣服を気にする必要がある	だれでもどこでもあげられる 荷物が増える

1.5 妊産婦のための具体的施策

具体的な食事のとり方については，**妊産婦のための食生活指針**，**妊産婦のための食事バランスガイド**を活用する．

妊娠をきっかけに食生活を整えることは，妊娠による生理的変化やつわりがあり難しいことが多い．そのため，妊娠前から食生活を整えておくことがとくに重要となる．妊娠前から妊娠に備えた食生活に関する情報提供を積極的に行うようにする．

しかし，妊娠前から食生活を整えられず妊娠してから食生活を整えよう

Column

妊娠適齢期の 20 歳代女性にやせが多い

近年，20歳代女性でやせが多くみられる．国民健康・栄養調査結果によると20～29歳女性でやせ（BMIが18.5kg/m² 未満）の人の割合は近年で横ばいか減少傾向にあるものの，2018（平成30）年では19.8％〔2017（平成29）年の調査では20.6％〕がやせであり，10年以上4人から5人に1人がやせという状況が続いている．

やせは体内に貯蔵されている栄養素が少ないことを意味し，その状態での妊娠は胎児への栄養素などの供給量が低くなるリスクがある．胎児が体内の栄養状態が少ない状態に曝されると，将来の生活習慣病発症リスクが上がるともされている．

とすることも多い．妊娠後からでも食生活を整えることは重要であるが，妊娠が判明してから無理に食生活を変えようとすることはストレスの蓄積やつわりの悪化につながり，逆に食生活を乱すリスクもあるため注意する．「妊産婦のための食生活指針」や「妊産婦のための食事バランスガイド」を活用して，栄養教育を行う際には上記の点にも注意する．

「妊産婦のための食生活指針」や「妊産婦のための食事バランスガイド」について，次に説明する．

（1）妊産婦のための食生活指針

妊産婦を対象に作成されたものだが，妊娠前からの食生活の重要性についても述べられている〔「健やか親子 21」推進検討会報告書より〔2006（平成 18）年 2 月〕．

1．妊娠前から，健康なからだづくりを

2．「主食」を中心にエネルギーをしっかりと

3．不足しがちなビタミン・ミネラルを「副菜」でたっぷりと

4．からだづくりの基礎となる「主菜」は適量を

5．牛乳・乳製品などの多様な食品を組みあわせて，カルシウムを十分に

6．妊娠中の体重増加はお母さんと赤ちゃんにとって望ましい量に

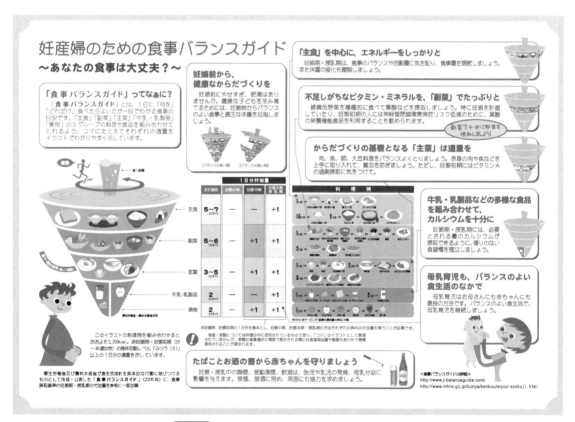

図 7.1　妊産婦のための食事バランスガイド

厚生労働省ホームページより．

7．母乳育児も，バランスのよい食生活のなかで

8．たばことお酒の害から赤ちゃんを守りましょう

9．お母さんと赤ちゃんの健やかな毎日は，からだと心にゆとりのある生活から生まれます

（2）妊産婦のための食事バランスガイド（図 7.1）

妊娠・授乳期に望ましい食生活が実践できるように，何をどれだけ食べたらよいかが示されている．妊産婦のための食事バランスガイドでは，1日の食事の目安が示されている．使用する際には量を守ろうとするのではなく，対象者にあわせて目安として用いることが重要である．何をどれだけ食べたら良いかは，年齢や身体活動量など個々で異なることを注意する．

2 ｜ 乳・幼児期

2.1　乳・幼児期とは

出生から満1歳までを**乳児期**，満1歳から小学校入学までを**幼児期**という．出産から生後28日までは**新生児期**ともいう．乳児期は母乳や人工乳を栄養源とした乳汁栄養が主体であり，乳児期半ばからは離乳食により摂食機能を向上させていく時期である．幼児期は乳汁栄養から離乳食を介して幼児食へと移行していく時期である．

食の移行期を保育所，幼稚園，認定こども園などで経験する子どもも多い．これらの子どもの栄養教育に携わる管理栄養士・栄養士は，成長や発達にあわせて適切に栄養教育を進めるようにする．

2.2　乳・幼児期の特徴と課題

乳・幼児期は肉体的にも精神的にも成長と発達が著しい時期である．そのため，体重あたり必要な栄養素量は，児童や成人に比べて多くなる．また，乳・幼児は身体発育が不十分なことや免疫力が弱いことから食中毒や食物アレルギー，う蝕の発症リスクが高く，それらの予防に努める必要がある．

成長や発達に栄養は大変重要であるが，1歳を過ぎると自己主張もみられるようになり，養育者が食事を思うようにとらせることができないことが多くなる．また，養育者には，近い年齢の子どもの話などから自身の子どもの成長に不安を抱き，子どもの成長度合いとは関係なく早い段階で次のステップへと進んでしまうことや，逆に本などに書かれている内容を忠実に守り，子どもの行動や食事内容に制限を設けている様子もみられる．必ずしも子どもにとって悪い方向に向かうことではないが，養育者がこれらの制限によりストレスをためることは子どもに弊害が出ることがある．管理栄養士・栄養士は養育者の話を聞き，考え方の修正やストレスマネジ

メントに努めることも重要となる.

（1）乳・幼児期のう蝕

　う蝕とは虫歯のことである. 口内に残った食事の残りかす（糖分）を口の中にいる細菌が餌にして酸をつくりだす. その酸によって歯質（エナメル質と象牙質）が溶かされることで, う蝕となる. 乳歯は永久歯と比べて非常に酸に弱いため, 乳・幼児期ではとくに注意する. 乳・幼児期のう蝕は, 永久歯でのう蝕リスクの増加や歯並びが悪くなるなどの原因となる.

（2）乳・幼児期と食物アレルギー

保育所におけるアレルギー対応ガイドライン（2019 年改訂版）, 厚生労働省
https://www.mhlw.go.jp/content/000511242.pdf

食物アレルギー栄養食事指導の手引き 2017
https://www.foodallergy.jp/wp-content/themes/foodallergy/pdf/nutritionalmanual2017.pdf

　乳・幼児では免疫系が未発達であることから, **食物アレルギー**のリスクが高くなる. 離乳食を早い時期から始めることで食物アレルギー発症のリスクが高まるため, 離乳食の開始は生後 5, 6 か月からにする. 食物アレルギーの発症を心配して, 離乳の開始や特定の食物の摂取開始を遅らせても, 食物アレルギーの予防効果があるという科学的根拠はない. 生後 5 ～ 6 か月ごろから離乳を始めるように, 管理栄養士・栄養士は情報提供を行う.

　食物アレルギーがある場合, 原因食品の除去は正しい診断に基づいて必要最小限にする. しかし, 原因食品の量の調節や加熱処理などによってアレルギー症状が発生しない場合がある. その場合は医師の指示のもと, 食べられる範囲で原因食品を摂取するようにすると早期の食物アレルギーの改善につながる. 原因食品の除去だけが, 食物アレルギーに対する有効な手段ではないことも覚えておく.

　食物アレルギーに対する教育として, 原因食品に対する対応だけでなく, 食物アレルギーがない子どもに対して食物アレルギーを理解させることも重要となる. 給食時に食物アレルギーの子どもが別の食事を食べていることが, いじめなどに発展することがあるので, 未然に防ぐことも重要である.

2.3　乳・幼児期を対象とした栄養教育のポイント

　乳・幼児期を対象として栄養教育を行う目的は, 乳・幼児の健全な発育である. 食事では, エネルギー・栄養素の確保だけでなく, 食物アレルギーの予防, う蝕の予防などが目的となる.

　乳児では, 栄養の大部分を乳汁栄養に依存しているため, 乳汁栄養を適切に行うための知識の提供や経過観察が重要となる. 幼児では, 成人が食べているのと変わらない食事をとれるようになるが, まだ摂食機能などが成長段階であるため, 食事の硬さや形状, 味つけには注意が必要となる. また, 乳・幼児は脱水になりやすいため, 脱水予防も重要である.

　離乳食の開始時では離乳食についての知識をもち, 離乳期後半からは将来の基盤となる食習慣の形成に向けて, 食事のバランスやリズムなども整えるようにしていく.

　乳・幼児期の栄養教育を行ううえでのポイントを次に説明する.

(1) 乳汁栄養

乳汁栄養では前節で述べたように，厚生労働省の「授乳・離乳の支援ガイド　授乳編」（表 7.3 参照）を参考にするとよい．母乳と人工乳の違いを理解し，それぞれにメリット・デメリットがあるが，基本的にどちらで育てても問題がないことを念頭においておく．とくに母乳で育てたいと思っていても，そうできない環境にいる家庭（母乳がでない，仕事があるなど）もあり，母乳で育てられないことに不安を感じている場合があるため，母乳の方が良いという発言は控える．

(2) 離乳食

離乳食については，厚生労働省の**授乳・離乳の支援ガイド　離乳編**（表 7.5，図 7.2）を参考に進めるが，あくまでも目安であって絶対に守るべき基準というわけではないので注意する．「授乳・離乳の支援ガイド」を参考に，乳・幼児の発達にあわせて臨機応変に対応する力が必要となる．

離乳食ではじめての食品を食べさせる際は，平日（かかりつけの病院が開業している）の朝に食べさせるようにするのが望ましい．アレルギー症状が起こったときなどに，早急に対応できるからである．

離乳食では手づくりのものが望ましいが，市販のベビーフードを上手に使用するのも良い．市販のベビーフードを使用する際は，子どもがこれのみ食べる，好んでよく食べるという理由で同じ食品に偏らないように，いろいろな種類の食品を食べさせるようにする．手づくりの食事が望ましい理由として，さまざまなテクスチャーに触れられることやつくり手の愛情を感じやすいこと，つくった人が何を食べさせているか直接把握できることなどがある．

(3) 手づかみ食べ

1歳ごろから，**手づかみ食べ**を積極的に行うようにする．手づかみ食べによって，食べ物を目で確かめて，手指でつかんで，口まで運び口に入れるという一連の動作を学ぶことができ，幼児の自立心の発達に非常に有用である．

手づかみ食べを行うように，食品の大きさを一口量にあわせて食事を用意する．また，汚れても良いように子ども用のエプロンを着用し，ビニールシートや新聞紙などを敷くようにすると良い．

(4) 幼児期の間食

離乳食が終わると幼児食に進むが，幼児食が始まった段階ではまだ1日3食の食事量では1日に必要なエネルギー・栄養素が確保できない場合がある．また，生活に楽しみをもたせる意味でも，1日に1，2回の**間食**を摂取させることが大事である．

間食は食事の一部ととらえ，たんぱく質やビタミンなどを補うものにし，子どもが楽しみを感じるようなものにする．う蝕予防の観点からも砂糖の使

表7.5　**離乳の支援のポイント**

（1）離乳の開始

　離乳の開始とは，なめらかにすりつぶした状態の食物を初めて与えた時をいう．開始時期の子どもの発達状況の目安としては，首のすわりがしっかりして寝返りができ，5秒以上座れる，スプーンなどを口に入れても舌で押し出すことが少なくなる（哺乳反射*¹の減弱），食べ物に興味を示すなどがあげられる．その時期は生後5〜6か月頃が適当である．ただし，子どもの発育及び発達には個人差があり，月齢はあくまでも目安であり，子どもの様子をよく観察しながら，親が子どもの「食べたがっているサイン」に気がつくように進められる支援が重要である．

　なお，離乳の開始前の子どもにとって，最適な栄養源は乳汁（母乳又は育児用ミルク）であり，離乳の開始前に果汁やイオン飲料*²を与えることの栄養学的な意義は認められていない．また，蜂蜜は，乳児ボツリヌス症を引き起こすリスクがあるため，1歳を過ぎるまでは与えない．

（2）離乳の進行

　離乳の進行は，子どもの発育及び発達の状況に応じて食品の量や種類及び形態を調整しながら，食べる経験を通じて摂食機能を獲得し，成長していく過程である．食事を規則的に摂ることで生活リズムを整え，食べる意欲を育み，食べる楽しさを体験していくことを目標とする．食べる楽しみの経験としては，いろいろな食品の味や舌ざわりを楽しむ，手づかみにより自分で食べることを楽しむといったことだけでなく，家族等が食卓を囲み，共食を通じて食の楽しさやコミュニケーションを図る，思いやりの心を育むといった食育の観点も含めて進めていくことが重要である．

《離乳初期（生後5か月〜6か月頃）》

　離乳食を飲み込むこと，その舌ざわりや味に慣れることが主目的である．離乳食は1日1回与える．母乳又は育児用ミルクは，授乳のリズムに沿って子どもの欲するままに与える．

　食べ方は，口唇を閉じて，捕食や嚥下ができるようになり，口に入ったものを舌で前から後ろへ送り込むことができる．

《離乳中期（生後7か月〜8か月頃）》

　生後7〜8か月頃からは舌でつぶせる固さのものを与える．離乳食は1日2回にして生活リズムを確立していく．母乳又は育児用ミルクは離乳食の後に与え，このほかに授乳のリズムに沿って母乳は子どもの欲するままに，ミルクは1日に3回程度与える．

　食べ方は，舌，顎の動きは前後から上下運動へ移行し，それに伴って口唇は左右対称に引かれるようになる．食べさせ方は，平らな離乳食用のスプーンを下唇にのせ，上唇が閉じるのを待つ．

《離乳後期（生後9か月〜11か月頃）》

　歯ぐきでつぶせる固さのものを与える．離乳食は1日3回にし，食欲に応じて，離乳食の量を増やす．離乳食の後に母乳又は育児用ミルクを与える．このほかに，授乳のリズムに沿って母乳は子どもの欲するままに，育児用ミルクは1日2回程度与える．

　食べ方は，舌で食べ物を歯ぐきの上に乗せられるようになるため，歯や歯ぐきで潰すことが出来るようになる．口唇は左右非対称の動きとなり，噛んでいる方向に依っていく動きがみられる．食べさせ方は，丸み（くぼみ）のある離乳食用のスプーンを下唇にのせ，上唇が閉じるのを待つ．

　手づかみ食べは，生後9か月頃から始まり，1歳過ぎの子どもの発育及び発達にとって，積極的にさせたい行動である．食べ物を触ったり，握ったりすることで，その固さや触感を体験し，食べ物への関心につながり，自らの意志で食べようとする行動につながる．子どもが手づかみ食べをすると，周りが汚れて片付けが大変，食事に時間がかかる等の理由から，手づかみ食べをさせたくないと考える親もいる．そのような場合，手づかみ食べが子どもの発育及び発達に必要である理由について情報提供することで，親が納得して子どもに手づかみ食べを働きかけることが大切である．

（3）離乳の完了

　離乳の完了とは，形のある食物を噛み潰すことができるようになり，エネルギーや栄養素の大部分が母乳又は育児用ミルク以外の食物から摂取できるようになった状態をいう．その時期は生後12か月から18か月頃である．食事は1日3回となり，その他に1日1〜2回の補食を必要に応じて与える．母乳又は育児用ミルクは，子どもの離乳の進行及び完了の状況に応じて与える．なお，離乳の完了は，母乳又は育児用ミルクを飲んでいない状態を意味するものではない．

　食べ方は，手づかみ食べで前歯で噛み取る練習をして，一口量を覚え，やがて食具を使うようになって，自分で食べる準備をしていく．

（4）食品の種類と調理

ア　食品の種類と組合せ

　与える食品は，離乳の進行に応じて，食品の種類及び量を増やしていく．

離乳開始は，おかゆ（米）から始める．新しい食品を始める時には離乳用のスプーンで1さじずつ与え，子どもの様子をみながら量を増やしていく．慣れてきたらじゃがいもや人参等の野菜，果物，さらに慣れたら豆腐や白身魚，固ゆでした卵黄など，種類を増やしていく．

　離乳が進むにつれ，魚は白身魚から赤身魚，青皮魚へ，卵は卵黄から全卵へと進めていく．食べやすく調理した脂肪の少ない肉類，豆類，各種野菜，海藻と種類を増やしていく．脂肪の多い肉類は少し遅らせる．野菜類には緑黄色野菜も用いる．ヨーグルト，塩分や脂肪の少ないチーズも用いてよい．牛乳を飲用として与える場合は，鉄欠乏性貧血の予防の観点から，1歳を過ぎてからが望ましい．

　離乳食に慣れ，1日2回食に進む頃には，穀類（主食），野菜（副菜）・果物，たんぱく質性食品（主菜）を組み合わせた食事とする．また，家族の食事から調味する前のものを取り分けたり，薄味のものを適宜取り入れたりして，食品の種類や調理方法が多様となるような食事内容とする．

　母乳育児の場合，生後6か月の時点で，ヘモグロビン濃度が低く，鉄欠乏を生じやすいとの報告がある．また，ビタミンD欠乏*³の指摘もあることから，母乳育児を行っている場合は，適切な時期に離乳を開始し，鉄やビタミンDの供給源となる食品を積極的に摂取するなど，進行を踏まえてそれらの食品を意識的に取り入れることが重要である．

　フォローアップミルクは母乳代替食品ではなく，離乳が順調に進んでいる場合は，摂取する必要はない．離乳が順調に進まず鉄欠乏のリスクが高い場合や，適当な体重増加が見られない場合には，医師に相談した上で，必要に応じてフォローアップミルク*⁴を活用すること等を検討する．

イ　調理形態・調理方法

　離乳の進行に応じて，食べやすく調理したものを与える．子どもは細菌への抵抗力が弱いので，調理を行う際には衛生面に十分に配慮する．

　食品は，子どもが口の中で押しつぶせるように十分な固さになるよう加熱調理をする．初めは「つぶしがゆ」とし，慣れてきたら粗つぶし，潰さないままへと進め，軟飯へと移行する．野菜類やたんぱく質性食品などは，始めはなめらかに調理し，次第に粗くしていく．離乳中期頃になると，潰した食べ物をひとまとめにする動きを覚え始めるので，飲み込み易いようにとろみをつける工夫も必要になる．

　調味について，離乳の開始時期は，調味料は必要ない．離乳の進行に応じて，食塩，砂糖など調味料を使用する場合は，それぞれの食品のもつ味を生かしながら，薄味でおいしく調理する．油脂類も少量の使用とする．

　離乳食の作り方の提案に当たっては，その家庭の状況や調理する者の調理技術等に応じて，手軽に美味しく安価にできる具体的な提案が必要である．

＊1　哺乳反射は，原始反射であり，探索反射，口唇反射，吸啜反射等がある．生まれた時から備えもつ乳首を取りこむための不随意運動で，大脳の発達とともに減少し，生後5〜7か月頃に消失する．

＊2　イオン飲料の多量摂取による乳幼児のビタミンB₁欠乏が報告されている．授乳期及び離乳期を通して基本的に摂取の必要はなく，必要な場合は，医師の指示に従うことが大切である．

＊3　ビタミンD欠乏によるくる病の増加が指摘されている．ビタミンD欠乏は，ビタミンD摂取不足のほか日光照射不足が挙げられる．

＊4　フォローアップミルクの鉄含有量（6商品平均9.0mg/100g）は育児用ミルク（平均6.5mg/100g）の約1.4倍である．

厚生労働省，「授乳・離乳の支援ガイド（2019年改定版）」，2019年3月，p. 30〜33.

		離乳初期 生後5〜 6か月頃	離乳中期 生後7〜 8か月頃	離乳後期 生後9〜 11か月頃	離乳完了期 生後12〜 18か月頃
離乳の開始 ━━━━━━━━━━▶ 離乳の完了					
以下に示す事項は，あくまでも目安であり，子どもの食欲や成長・発達の状況に応じて調整する．					
食べ方の目安		○子どもの様子をみながら1日1回1さじずつ始める ○母乳や育児用ミルクは飲みたいだけ与える	○1日2回食で食事のリズムをつけていく ○いろいろな味や舌ざわりを楽しめるように食品の種類を増やしていく	○食事リズムを大切に，1日3回食に進めていく ○共食を通じて食の楽しい体験を積み重ねる	○1日3回の食事リズムを大切に，生活リズムを整える ○手づかみ食べにより，自分で食べる楽しみを増やす
調理形態		なめらかにすりつぶした状態	舌でつぶせる固さ	歯ぐきでつぶせる固さ	歯ぐきで噛める固さ
1回当たりの目安量					
Ⅰ	穀類（g）	つぶしがゆから始める．すりつぶした野菜等も試してみる． 慣れてきたら，つぶした豆腐・白身魚・卵黄等を試してみる．	全がゆ 50〜80	全がゆ 90〜軟飯80	軟飯80〜 ご飯80
Ⅱ	野菜・果物（g）		20〜30	30〜40	40〜50
Ⅲ	魚（g）		10〜15	15	15〜20
	又は肉（g）		10〜15	15	15〜20
	又は豆腐（g）		30〜40	45	50〜55
	又は卵（g）		卵黄1〜全卵1/3	全卵1/2	全卵1/2〜2/3
	又は乳製品（g）		50〜70	80	100
歯の萌出の目安			乳歯が生え始める	1歳前後で前歯が8本生えそろう 離乳完了期の後半頃に奥歯（第一乳臼歯）が生え始める	
摂食機能の目安		口を閉じて取り込みや飲み込みが出来るようになる 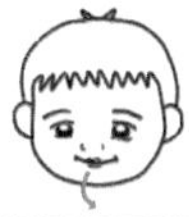	舌と上あごで潰していくことが出来るようになる 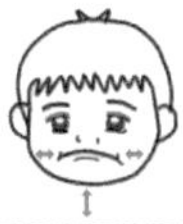	歯ぐきで潰すことが出来るようになる 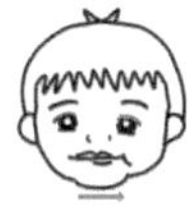	歯を使うようになる

図7.2　**離乳食の進め方の目安**

※衛生面に十分に配慮して食べやすく調理したものを与える．

厚生労働省，「授乳・離乳の支援ガイド（2019年改定版）」，2019年3月，p. 34.

用は避け，野菜類やいも類の甘味を活かした間食を準備するように心がける．

（5）幼児期の偏食，遊び食べ

幼児期では自己主張がみられるようになり，食事の際に食事を嫌がる，食べ物で遊ぶといった行動がみられるようになることが多い．幼児期の偏食や遊び食べは成長とともに収まってくるため，過剰に矯正しようとしなくても良い．

しかし，子どもの偏食や遊び食べが毎日続いたりすると養育者のストレスにつながり，子どもに厳しく接したりする．子どもにとっては，その養育者の厳しい態度や雰囲気から食事時間が辛くなることにもなり，偏食や遊び食べの傾向がさらに強まることにもつながりかねない．また，辛いと感じた経験から食事が嫌いになったり，嫌いな食べ物ができたりといったことにもなる．そのため，矯正しようとする際にはできないことを怒るのではなく，できたことを褒めるようにして，また怒る際には理由を丁寧に説明するようにする．嫌いな食品がある場合には，たとえば野菜などは一緒に栽培してみる，小さく刻んで好きな食べ物と混ぜてみる，好きな形に切って調理する，などの方法も有効である．

（6）乳・幼児期の肥満

乳・幼児期の肥満については過度に食事制限をするのではなく，その後の身長の伸びを考えて神経質にならないことも重要である．食べすぎが心配な場合は，低エネルギーの食品の使用や料理の調味料を減らすなど，試してみると良い．過度な制限は成長を妨げることになりうるので注意する．

乳・幼児期のやせについては遺伝の影響なども考えるが，食事をふり返って摂取量が少なくなっていないか検討する．母乳の場合は，一度人工乳を

Column

食物アレルギーの原因は，食べたものからだけとは限らない

食物アレルギーは過去に食べた食品を体が体にとって有害なものと判断し，次に食べた際に過剰な免疫反応が起こることで発症する．しかし，はじめて食べた食品でも食物アレルギーが発症することがある．

胎児の時期に母がその食品をよく摂取していたことや，その食品によく触れていたことが原因となる場合がある．このように自身の口から食べたものだけが原因となるのではなく胎盤を介して，あるいは皮膚を介して体内に取り込ま

れた場合も食物アレルギーの原因となりうるのである．

食物アレルギーの個人差は大きく，さまざまな例がみられるが，一例をあげる．たとえば妊娠中に母が牛乳を頻繁にかつ多量に飲んでいると，出生後はじめて牛乳を飲ませると牛乳アレルギーが発症したり，出生後にココナッツオイルを使って保湿しているとココナッツアレルギーの体質になっていたりすることがある．

使用して授乳量を確認する.また食事に関しては,食事の環境や食事中や食べ終わりの様子などを観察し,改善する点があれば改善を促すようにする.

(7) 定期健診時の栄養教育

　乳幼児の定期健診時には,養育者に向けてその時期にあわせた情報を提

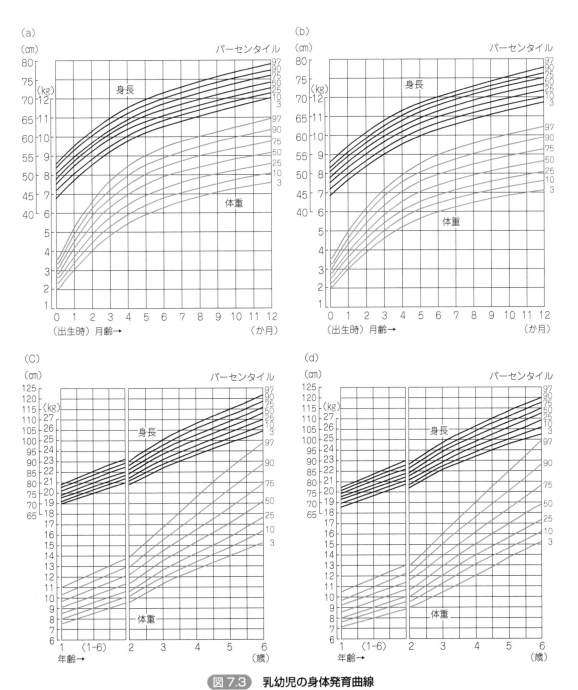

図7.3 乳幼児の身体発育曲線

(a) 乳児(男子),(b) 乳児(女子),(c) 幼児(男子),(d) 幼児(女子).
厚生労働省,平成22年乳幼児身体発育調査.

供することになる．定期健診時には，乳汁栄養，離乳食の進め方，離乳食の完了や断乳などに関する相談が寄せられる．これらの相談については子どもの成長を**身体発育曲線**（図7.3）と照らしあわせて評価し，改善が必要な場合には改善策を提示する．子どもの成長と照らしあわせると改善の必要がない，あるいは経過を観察しないと評価できない場合も多いため，正しくアセスメントして対応するようにする．

【身体発育曲線】

　一般的な身長や体重の成長推移をグラフに示したものである．グラフには身長や体重の範囲が示されているが，枠から外れていることや範囲の上限または下限付近であることに神経質になることはない．身体発育曲線は，発育曲線のカーブにあわせた成長をしているかを確認するためのものである．乳幼児では成長が著しいため，身体発育曲線を活用して成長の様子をこまめに確認し，子どもの成長カーブに異常がみられる場合は早めに相談することが重要となる．

3 ┃ 学童期

3.1　学童期とは

　学童期とは小学校の入学から卒業までをいう．学童期は乳・幼児期と比べると成長・発達の程度は低くなるが，それでもライフステージでみると身体的にも精神的にも，運動能力をみても大きく成長する．

　また，学童期の後半から訪れる思春期での急激な成長に備えて栄養を蓄える時期でもある．

3.2　学童期の特徴と課題

　核家族の増加，共働き家庭の増加，食の簡便化などにより，子どもの**「こ」食**〔孤食，個食，固食，小（少）食，粉食，濃食など〕が増え，問題視されている．そのため，正しい食を選択する力の有無が本人の食生活を大きく左右する．学童期の食生活は将来の食生活の基盤になり，生活習慣病の発症にもかかわってくるため，学童期における栄養教育は明らかに大きな意味を持つ．

　近年では上記のような食生活の変化とともに，学童期のやせや肥満も目立つようになってきた．その原因として，「こ」食，朝食欠食，夜食，ファストフード・コンビニの利用の増加，生活リズムの乱れ，運動習慣の減少などが考えられ，やせではとくに女児の**やせ願望**の低年齢化がみられる．背景として，養育者の食態度，食の簡便化・利便化，塾の利用，公園利用の減少，近隣との関係性の希薄化，美意識の向上などが考えられ，これらについて改善することが課題となる．

小児メタボリックシンドローム

小児肥満には，その後の身長などの成長を期待して経過をみることが可能な「肥満」，肥満によって健康障害を合併している，あるいはその合併が危惧される「肥満症」，腹部肥満に加えて血清脂質，血圧，血糖値に異常がみられる「小児メタボリックシンドローム」がある．肥満症や小児メタボリックシンドロームでは，医師の指示をあおぐようにする．

〈診断基準〉

腹囲が小学生では75 cm以上，中学生では80 cm以上，または腹囲÷身長＝0.5以上であり，血清脂質，血圧，空腹時血糖のうち2つ以上があてはまる場合をいう．

血清脂質：中性脂肪120 mg/dL以上またはHDLコレステロール40 mg/dL未満

血圧：収縮期125 mmHg以上または拡張期70 mmHg未満

空腹時血糖：100 mg/dL以上

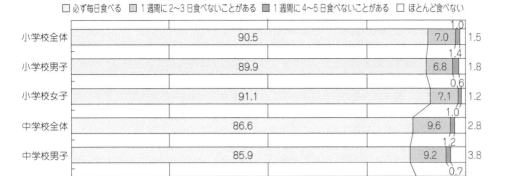

図7.4 朝食の欠食状況

「平成22年度 児童生徒の食事状況等調査報告書【食生活実態調査編】」，独立行政法人日本スポーツ振興センター（2010）より作成.

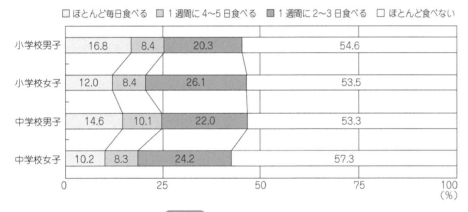

図7.5 夜食を食べる頻度

「平成22年度 児童生徒の食事状況等調査報告書【食生活実態調査編】」，独立行政法人日本スポーツ振興センター（2010）より作成.

　一方で，児童生徒の食事状況等調査報告書〔独立行政法人日本スポーツ振興センター，2010（平成22）年報告〕によると，朝食を必ず毎日食べるという小学生は90.5％，ほとんど食べないという小学生は1.5％，夜食をほとんど食べない小学生は55％弱，ほとんど毎日食べるという小学生は15％程度となっている．朝食欠食や夜食の摂取を放置して良いということではないが，大半の子どもの食生活には朝食欠食や夜食摂取がみられない場合があることも理解しておく必要がある（図7.4，7.5）．

3.3　学童期を対象とした栄養教育のポイント

　学年や時期にあわせて各学校で目標が定められているため，それぞれの目標を達成できるようにプログラムを作成し栄養教育を行うことになる.

表7.6　「食に関する指導の手引き─第二次改訂版」改訂のポイント

1 〈知識・技能〉
　食事の重要性や栄養バランス，食文化等についての理解を図り，健康で健全な食生活に関する知識や技能を身につけるようにする．
2 〈思考力・判断力・表現力等〉
　食生活や食の選択について，正しい知識・情報に基づき，自ら管理したり判断したりできる能力を養う．
3 〈学びに向かう力・人間性等〉
　主体的に，自他の健康な食生活を実現しようとし，食や食文化，食料の生産等にかかわる人びとに対して感謝する心を育み，食事のマナーや食事を通じた人間関係形成能力を養う．
4 目標達成に向けた【食育の視点】
◇食事の重要性，食事の喜び，楽しさを理解する．【食事の重要性】
◇心身の成長や健康の保持増進の上で望ましい栄養や食事のとり方を理解し，自ら管理していく能力を身につける．【心身の健康】
◇正しい知識・情報に基づいて，食品の品質および安全性等について自ら判断できる 能力を身につける．【食品を選択する能力】
◇食べ物を大事にし，食料の生産等にかかわる人びとへ感謝する心を持つ．【感謝の心】
◇食事のマナーや食事を通じた人間関係形成能力を身につける．【社会性】
◇各地域の産物，食文化や食に関わる歴史等を理解し，尊重する心を持つ．【食文化】

　目標の例として文部科学省が「食に関する指導の手引き」のなかで「食に関する指導の目標」を示している．学校給食と食に関する指導を活用して，それらの目標達成に努める．

(1) 食に関する指導の目標

　「**食に関する指導の手引き－第二次改訂版－**」が文部科学省より2019（平成31）年に発表された．学校における食育の必要性，食に関する指導の目標，食に関する指導の全体計画，食に関する指導の基本的な考え方や指導方法，食育の評価についてまとめられているが，今回の改訂版のポイントを表7.6にあげる．

(2) 学校給食と栄養教育

　学童期は精神面や知識面での成長が著しいため，成長に伴って栄養教育の目的や方法，使用する媒体などが異なってくる．とくに学童期では，日本語の読み書きできる力の変化と集中力の持続時間の変化が，栄養教育の方法に与える影響が大きい．各学年にあわせた栄養教育の目標は先述した「食に関する指導の手引き」で示す内容を参考にするが，それとあわせて学童の発達段階に応じて栄養教育の方法を変えることも重要となる．具体的な方法については，次章の「2　学校における栄養教育」で示す．

　学校給食は**生きた教材**であり，学校給食は適切な食習慣を身につけ，給食を通して健康管理ができるようになる，という役割を持つ．学童は学校給食によって，給食の準備から片づけまでの一連の指導のなかで，正しい手洗い，配膳方法，食器の並べ方，箸の使い方，食事のマナーなどを体得

給食は「生きた教材」
給食は日々あまり意識せずに摂取しているものかもしれないが，健康的な食事を体現した1つの形であり，学童たちに大きな教育効果をもたらすものである．すなわち，健康的な献立，多種の料理と食品，適切な量，彩り，味つけなど，日々食べていくなかで自然と身につくことを目指すものである．

し，学校給食の献立を通じて，食品の産地や栄養的な特徴を学習し，教科
などで取り上げられた食品や学習内容を確認できる．

　学童は日々学校給食を食べて生活しているため，給食時に食に関する指

表 7.7　学年段階別に整理した資質・能力（例）

学年		①食事の重要性	②心身の健康	③食品を選択する能力	④感謝の心	⑤社会性	⑥食文化
小学校	低学年	○食べ物に興味・関心をもち，楽しく食事ができる．	○好き嫌いせずに食べることの大切さを考えることができる．○正しい手洗いや，良い姿勢でよく噛んで食べることができる．	○衛生面に気を付けて食事の準備や後片付けができる．○いろいろな食べ物や料理の名前が分かる．	○動物や植物を食べて生きていることが分かる．○食事のあいさつの大切さが分かる．	○正しいはしの使い方や食器の並べ方が分かる．○協力して食事の準備や後片付けができる．	○自分の住んでいる身近な土地でとれた食べ物や，季節や行事にちなんだ料理があることが分かる．
	中学年	○日常の食事に興味・関心をもち，楽しく食事をすることが心身の健康に大切なことが分かる．	○健康に過ごすことを意識して，様々な食べ物を好き嫌いせずに3食規則正しく食べようとすることができる．	○食品の安全・衛生の大切さが分かる．○衛生的に食事の準備や後片付けができる．	○食事が多くの人々の苦労や努力に支えられていることや自然の恩恵の上に成り立っていることが理解できる．○資源の有効利用について考える．	○協力したりマナーを考えたりすることが相手を思いやり楽しい食事につながることを理解し，実践することができる．	○日常の食事が地域の農林水産物と関連していることが理解できる．○地域の伝統や気候風土と深く結び付き，先人によって培われてきた多様な食文化があることが分かる．
	高学年	○日常の食事に興味・関心をもち，朝食を含め3食規則正しく食事をとることの大切さが分かる．	○栄養のバランスのとれた食事の大切さが理解できる．○食品をバランスよく組み合わせて簡単な献立をたてることができる．	○食品の安全に関心をもち，衛生面に気を付けて，簡単な調理をすることができる．○体に必要な栄養素の種類と働きが分かる．	○食事にかかわる多くの人々や自然の恵みに感謝し，残さず食べようとすることができる．○残さず食べたり，無駄なく調理したりしようとすることができる．	○マナーを考え，会話を楽しみながら気持ちよく会食をすることができる．	○食料の生産，流通，消費について理解できる．○日本の伝統的な食文化や食に関わる歴史等に興味・関心をもつことができる．
中学校		○日常の食事に興味・関心をもち，食環境と自分の食生活との関わりを理解できる．	○自らの健康を保持増進しようとし，自ら献立をたて調理することができる．○自分の食生活を見つめ直し，望ましい食事の仕方や生活習慣を理解できる．	○食品に含まれている栄養素や働きが分かり，品質を見分け，適切な選択ができる．	○生産者や自然の恵みに感謝し，食品を無駄なく使って調理することができる．○環境や資源に配慮した食生活を実践しようとすることができる．	○食事を通してより良い人間関係を構築できるよう工夫することができる．	○諸外国や日本の風土，食文化を理解し，自分の食生活は他の地域や諸外国とも深く結びついていることが分かる．

文部科学省，「食に関する指導の手引き─第二次改訂版」，平成 31 年 3 月，p. 21，22.

表7.8　食に関する指導

教科等			4月	5月	6月	7月	8〜9月
学校行事等			入学式	運動会	クリーン作戦	集団宿泊合宿	
推進体制	進行管理			委員会		委員会	
	計画策定		計画策定				
教科・道徳等　総合的な学習の時間	社会		県の様子【4年】、世界の中の日本、日本の地形と気候【5年】	私たちの生活を支える飲料水【4年】、高地に住む人々の暮らし【5年】	地域にみられる販売の仕事【3年】、ごみのしょりと再利用【4年】寒い土地のくらし【5年】日本の食糧生産の特色【5年】、狩猟・採集や農耕の生活、古墳・大和政権【6年】	我が国の農家における食料生産【5年】	地域に見られる生産の仕事（農家）【3年】、我が国の水産業における食料生産【5年】
	理科			動物のからだのつくりと運動【4年】、植物の発芽と成長【5年】、動物のからだのはたらき【6年】	どれくらい育ったかな【3年】、暑くなると【4年】、花から実へ【5年】、植物のからだのはたらき【6年】	生き物のくらしと環境【6年】	実がたくさんできたよ【3年】
	生活		がっこうだいすき【1年】	たねをまこう【1年】、やさいをそだてよう【2年】	─────────────────────→		秋のくらし　さつまいもをしゅうかくしよう【2年】
	家庭			おいしい楽しい調理の力【5年】	朝食から健康な1日の生活を【6年】		
	体育				毎日の生活と健康【3年】		
	他教科等		たけのこぐん【2国】	茶つみ【3音】	ゆうすげむらの小さな旅館【3国】	おおきなかぶ【1国】海のいのち【6国】	
	道徳		自校の道徳科の指導計画に照らし、関連する内容項目を明記すること。				
	総合的な学習の時間			地元の伝統野菜をPRしよう【6年】			
特別活動	学級活動 *食育教材活用		給食がはじまるよ*【1年】	元気のもと朝ごはん*【2年】、生活リズムを調べてみよう*【3年】、食べ物の栄養*【5年】	よくかんで食べよう【4年】、朝食の大切さを知ろう【6年】	夏休みの健康な生活について考えよう【6年】	弁当の日のメニューを考えよう【5・6年】
	児童会活動		残菜調べ、片付け点検確認・呼びかけ 目標に対する取組等（5月：身支度チェック、12月：リクエスト献立募集・集計）掲示（5月：手洗い、11月：おやつに含まれる砂糖、2月：大豆の変身）		給食委員会発表「よく噛むことの大切さ」		
	学校行事		お花見給食、健康診断		全校集会		遠足
	給食の時間	給食指導	仲良く食べよう 給食のきまりを覚えよう 楽しい給食時間にしよう		楽しく食べよう 食事の環境について考えよう		食べ物を大切にしよう 感謝して食べよう
		食に関する指導	給食を知ろう 食べ物の働きを知ろう 季節の食べ物について知ろう				食べ物の名前を知ろう 食べ物の三つの働きを知ろう 食生活について考えよう
学校給食の関連事項	月目標		給食の準備をきちんとしよう	きれいなエプロンを身につけよう	よくかんで食べよう	楽しく食事をしよう	正しく配膳をしよう
	食文化の伝承		お花見献立	端午の節句		七夕献立	お月見献立
	行事食		入学進級祝献立お花見献立		カミカミ献立		祖父母招待献立、すいとん汁
	その他			野菜ソテー	卵料理		
	旬の食材		なばな、春キャベツ、たけのこ、新たまねぎ、きよみ	アスパラガス、グリーンピース、そらまめ、新たまねぎ、いちご	アスパラガス、じゃがいも、にら、いちご、びわ、アンデスメロン、さくらんぼ、	おくら、なす、かぼちゃ、ピーマン、レタス、ミニトマト、すいか、プラム	さんま、さといも、ミニトマト、とうもろこし、かぼちゃ、えだまめ、きのこ、なす、ぶどう、なし
	地場産物		じゃがいも	こまつな、チンゲンサイ、じゃがいも	こまつな、チンゲンサイ、なす、ミニトマト		こまつな、チンゲンサイ、たまねぎ、じゃがいも
			地場産物等の校内放送や指導カードを使用した給食時の指導充実。教科等の学習や体験活動と関連を図る。				
			推進委員会（農場訪問（体験）の計画等）				推進委員会
	個別的な相談指導			すこやか教室		すこやか教室（面談）	
家庭・地域との連携			積極的な情報発信（自治体広報誌、ホームページ）、関係者評価の実施、公民館活動、地域ネットワーク（人材バンク）等の活用				
			学校だより、食育（給食）だより、保健だよりの発行 ・朝食の大切さ　・運動と栄養・食中毒予防・夏休みの食生活・食事の量				・地元の野菜の特色
				学校公開日	学校給食試食会	公民館親子料理教室	家庭教育学級

文部科学省，「食に関する指導の手引—第二次改定版」，平成31年3月，p. 44, 45.

の全体計画②（小学校）例

10月	11月	12月	1月	2月	3月
就学時健康診断	避難訓練				卒業式
委員会		委員会		委員会	
		評価実施	評価結果の分析	計画案作成	
			市の様子の移り変わり【3年】、長く続いた戦争と人々のくらし【6年】	日本とつながりの深い国々【6年】	
		水溶液の性質とはたらき【6年】	物のあたたまりかた【4年】		
食べて元気！ごはんとみそ汁【5年】	まかせてね今日の食事【6年】				
	育ちゆく体とわたし【4年】		病気の予防【6年】		
サラダで元気【1国】 言葉の由来に関心をもとう【6国】	くらしの中の和と洋【4国】、和の文化を受けつぐ【5国】	プロフェッショナルたち【6国】	おばあちゃんに聞いたよ【2国】	みらいへのつばさ（備蓄計画）【6算】	うれしいひなまつり【1音】
				→	
食べ物はどこから*【5年】	食事をおいしくするまほうの言葉*【1年】、おやつの食べ方を考えてみよう*【2年】、マナーのもつ意味*【3年】、元気な体に必要な食事*【4年】		食べ物のひみつ【1年】、食べ物の「旬」*【2年】、小児生活習慣病予防健診事後指導【4年】	しっかり食べよう　3度の食事【3年】	
				→	
	生産者との交流給食会		学校給食週間の取組		
	交流給食会		給食感謝の会		
			給食の反省をしよう		
			1年間の給食を振り返ろう		
			食べ物に関心をもとう		
			食生活を見直そう		
			食べ物と健康について知ろう		
後片付けをきちんとしよう	食事のあいさつをきちんとしよう	きれいに手を洗おう	給食について考えよう	食事マナーを考えて食事をしよう	1年間の給食をふりかえろう
和食献立	地場産物活用献立	冬至の献立	正月料理	節分献立	和食献立
		クリスマス献立	給食週間行事献立	リクエスト献立	卒業祝献立（選択献立）
みそ汁（わが家のみそ汁）	伝統的な保存食（乾物）を使用した料理			韓国料理、アメリカ料理	
さんま、さけ、きのこ、さつまいも、くり、かき、りんご、ぶどう	新米、さんま、さけ、さば、さつまいも、はくさい、ブロッコリー、ほうれんそう、ごぼう、りんご	のり、ごぼう、だいこん、ブロッコリー、ほうれんそう、みかん	かぶ、ねぎ、ブロッコリー、ほうれんそう、キウイフルーツ、ぽんかん	しゅんぎく、ブロッコリー、ほうれんそう、みかん、いよかん、キウイフルーツ	ブロッコリー、ほうれんそう、いよかん、きよみ
こまつな、チンゲンサイ、たまねぎ、じゃがいも、りんご	たまねぎ、じゃがいも、りんご	りんご	たまねぎ、じゃがいも		
		推進委員会		推進委員会（年間生産調整等）	
	すこやか教室 管理指導表提出		個別面談		個人カルテ作成
・地場産物のよさ・日本型食生活のよさ			・運動と栄養・バランスのとれた食生活・心の栄養		
	学校保健委員会、講演会				

表7.9　**食に関する指導**

教科等			4月	5月	6月	7月	8～9月
学校行事等			入学式	運動会	クリーン作戦	集団宿泊合宿	
推進体制		進行管理		委員会		委員会	
		計画策定	計画策定				
教科・道徳・総合的な学習の時間	教科・道徳	社会	世界各地の人々の生活と環境【1年】、大航海時代の幕開け【2年】、都市から広がる大衆文化【3年】	世界各地で生まれる文明【1年】、東アジアの貿易と南蛮人、日本の気候の特色【2年】	世界の食文化とその変化【1年】、各地を結ぶ陸の道・海の道【2年】、大きく変化した私たちの生活【3年】	稲作による生活の変化【1年】、日本の農業とその変化【2年】、私たちの生活と文化【3年】	世界の諸地域（アジア）【1年】、日本の諸地域（九州・南西諸島）【2年】
		理科	花のつくりとはたらき【1年】、物質の成り立ち【2年】、生物の成長とふえ方【3年】	水や栄養分を運ぶしくみ【1年】	栄養分をつくるしくみ【1年】、生命を維持する働き【2年】	植物のなかま分け【1年】、遺伝の規則性と遺伝子【3年】	動物のなかま【2年】
		技術・家庭	食生活と栄養【2年】		献立作りと食品の選択【2年】		秋のくらし　さつまいもをしゅうかくしよう【2年】
		保健体育		食生活と健康【3年】	体の発育・発達【1年】、水の利用と確保【2年】		
		他教科	花曇りの向こう【1国】、握手【3国】、A History of Vegetables【3英】	ダイコンは大きな根【1国】	言葉を集めよう【1国】		学校の文化祭【1英】、盆土産【2国】
		道徳	自校の道徳科の指導計画に照らし、関連する内容項目を明記すること。				
		総合的な学習の時間				働く人から学ぼう【2年】	
特別活動	学級活動＊食育教材活用				健康な歯や骨を作ろう【1年】		弁当の日のメニューを考えよう【1、2、3年】
	生徒会活動		残菜調べ、片付け点検確認・呼びかけ ── 目標に対する取組等（5月：身支度チェック、12月：リクエスト献立募集・集計）掲示（5月：手洗い、11月：おやつに含まれる砂糖、2月：大豆の変身）				
					給食委員会発表「よく噛むことの大切さ」		
	学校行事		お花見給食、健康診断		試食会、学校保健委員会、全校集会		遠足
	給食の時間	給食指導	給食時間の過ごし方・準備、後片付けの仕方・協力体制・当番の身支度・手洗いの励行				準備・後片付けの協力の仕方・給食当番と当番以外の効率的
		食に関する指導	朝食の大切さを見直そう　伝統的食文化（行事食・節句料理・郷土料理）・朝食・生活リズム　夏の食事（夏野菜・水分補給・夏バテ予防）				日本食を見直し良さを知ろう　食事のあいさつ、ノロウイルス　バランスのよい食事（3食の
学校給食の関連事項	月目標		給食の準備をきちんとしよう	きれいなエプロンを身につけよう	よくかんで食べよう	楽しく食事をしよう	正しく配膳をしよう
	食文化の伝承		お花見献立	端午の節句		七夕献立	お月見献立
	行事食		入学進級祝献立お花見献立		カミカミ献立		祖父母招待献立、すいとん汁
	その他			南蛮料理			世界（日本）の料理 ──
	旬の食材		なばな、春キャベツ、たけのこ、新たまねぎ、きよみ	アスパラガス、グリーンピース、そらまめ、新たまねぎ、いちご	アスパラガス、じゃがいも、にら、いちご、びわ、アンデスメロン、さくらんぼ、	おくら、なす、かぼちゃ、ピーマン、レタス、ミニトマト、すいか、プラム	さんま、さといも、ミニトマト、とうもろこし、かぼちゃ、えだまめ、きのこ、なす、ぶどう、なし
	地場産物		じゃがいも	こまつな、チンゲンサイ、じゃがいも	こまつな、チンゲンサイ、なす、ミニトマト		こまつな、チンゲンサイ、たまねぎ、じゃがいも
			地場産物等の校内放送や指導カードを使用した給食時の指導充実。教科等の学習や体験活動と関連を図る。				
			推進委員会（農場訪問（体験）の計画等）				推進委員会
個別的な相談指導						個別相談指導（面談）	
家庭・地域との連携			積極的な情報発信（自治体広報誌、ホームページ）、関係者評価の実施、公民館活動、地域ネットワーク（人材バンク）等の活用				
			学校だより、食育（給食）だより、保健だよりの発行・朝食の大切さ・運動と栄養・食中毒予防・夏休みの食生活・食事の量				・地元の野菜の特色
				学校給食試食会		公民館親子料理教室	家庭教育学級

文部科学省，「食に関する指導の手引─第二次改定版」，平成31年3月，p. 48，49.

の全体計画②（中学校）例

10月	11月	12月	1月	2月	3月
	避難訓練				卒業式
委員会		委員会		委員会	
		評価実施	評価結果の分析	計画案作成	
律令国家でのくらし【1年】、日本の諸地域（中国・四国）【2年】	世界の諸地域（ヨーロッパ、アフリカ）【1年】、日本の諸地域（近畿）【2年】、私たちのくらしと経済【3年】	世界の諸地域（南北アメリカ）【1年】、日本の諸地域（中部）【2年】	世界の諸地域（オセアニア）【1年】、日本の諸地域（関東）【2年】	世界の様々な地域の調査【1年】、日本の諸地域（東北）、地域によって異なる食文化【2年】	日本の諸地域（北海道）【2年】
	水溶液の性質【1年】、酸・アルカリと塩【3年】	多様なエネルギーとその移り変わり【3年】	自然界のつり合い【3年】	自然が人間におよぼす影響【3年】	
調理と食文化【2年】	生物育成（技）【2年】				
生活習慣病とその予防【3年】		健康な生活と病気の予防【3年】			
幻の魚は生きていた【1国】、自然物のデザイン【1美】、帰れソレントへ【3音】	故郷【3国】	新聞の社説を比較して読もう【3国】	組曲「展覧会の絵」から【2音】		
					→
					→
	生産者との交流給食会		学校給食週間の取組		
遠足	交流給食会		給食感謝の会		
な動き			正しい食事マナー ・はし、食器の持ち方　・会話の内容 ・食事のあいさつ		
（郷土の産物　・郷土への関心）			楽しい給食時間の過ごし方を考えよう（1年間の振り返り）		
			学校給食週間（歴史・伝統食と世界の料理）		
バランス、寒さに負けない食事（風邪予防・冬至とかぼちゃ））			生活習慣病予防		
後片付けをきちんとしよう	食事のあいさつをきちんとしよう	きれいに手を洗おう	給食について考えよう	食事マナーを考えて食事をしよう	1年間の給食をふりかえろう
和食献立	地場産物活用献立	冬至の献立	正月料理	お月見献立	桃の節句献立
		クリスマス献立	給食週間行事献立	リクエスト献立	卒業祝献立（選択献立）
さけ料理、煮・焼・蒸（魚・肉・野菜）料理					→
さんま、きのこ、さつまいも、くり、かき、りんご、ぶどう	新米、さんま、さけ、さば、さつまいも、はくさい、ブロッコリー、ほうれんそう、ごぼう、りんご	のり、ごぼう、だいこん、ブロッコリー、ほうれんそう、みかん	かぶ、ねぎ、ブロッコリー、ほうれんそう、キウイフルーツ、ぽんかん	しゅんぎく、ブロッコリー、ほうれんそう、みかん、いよかん、キウイフルーツ	ブロッコリー、ほうれんそう、いよかん、きよみ
こまつな、チンゲンサイ、たまねぎ、じゃがいも、りんご	たまねぎ、じゃがいも、りんご	たまねぎ、じゃがいも			
		推進委員会		推進委員会（年間生産調整等）	
	管理指導表提出		個別面談		個人カルテ作成
・地場産物のよさ・日本型食生活のよさ			・運動と栄養・バランスのとれた食生活・心の栄養		

導を行う際には日々の給食を活かすようにすると効果的である．たとえば食べ物の名前を知る目的で栄養教育を行うのであれば，用紙で教材をつくるのも良いが，同時に給食でだされている食品やその食品の調理前の状態を示しながら栄養教育を行うことで，より理解が進むと考えられる．

　学童の食生活は養育者の食生活と密接な関係があると考えられるため，学童期の対象者への栄養教育は学童本人だけでなく養育者に対しても行う必要がある．日々の献立の情報や家庭でとってほしい栄養などの情報を，定期的に養育者に連絡していくことなどが有効となってくる．

（3）学童期における肥満とやせ

　学童期の肥満は成人肥満に移行することが多いため，学童の段階で改善に努めるが，身体発育曲線と照らしあわせつつ，体重減少を行うのではなく，基本的には体重を微増あるいは維持で留めるように努める．成長途上での体重減少は，弊害をもたらすリスクがあるので注意する．運動やバランスの良い食生活を心がけることで体重の適正化を図る．

　学童期のやせは，成長の妨げとなるリスクがあるため，その点を丁寧に伝え改善を促すようにする．この時期に目的意識を持って改善させることは，思春期以降にやせを改善しようとすることと比べると成功する可能性が高い．食事の内容もそうであるが，なぜ食事量が少ないのかを子どもと向きあって話しあうことで解決に結びつける．

（4）食に関する指導の計画

　食に関する指導の計画を立案する際には，食に関する指導の目標と食育の視点を念頭において，各学年の目標を設定し年間の計画を立てる．小中学校における学年段階別の資質・能力（例）および食に関する指導の全体計画（例）を表 7.7 〜表 7.9 に示す．

4 ｜ 思春期

4.1　思春期とは

　思春期は第二次性徴期ともいわれ，学童期の後半から始まる．思春期は一般的に男子よりも女子で先行してみられる．心身の成長も著しいが，生殖能力を獲得し，男子は男らしく，女子は女らしくなっていくことがこの時期の特徴である．

　身体が大きく成長することからエネルギー必要量は多くなり，**日本人の食事摂取基準（2020 年版）**では思春期が人生のなかで最もエネルギー必要量が高い時期となっている．

4.2　思春期の特徴と課題

　思春期では，自律神経や内分泌機能の著しい変化によりホルモンバラン

スが乱れる，自律神経失調を起こし，心身の不安定な状態がみられ，イライラしやすくなるなど不定愁訴がみられるようになる．自己主張が強くなる時期でもある．思春期では異性を意識するようになり，異性から好かれたいと考えるようになる．やせている方が好かれやすいということから，やせ願望をもつ例は少なくない．あるいは，やせている方が普通体型であると認識する例もよくみられる（**ボディイメージの歪み**）．

　女子は思春期になると体つきが女らしくなってくるため，多少ふっくらと丸みをおびてくる．太ったと勘違いし，やせに向かう場合もある．こうしたやせ願望から極端な食事制限を行い，摂食障害〔**神経性やせ症**，**神経性大食症**（過食症）〕となる例もみられる．日本では若年時からの女性のやせが目立つようになっており，平成28（2016）年の国民健康・栄養調査結果では15歳から19歳，また20歳から29歳の女性でBMI18.5未満が20%を超えている．

　神経性やせ症は女性に多い疾患で，極端なやせがみられ，無月経，食行動の異常，ボディイメージの歪み，活動性の亢進，病識が乏しいといった特徴がみられる．神経性やせ症のおもな症状として，低体温，皮膚の乾燥，背部・四肢の産毛密生・脱毛などがみられる．

　逆に思春期に入り食生活が乱れ，肥満になる例もある．糖分の入った飲み物（ペットボトル飲料や缶ジュースなど）を多量に摂取することによる**ペットボトル症候群**も，身近な問題として存在している．

　思春期ではスポーツに励むことも多くなる．スポーツをしているから健康であると考え，食事をおろそかにしている例もみられる．スポーツをしているときは，とくに栄養に気をつける必要があることも伝えていく．

【摂食障害】

　摂食障害は心理的な要因で発症し，食行動を中心に問題のある，さまざまな行動や症状が現れる疾患である．神経性やせ症（神経性無食欲症）と神経性過食症（神経性大食症）に大別される．摂食行動の異常がみられることが多いため，食にかかわる管理栄養士・栄養士が栄養教育や治療に携わることがある．

　摂食障害の食行動は理解しがたいかもしれないが，患者はその症状に至るまで悩み，意識しないままそのような行為に至っている．そのため，単純に食事が少なければ増やす，多ければ減らすというような方法で栄養教育をするのではなく，食行動に影響を与えた原因を理解し，解決しようとすることが重要となる．問題のある行動を注意すると，患者のストレスにつながり，症状が悪化することにもなる

　神経性やせ症では，単純に食事提供量を増やしてもそれまでより食事摂取量が減ってしまう，食べても食後に自分の意志で嘔吐することもあるため，計画を立案する際や評価の際には注意する．

不定愁訴

頭痛，めまい，朝起床しにくいなどの症状．起立性調節障害ともいう．

ペットボトル症候群

糖分を多く含む清涼飲料水を大量に飲むことで高血糖になり，高血糖になることでさらに喉が渇き，清涼飲料水を飲むという行為を繰り返すことで著しい高血糖となってケトーシスに陥るという症状．現在ではペットボトル飲料に無糖のものが多く出回っているため，ペットボトル飲料の飲みすぎがペットボトル症候群につながるともいえない．

リフィーディングシンドローム
摂食障害などによって長期の絶食が
ある際に，急に高エネルギーの食事
を摂食させたり投与する（TPN など）
と起こる，低リン血症などの代謝異
常のことである．死に至ることもあ
る．高リスクの場合は 5 kcal/ 日か
ら，通常は 10 kcal 〜 15 kcal/ 日の
栄養投与から始める．

食事量を増やす際には具体的に数値を示して少しずつ増やす，1 日の摂取量を 500 kcal から始めるなど提案して，患者の了解を得て行うようにする．また，摂食を開始する際には**リフィーディングシンドローム**に注意する必要がある．

4.3　思春期を対象とした栄養教育のポイント

　心身ともに成長が著しい時期であるため，エネルギーとたんぱく質が十分に確保できるようにする．そのために食事をきちんと摂取しているか，摂取していない場合は原因を把握することが栄養教育のポイントとなる．

　食生活が乱れていても，この時期に病気の症状がすぐに現れることは少ない．そのため，肥満ややせが将来の生活習慣病発症につながることも理解しにくい．肥満ややせであったとしても，患者は危機感を感じにくいことも多い．将来生活習慣病にならないためにと教育してもよいが，近い将来に起こりうる症状などを提示した方が有効な場合がある．

　思春期では，とくに自律神経のコントロールがうまくいかず精神的に不安定になることから，栄養教育の際には否定的になったり，周囲の理解のなさに不満をぶつけたりすることがないよう気をつける．カウンセリング技法を用いて，心を寄り添わせて教育することが重要となる．

(1) 思春期の肥満

　思春期の肥満は，将来の生活習慣病発症リスクの増加につながるため改善に努めるが，成長期であることから体重減少を第一目的として行うことは避ける．身長の伸びを評価しつつ，身長に対応した体重となるように調整する．思春期ではとくに単純に肥満だからやせるようにという指導が，極端な食事制限や運動負荷につながるリスクを高めるため注意する．栄養教育では，体重の目標量，日々の変化量について話し，日々測定するように勧めることが大事となる．

　肥満に対して改善意欲がみられない場合でも，少なからずやせたいと思っていることが多い．やせたときの自分の体型や，やせたときのメリットをイメージさせて，いまできることから始めるように，勧めていくことが効果的な場合がある．

(2) 思春期のやせ

　思春期は，将来の妊娠・出産に影響を及ぼす時期でもあることから，**思春期のやせ**は妊娠・出産時のやせにつながるリスクがある．妊娠・授乳期の項目で述べたように（p. 126 参照），妊娠期に母体がやせであると妊娠・出産時に問題が生じる場合があり，新たに生まれてくる子どもが将来生活習慣病にかかるリスクが増加する恐れもある．

　それ以外にも思春期のやせは将来の骨粗鬆症のリスク，極端なやせになると摂食障害のリスクにもなる．このような問題を未然に防ぐために，や

せについての栄養教育の改善は重要となる．しかし，思春期のやせは問題意識が低かったり，やせ願望を持っていることが多く，改善意欲がみられない場合が多い．やせに至った原因をカウンセリングなどにより聞き取り話し合い，やせ願望の改善に結びつけるようにする．やせを改善するメリットとして，将来の病気などだけではなく，いま適切に食事をとると身長が伸びることを伝えると有効な場合がある．

（3）スポーツ時の栄養教育

スポーツ選手には自分は健康で，一般の人より体力があると自信を持っている人が多い．しかし，疲れやすい，競技力が伸びない，適正な身体づくりができていないなどの問題を抱えていることも多く，栄養が関与している場合がある．

スポーツ選手には，健康の維持・増進だけでなく，競技力の向上にもつなげるために，スポーツ選手でない人より多くのエネルギー，たんぱく質，各種栄養素が必要となる．ただし，エネルギー・栄養素の必要量は運動強度によって異なるため，スポーツの種類，トレーニングの質，練習日・休暇日などの違いにより適切に管理する必要がある．

スポーツ選手に不足しやすい栄養素として，鉄があげられる．欠食や食生活の乱れにより鉄分不足となり**鉄欠乏性貧血**の原因となる．鉄欠乏性貧血は競技力にも悪影響をもたらすため，鉄欠乏性貧血がみられる場合は鉄の摂取を促す必要がある．しかし，鉄をはじめとして各栄養素の欠乏を気にするあまりサプリメントを多用し，一部の栄養素を過剰摂取していることもある．過剰摂取もまた健康を害し，競技力向上の妨げとなりうるため注意する．

学校のクラブ活動などで帰りが遅くなると，帰宅途中での買い食いやスポーツドリンクの摂取など，糖分の入った飲料の摂取が多くみられることがある．これらの摂取は栄養のバランスを崩すだけでなく，その後の夕食の食事量を減らすことにもつながるため，間食の内容には注意が必要である．

筋肉を効率的に強化するためには運動直後のたんぱく質の摂取が有効とされているため，運動直後に軽くたんぱく質性食品を摂取することは勧められる．

学校のクラブ活動では，クラブ終了後すぐに食べられるよう，おにぎりやバナナ，ゆで卵などを用意しておくと良い．その際衛生面には十分に配慮する．

5 | 成人期

5.1　成人期とは

成人期は身体的にも精神的にも成熟した時期である．成人期より前の時期では明らかでなかったが，食生活の乱れによる生活習慣病など，体への悪影響が生じるようになる時期でもある．生活全般にわたって自分で管理することが可能となるが，就職活動，就労，結婚，出産，子育て，親の介護などのさまざまなライフイベントにより生活様式，生活環境が大きく変化し，生活をコントロールするのが難しくなる時期でもある．

5.2　成人期の特徴と課題

成人になると朝食欠食，夜食の摂取，**中食・外食**利用の増加，野菜摂取不足，摂取品目数の減少，サプリメントの多用，アルコールの多飲など，食生活上の問題が多くみられるようになる．それらが肥満ややせ，高血圧，脂肪肝，貧血，便秘などの原因となりうる．

近年では，健康や食に関する情報が一般に広まり健康意識が高い人も多い．しかし，情報量が多すぎるため間違って理解したり偏った理解をしてしまい，自らを健康から遠ざけている場合もある．

健康な食生活を理解していても現実に自分の身に影響が生じていなければ，なかなか行動には反映されにくい．就労環境や家庭環境などでは，いままでになかった責任が増えてくることもストレスが増える要因になり，食生活に影響する場合が多い．

20歳を超えると飲酒（アルコールの摂取）が可能となり，飲酒習慣のある者もみられる．飲酒とともに食事をする機会も増えてくるが，大量飲酒はさまざまな疾患のリスクファクター（危険因子）となる．疾患の発症予防のために，適切に飲酒をすることが大事となるが，症状がでていない状態で飲酒習慣の改善を促すのはなかなか難しい場合が多い．

(1) 単身者の特徴と課題

上記のような食生活上の問題があったとしても，単身者でない場合は家族など周囲の支援で改善できることも多い．しかし，単身者においては健康管理に対する危機意識が低く，行動変容になかなか移せない場合も多い．

(2) 中食・外食の利用

近年では中食・外食産業の発展により，自ら食材を購入して調理を行わなくても食事をとることが可能である．調理技術がない，調理器具を持っていない場合は，日々の食事は中食や外食に頼らざるを得ない．

中食・外食といえば，主菜が多いため脂質が多い，野菜が不足しているなど，以前は健康に良くないイメージを持たれていることも多かった．しかし，近年では中食・外食産業において健康を謳うものも多く存在する．

節度ある適度な飲酒（健康日本21，厚生労働省）
1日平均純アルコールで約20ｇ程度．20ｇとはおおよそビールなら中びん1本，日本酒なら1合，酎ハイ（7％）なら350 mL缶1本，ウイスキーならダブル1杯．

行動変容
第2章を参照．

内食，中食，外食
内食：食品を購入して，家庭で調理を行ったものを食べること
中食：家庭外で調理された調理済み食品（惣菜，デリバリーなど）を買って帰り，家庭で食べること．
外食：飲食店で食事を済ませること．

栄養教育を行う場合で，中食・外食の多用がみられる利用者には，健康的な食品を選択する力を養わせる．そして調理を伴わなくても，健康な食事が可能なことを理解してもらうようにする．

5.3　成人期を対象とした栄養教育のポイント

　成人期では，健康の維持・増進や食習慣の乱れによる生活習慣病の予防などが栄養教育の目的となる．これらの目標を達成するために，肥満ややせの栄養教育を行うことが多い．

　何らかの病気を罹患した場合には，その病気の治療や重症化予防が重要となる．病気を罹患した者への対応は傷病者への栄養教育で述べる．

　成人期でみられる生活習慣の乱れは，本人（対象者）だけが問題とはいい切れない．家族，毎日過ごす環境など，さまざまな原因が存在する．生活習慣を改善するために，その乱れの原因となっている事柄を把握し，原因に対処することで改善に向かわせることが可能となる．

　また行動変容が必要になる場合でも，直接本人（対象者）に行動変容を求めるのではなく，周囲の環境を変えて行動変容を自然と生じさせるような解決策を提案することもできる．そのためには，これまでに述べた行動変容技法の活用や食環境づくりが求められる．

　対象者の意思を無視した行動変容の目的を立てると，実行可能性が低くなるとともに対象者にとってストレスの元となり，栄養教育を実施しても健康の維持・増進には役立たないことがある．対象者とよく話し，対象者の意思を尊重して，対象者に納得してもらったうえで行動変容をサポートしていくことが重要となる．

食物へのアクセス面の整備，情報へのアクセス面の整備
第2章を参照．

(1) THPと特定健康診査・特定保健指導

　THP（トータル・ヘルスプロモーション・プラン）は，すべての働く人を対象とした心身両面にわたる健康づくりを推進するための取組みである．

　特定健康診査・特定保健指導は40歳から74歳のすべての被保険者，被扶養者を対象として，生活習慣病の予防を目的とし，メタボリックシンドロームに着目してハイリスク者に対する支援を行うものである．特定健診・特定保健指導を活用して，対象者の身体状況の経過を観察し，定期的に情報提供などを実施することが成人期の健康の維持・増進にとって重要となる．

　健診の結果，教育や支援の必要性あり（表7.10）となった者（ハイリスク者）に対して栄養教育を行うが，まだ病気への危機感が少ないことや仕事で多忙なことなどが原因で，栄養教育がうまく行われないことも多い．また対象者の数が多く，リーフレットなどの教材を活用することで，かえって栄養教育が簡素化してしまうこともある．対象者ときちんと向き合い話

THP
労働安全衛生法の改正（1988年，厚生労働省策定）により，企業の努力義務として導入された．「事業場における労働者の健康保持増進のための指針」にそって実施される．

表 7.10　**特定保健指導対象者の具体的な階層化の方法**

ステップ 1　　内臓脂肪蓄積のリスク判定
○ 腹囲と BMI で内臓脂肪蓄積のリスクを判定する.
・腹囲 男性 85 cm 以上，女性 90 cm 以上 → (1)
・腹囲 (1) 以外 かつ BMI ≧ 25 kg/m^2 → (2)

ステップ 2　　追加リスクの数の判定と特定保健指導の対象者の選定
○ 検査結果及び質問票より追加リスクをカウントする.
○ ①～③はメタボリックシンドロームの判定項目，④はその他の関連リスクとし，④喫煙歴については①から③までの
リスクが 1 つ以上の場合にのみカウントする.
①血圧高値
　a 収縮期血圧 130 mmHg 以上 または
　b 拡張期血圧 85 mmHg 以上 または
②脂質異常
　a 中性脂肪 150 mg/dL 以上 又は
　b HDL コレステロール 40 mg/dL 未満
③血糖高値*
　a 空腹時血糖（やむを得ない場合は随時血糖）100 mg/d L 以上 又は
　b HbA1c（NGSP）の場合 5.6％以上
④質問票 喫煙歴あり
⑤質問票
　①，②または③の治療に係る薬剤を服用している.
※血糖検査については，HbA1c 検査は，過去 1～2 か月の血糖値を反映した血糖値のコントロールの指標であるため，
健診受診者の状態を評価するという点で，保健指導を行う上で有効である．ただし保健指導後の評価指標として用いる
際には，当日の状態ではなく，1 か月以上前の状態を反映していることに留意すべきである．なお，絶食による健診受
診を事前に通知していたとしても，対象者が食事を摂取した上で健診を受診する場合があり，必ずしも空腹時における
採血が行えないことがあるため，空腹時血糖と HbA1c 検査の両者を実施することが望ましい．特に，糖尿病が課題となっ
ている医療保険者にあっては，HbA1c を必ず行うことが望ましい．なお，特定健診・特定保健指導の階層化において，
空腹時血糖と HbA1c の両方を測定している場合は，空腹時血糖の結果を優先し判定に用いる．HbA1c の検査について
は，平成 25 年度からは NGSP 値で表記している．なお，JDS 値と NGSP 値は，以下の式で相互に正式な換算が可能
である.
JDS 値（％）= 0.980 × NGSP 値（％）− 0.245％
NGSP 値（％）= 1.02 × JDS 値（％）+ 0.25％

ステップ 3　　保健指導レベルの分類
ステップ 1，2 の結果を踏まえて，保健指導レベルをグループ分けする．なお，前述のとおり，④喫煙歴については①か
ら③のリスクが 1 つ以上の場合にのみカウントする.
(1) の場合
①～④のリスクのうち
　追加リスクが 2 以上の対象者は 積極的支援レベル
　　　　　　1 の対象者は 動機づけ支援レベル
　　　　　　0 の対象者は 情報提供レベル　　　　　　　　　とする.
(2) の場合
①～④のリスクのうち
　追加リスクが 3 以上の対象者は 積極的支援レベル
　　　　　　1 または 2 の対象者は 動機づけ支援レベル
　　　　　　0 の対象者は 情報提供レベル　　　　　　　　とする.

ステップ 4　　特定保健指導における例外的対応等
○ 65 歳以上 75 歳未満の者については，日常生活動作能力，運動機能等を踏まえ，QOL（Quality of Life）の低下予防
に配慮した生活習慣の改善が重要である等から，「積極的支援」の対象となった場合でも「動機づけ支援」とする.
○降圧薬等を服薬中の者については，継続的に医療機関を受診しているはずなので，生活習慣の改善支援については，
医療機関において継続的な医学的管理の一環として行われることが適当である．そのため，保険者による特定保健指
導を義務とはしない．しかしながら，きめ細かな生活習慣改善支援や治療中断防止の観点から，かかりつけ医と連携
した上で保健指導を行うことも可能である．また，健診結果において，医療管理されている疾病以外の項目が保健指
導判定値を超えている場合は，本人を通じてかかりつけ医に情報提供することが望ましい.

厚生労働省，「標準的な健診・保健指導プログラム（平成 30 年度版）」.

し，ともに解決策を考えることが重要となる．

（2）成人期の肥満

　成人期では生活習慣や食習慣の乱れにより，肥満者の割合が増加してくる．とくに内臓脂肪の増加による**内臓脂肪型肥満**は生活習慣病の原因となりやすいので注意する．基本的には標準体重を目標に，適正体重まで体重を減少させるようにする．体重減少を目標とする場合は，極端な体重減少や適正体重を下回るまでの体重減少には至らないように注意を促す．健康を害する恐れがあるためである．

　体重減少を目標とする場合の目安は，肥満が重度でない場合は 1 か月で 5％以上，6 か月で 10％以上の体重減少とならないようにする．体重減少を行っていくうえで**行動変容技法**を有効活用すると良い（第 2 章を参照）．

（3）成人期のやせ

　成人期で 30 歳をすぎるとやせ（BMI = 18.5 kg/m^2）の割合は減ってくる．一方で，この 10 年間でやせの人は，男女とも有意な増減はないが，存在している．やせは将来の低栄養や骨粗鬆症につながるリスクがあるので改善するようにする．改善のためには，管理栄養士・栄養士から食事量に関する正しい情報を提供することが重要となる．

　やせを改善したくても改善できないという例はよくあるが，アセスメントすると明らかに食事量が少ないにもかかわらず自分では十分に食べていると思っていることが多い．その際は献立などとともに適切な食事量を話し，食事量を増やす工夫を伝える．食事回数の増加や運動負荷は有効となる．

　やせの対象者には，食事量を増やし体重が増えることで改善される可能性のある状態を伝えることも有用である．たとえば，食事をとって体重を増やすことによって貧血による立ち眩みが減る，便秘が解消される，疲れにくくなる，風邪をひきにくくなる，風邪をひいても回復が早くなる，などがある．

（4）更年期障害

　更年期とは，生殖期から非生殖期への移行時期のことである．女性では閉経を迎える 50 歳ごろの前後 10 年程度を指す．男性では加齢によって非生殖期を迎えるわけではないため，更年期を経験しない場合もある．更年期では，性ホルモンの乱れなどによって更年期障害がみられることがある．**更年期障害**は，更年期に限らず男性・女性ともにストレスなどが原因で若年時から生じることもある．更年期障害では，表 7.11 に示す症状がみられる．

　更年期障害がみられる場合にはさまざまな薬物療法が行われるが，精神的に不安定になりやすい状態であるため周囲の理解を求めるなど環境整備に努める．

内臓脂肪型肥満

肥満は脂肪組織が過剰に蓄積した状態で，BMI 25 kg/m^2 以上のもので，内臓脂肪型肥満と皮下脂肪型肥満に分けられる．内臓脂肪型肥満は腹部がぽっこり出たリンゴ型の体型になりやすく，男性に多くみられる．皮下脂肪型肥満は臀部や大腿部などの下半身に脂肪が多く沈着した洋ナシ形の体型になりやすく，女性に多くみられる．

肥満に起因するか関連する健康障害を合併する，またはその合併が予測され，医学的に減量を必要とする病態を**肥満症**という．肥満症の診断基準として，その内臓脂肪の量を簡易に推定するために特定健康診査では腹囲の測定を行っている．

標準体重と適正体重

標準体重とは，BMI が 22 kg/m^2 となる体重である．BMI は体重（kg）を身長の 2 乗（m^2）で割って求められるため，標準体重は身長の 2 乗に 22 をかけることで求められる．成人期での適正体重は BMI 18.5 ～ 25 kg/m^2 を指す．

やせ（18.5 kg/m^2）の人の割合〔平成 29（2017）年国民健康・栄養調査結果〕

20 ～ 69 歳の場合，男性 4.2％，女性 11.6％で，この 10 年間で大きな変化はみられない．

表7.11　更年期障害の症状

分類	症状
自律神経失調症状	ホットフラッシュ（のぼせ，ほてり，発汗），心悸亢進，冷え，息苦しさ，頭痛，肩こり，めまい，など
精神症状	憂うつ，不安感，無気力，神経過敏，忍耐力低下（イライラ，怒りっぽい），など
その他の身体症状	
運動器	腰痛，肩こり，関節・筋肉痛，むくみ，など
消化器	嘔吐，食欲不振，腹痛，など
皮膚粘膜	湿疹，かゆみ，乾燥感，など
泌尿・生殖器	頻尿，外陰部違和感，など

参考：相良洋子，産科と婦人科，**70**(8)，1043（2003）ほか.

6 ｜ 高齢期

6.1　高齢期とは

　日本で**高齢者**とは65歳以上で，そのうち75歳未満を**前期高齢者**，75歳を**後期高齢者**という．**高齢期**は加齢に伴って身体機能が低下し，個人を取りまく環境の変化により精神的側面に影響がみられる．高齢者では個人差が大きく，年齢だけでは特徴がとらえにくい．そのため，個別に身体的，社会的，精神的の各側面からアセスメントをして，栄養教育をする必要がある．総人口に占める高齢者人口の割合は28.1％になり，男女別にみると，男性は25.1％，女性は31.0％になっている〔令和元年版高齢社会白書〕．65歳以上がいる世帯（熊本県を除く）は全世帯の47.2％となっている．世帯構造をみると，「夫婦のみの世帯」が最も多く，次いで「単独世帯」とあわせると半数を超える（図7.6）．また性・年齢階級別にみると，年齢が高くなるにしたがって男性では「子夫婦と同居」の割合が高く，女性では「単独世帯」と「子夫婦と同居」の割合が高くなる（図7.7）．高齢期は身体能力の低下に加えて，生活環境，**食のアクセシビリティ**，経済状況，心身へ影響を与える**ライフイベント**，貧困や社会的孤立などさまざまな問題を抱えていることに留意する．

6.2　高齢期を対象とした栄養教育のポイント

　高齢者は対象者によって支援方法が異なる．高齢期においては仲間と，共通した生活体験，価値観の共有，共感が得られると豊かな人間関係が形成される．

　一次予防では生活機能（activities of daily living，**ADL**　日常生活動作ともいう）の維持，要介護予防が目的になる．疾病の有無にかかわらず，地域で1人でも生活できるほどの元気な高齢者との世代間交流を通じて，地域全体の**ソーシャルキャピタル**の醸成を目指す取組みが増えている．よ

食のアクセシビリティ
第2章を参照.

ソーシャルキャピタルの醸成
第2章を参照.

一次予防
第1章を参照.

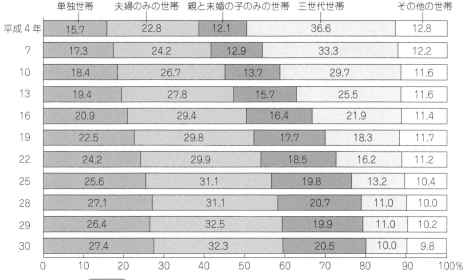

	単独世帯	夫婦のみの世帯	親と未婚の子のみの世帯	三世代世帯	その他の世帯
平成4年	15.7	22.8	12.1	36.6	12.8
7	17.3	24.2	12.9	33.3	12.2
10	18.4	26.7	13.7	29.7	11.6
13	19.4	27.8	15.7	25.5	11.6
16	20.9	29.4	16.4	21.9	11.4
19	22.5	29.8	17.7	18.3	11.7
22	24.2	29.9	18.5	16.2	11.2
25	25.6	31.1	19.8	13.2	10.4
28	27.1	31.1	20.7	11.0	10.0
29	26.4	32.5	19.9	11.0	10.2
30	27.4	32.3	20.5	10.0	9.8

図 7.6　65 歳以上の者のいる世帯の世帯構造の年次推移

注 1）1995（平成 7）年の数値は，兵庫県を除いたものである．
　2）2016（平成 28）年の数値は，熊本県を除いたものである．
　3）「親と未婚の子のみの世帯」とは，「夫婦と未婚の子のみの世帯」および「ひとり親と未婚の子のみの世帯」
　　をいう．
厚生労働省，平成 30 年 国民生活基礎調査の概況，p. 4.

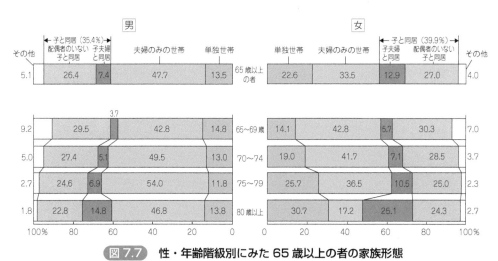

図 7.7　性・年齢階級別にみた 65 歳以上の者の家族形態

注　「その他」とは，「その他の親族と同居」および「非家族と同居」をいう．
厚生労働省，平成 30 年 国民生活基礎調査の概況，p. 6.

り良い**共生社会**を目指して栄養教育を進めると良い．より良い共生社会の例として，社会的人間関係が豊かな人ほど生命予後や**主観的健康感**が高く，健康行動が積極的になる．講演会の開催，ボランティア人材の育成などで**セルフエフィカシー**を高めることが，思いやりのある環境づくりや地域における信頼の構築につながると考えられる．三世代家族が激減し，独居者が増加する一方の状況で，管理栄養士・栄養士は高齢者に対してどのよう

後期高齢者の質問票の導入

二次予防
第1章を参照.

75歳以上の人が「フレイル」の状態になっているかをチェックする「後期高齢者の質問票の導入」が，厚生労働省より後期高齢者医療広域連合と都道府県に要請された．質問票は，運動，食習慣，物忘れの有無など15項目からなる．運動能力や栄養状態とあわせて，フレイルの早期発見や重症化予防の推進，フレイルへの関心の高まりが期待されている．

に対応すれば良いだろうか．たとえば，生活空間の拡大や情報提供によって**共食**の機会を設ける働きかけについて考えてみる，などがある．

　二次予防は，生活機能低下の早期発見・早期治療を目的とする．75歳以上の高齢者が健康な状態から要介護状態に移行するときは，**フレイルティ**を経て進行するといわれている．**フレイル（虚弱）** は高齢期に生理的予備能力が低下することにより，ストレスに対する脆弱性の亢進，ADL障害，要介護状態，疾病発症，入院や生命予後に影響がでると考えられているが，フレイルティは介入によって健常な状態へ戻るという可逆性が包含されている．早期発見と適切な介入により，生活機能の維持・向上を図ることが期待される．一方，**サルコペニア**とは「加齢に伴う筋力の減少，または老化に伴う筋肉量の減少」を指し，ローゼンバーグ（Rosenberg）により提唱された概念である．2010（平成22）年にEWGSOP（European Working Group on Sarcopenia in Older People，ヨーロッパのワーキンググループ）により，「筋量と筋力の進行性かつ全身性の減少に特徴づけられる症候群で，身体機能障害，QOL低下，死の危険を伴うもの」と定義された．つまり，骨格筋量の減少を必須としてそれ以外に筋力または運動機能の低下のいずれかが存在すれば，サルコペニアと診断される．サルコペニアへの介入では，運動に加えてたんぱく質をしっかり摂取することが勧められている．

　三次予防では，要介護状態の改善・重症化予防のためのケアとリハビリテーションが目的となる．低栄養状態の改善のために，個々にアセスメント（食欲不振，便秘，下痢，嚥下障害，糖尿病，腎疾患，褥瘡，栄養補給方法）を行い，多職種連携のもとで栄養ケアマネジメントにそって取組みを進めることが大切である．

　要介護状態の対象者への介護では，介護者を配慮することも忘れてはならない．老老介護あるいは少人数の家族での介護になると，介護の対象者だけでなく家族介護者（自宅で介護する人）も孤立しやすくなり，社会とのつながりが薄くなる．家族介護者の介護負担感とショートステイサービ

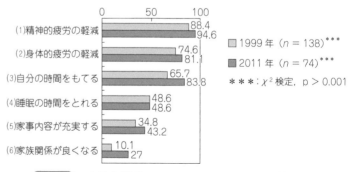

図7.8　**家族介護者のショートステイサービス利用効果**
立松麻衣子，家政学会誌，**65**(11)，632（2014）.

スに関する研究報告では，ショートステイサービスに対する介護者の利用効果として「精神的疲労の軽減」との回答が最も高く，「自分の時間をもてる」「身体的疲労の軽減」という回答がある（図7.8）ことから，介護者にとっての負担感軽減と社会とのつながりが役割としてあるといえる．高齢者を支えることと同時に家族や介護者を支える視点を忘れてはならない．

（1）高齢者の体格

栄養状態の判定指標に**BMI**がある．肥満は高血圧，脂質異常症，心疾患，循環器系疾患，糖尿病のリスクファクターになるため，肥満の予防と改善が注目されていたが，高齢者は低栄養予防の観点からBMIの目標値を別に定める必要があることがわかってきた．肥満もやせも改善課題であるため，目標値で示されている．

フレイルの予防と生活習慣病の発症予防の両者に配慮する必要があることをふまえ，当面目標とするBMIの範囲は，65〜74歳および75歳以上についてともに21.5〜24.9 kg/m^{2}である．やせと肥満の両面から個別に課題を抽出して栄養教育に取り組んでいく．

（2）高齢者の水分補給

年々，異常気象による環境温度や湿度の上昇により，熱中症の発症が増えている．スポーツをする人や体を動かす仕事をする人はもちろんのこと，高齢者も気をつけなければならない．2019（令和元）年の熱中症による緊急搬送をみると，高齢者が約5割と多い（図7.9）．また搬送時期は6〜8月が多く，発生場所で最も多いのが住居（38.6％），続いて道路（15.6％）である．高齢者は体温調節機能が下がることと，のどの渇きを感じにくくなるため日ごろから水分を摂取するように呼びかける必要がある．

ひと目みただけではわかりにくいかもしれないが，**嚥下能力**が低い高齢者もいるので，**誤嚥**が起こらないように十分に留意する．単に水分をとればよいという指導ではなく，摂取形態にも配慮した栄養教育を行う．

BMI
第4章を参照．

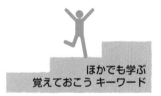

ほかでも学ぶ
覚えておこう キーワード

嚥下能力，誤嚥
　➡応用栄養学，臨床栄養学

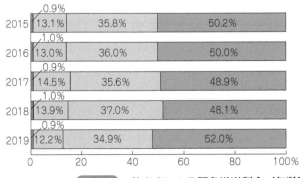

図7.9 熱中症による緊急搬送割合（年齢区分による構成比）

総務省，2019年（5月から9月）の熱中症による救急搬送状況（令和元年11月6日）．

7 障害者

7.1　障害者（児）とは

障害者とは，障害者基本法〔2011（平成23）年改正〕の第2条第1項の中で「身体障害，知的障害，精神障害（発達障害を含む）その他の心身の機能の障害（以下「障害」と総称する）がある者であって，障害及び社会的障壁により継続的に日常生活または社会生活に相当な制限を受ける状態にあるものをいう」と定義されている．

障害の部位や程度によるが，身体障害者では健常者と栄養教育の対象や内容に大きな差はない．知的障害者，精神障害者の場合には，その程度によって対象者の意思による食事の調整が難しい場合があり，その場合には対象者ではなく介助者を対象とした栄養教育が効果的となる場合もある．どの障害においても，残された身体機能を活用して生活することが望まれるため，対象者の状態をしっかりと把握して，対象者本人と話せる場合は本人と，それが難しい場合には介助者を対象として栄養教育を行うようにする．

7.2　障害者の特徴と課題

（1）身体障害者（児）の特徴と課題

身体障害者では，先天的あるいは後天的に身体機能の障害がみられる．いずれの部位が障害されても食生活には大きな影響がある．しかし，知能，精神面において健常者と違いはないため食生活を営む環境を整備することができれば，あとはライフステージにあわせて対応することになる．

視覚障害では，目がみえない，あるいはほぼみえないという状態であるため，音声を用いた対応が重要となる．後天的に目がみえなくなった場合には口頭での説明で想像できる部分もあるが，先天的に目がみえない場合には「きれい」などの感想も想像できないものとなることを理解しておく．

聴覚障害では，耳が聞こえない，あるいはほぼ聞こえないという状態であるため視覚情報を利用してコミュニケーションをとることが重要となる．食事は自立して行えることも多いが，視界に余計な情報が多数入ると気が散って食事に集中できなくなることもある．

肢体不自由では，障害の部位と程度によって食事の自立度が変わってくる．手が使えない場合は，介護者が口に食事を運ぶなど，食事介助が必要となる．口や喉に障害がある場合には誤嚥のリスクがあるため，食形態を調整して誤嚥が生じないようにするなどの工夫が必要となる．

（2）知的障害者（児），精神障害者（児）の特徴と課題

知的障害者（児），精神障害者（児）では，コミュニケーション能力に難がある場合が多いため，言葉を使う栄養教育ではうまく進められない．

また，発語に問題がみられる場合が多いため，発語と関係が深い摂食機能（咀嚼機能，嚥下機能）に問題を抱えている場合がある．

食事では，偏食や間食の過剰摂取などがみられることがある．本人がそういった食行動をとったことを覚えていない，指摘しても直らないことがあるため，それらの改善には工夫が必要となる．

7.3　障害者（児）を対象とした栄養教育のポイント

障害者（児）を対象とした栄養教育の目的は，健常者と同様である．そのためライフステージによって異なるが，健全な成長，健康の維持・増進，疾病の予防などとなる．

障害のある人でも，差別や不自由を感じることなく一般社会で普通に生活ができるように環境を整えていこうとする**ノーマライゼーション**の考え方が普及してきている．2016（平成 28）年には障害者差別解消法が施行されるなど，障害者が過ごしやすい環境づくりが重要となっている．

障害の部位によってさまざまな介護が必要となるが，必要以上に介護せず残存機能を活かして自分でできることは自分でしてもらうことが重要となる．残存機能を使うようにすることで，機能の維持だけでなく機能が回復していくこともある．

視覚障害がある場合には食事の配膳位置を一定にする，肢体不自由者では自助具を使用するなどの提案や支援によって，介助なしで日々の食生活が送れるようにしていく．

知能や精神に障害がある場合は，根気強く教育することで本人にできることが増えることもある．実際の現場では時間や対象者数などに制約があり，難しいところもあるが，対象者の QOL を向上させるということを常に忘れずに介護にあたる．

摂食機能に障害がみられる場合には，摂食嚥下障害と同様の対応が必要となるため，使用する食材や食形態を調整することとなる．ただし，摂食機能の発達を促すことが大切であるため，過剰な支援は控えるようにする．

知的障害者（児），精神障害者（児）の偏食や間食の過剰摂取については，周りの協力を得ることが重要となる．偏食については 1 つの料理を集中して食べるのではなく，満遍なく食べていくように支援し，間食が過剰な場合は，目につく近いところに間食をおかないようにするなどの支援が有効となることもある．

障害の程度によっては経管栄養が適応される場合がある．経管栄養が適応されていて経口栄養が難しい場合でも，経口栄養への移行を考えて，嚥下マッサージや嚥下体操，口腔ケアなどを行っていくことが対象者の QOL 向上のためには重要となる．

障害者差別解消法

すべての国民が障害の有無により分け隔てられることなく，相互に人格と個性を尊重しあいながら共生する社会の実現に向け，内閣府により制定された．障害を理由とする差別の解消を推進することを目的としている．

ノーマライゼーション

内閣府が障害者基本計画のなかで，基本的な方針として以下の項目を定めている．
・社会のバリアフリー化
・利用者本位の支援
・障害の特性をふまえた施策の展開
・総合的かつ効果的な施策の推進

自助具

障害があり，日常生活で不自由を感じている動作をできるだけ対象者本人ができるように工夫された用具．Self help device ともいわれる．一例として，グリップを柔らかくして持ちやすくした，スプーンや歯ブラシ，ボールペンなどがある．

8 ｜ 傷病者

8.1　傷病者とは

　傷病者とは，病気やけがによって正常な身体機能や形態が損なわれた状態の人のことで，おもに臨床現場で対応することとなる．けがあるいは何らかの疾病に罹患して特別な対応が必要となった状態である．

　けがの程度や病気によって異なるが，栄養教育の対象者はライフステージ別で述べた対象者と同様に対応する．病気によっては食事に特別な対応や制限が必要になることがあるため，本人だけでなく調理従事者や同居人を対象に栄養教育を行うことが効果的である場合が多い．

8.2　傷病者の特徴と課題

　傷病者ではけがや病気の状態にあわせた対応が必要となる．対応内容は多岐にわたるため，それぞれの具体的な対応内容については臨床栄養学の書籍を参照してほしい．

　傷病者は，身体以上に心に傷を負っていることがある．たとえば，以前はこの程度でけがしなかったのに，このけがは治るのだろうか，まさか自分が病気になるとは，この身体のまま生きていかないといけないのだろうか，などの感情から自暴自棄になることもある．とくに，けがや病気の発覚直後はその傾向が強い．対象者の心の状態にも向かいあい，把握して栄養教育をすることが重要となる．

8.3　傷病者を対象とした栄養教育のポイント

　傷病者を対象として行う栄養教育の目的は，傷病の治癒と重症化予防となる．疾病によって食事制限が必要な場合には，健康な状態とは異なり食事制限を遵守するようにする．病状によっては悪化を招き，死に至ることもある．

(1) 傷病者への心の配慮

　けがや病気になったことにより，対象者にネガティブな感情がみられる場合には，ネガティブになりすぎないように支援していく．そのためにはカウンセリング技法の活用が有効となるが，対象者にただ話すようにしていると，逆効果になることがある．話を聞きつつネガティブな感情を刺激しない程度に相槌を入れ，励ましや慰めの言葉をかけるようにする．

(2) 疾病にあわせた栄養管理への支援

　けががある場合には回復のために必要なエネルギー量，たんぱく質量が増大する．とくに体を構成するたんぱく質が不足とならないように注意する．けがを負った直後や身体を動かすことができない状態では食欲がわかず，必要な食事量を摂取できないことがある．その場合には栄養強化食品

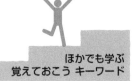

ほかでも学ぶ
覚えておこう キーワード

炎症がみられるときの栄養状態の評価（CRP，血中アルブミン濃度）
　➡臨床栄養学

カウンセリング技法
第2章を参照．

などの利用を考える.

　高血圧や脂質異常症，糖尿病，腎臓病，肝臓病といった生活習慣病は代謝系に異常をきたす病気であり，体が正常に栄養の代謝を行えなくなっているため，栄養素摂取量の厳密な栄養管理が必要となる.

　対象者が栄養管理を行えるよう，できるだけ負担が少ない状況で適切な食生活が行えるように，管理栄養士・栄養士は行動変容技法を活用してサポートしていく.

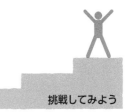

復習問題を解いてみよう
https://www.kagakudojin.co.jp

挑戦してみよう

第8章

特定給食施設における栄養教育

この章で学ぶポイント

★特定給食施設を給食目的や利用者の特性別に，実際に行われている栄養教育について学ぼう.

★管理栄養士・栄養士として活躍できる職域ごとの対象者に対する栄養管理や栄養教育の方法について知り，校外実習や今後自分が管理栄養士・栄養士として現場で活躍するときに実践する栄養教育に役立てよう.

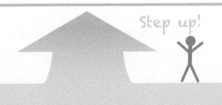

Step up!

ちょっと

◆学ぶ前に復習しておこう◆

特定給食施設	栄養アセスメント	食育基本法
健康増進法では「特定かつ多数の者に対して，継続的に食事を供給する施設のうち栄養管理が必要なものとして厚生労働省令で定めるものをいう」とされている.	個人あるいは集団の栄養状態を，種々の栄養指標を用いて客観的に評価することである.	国民が生涯にわたって健全な心身を培い，豊かな人間性を育むことができるようにするため，食育を総合的，計画的に推進することを目的に2005（平成17）年6月に制定された法律.

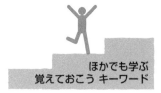

特定給食施設とは，健康増進法では，特定かつ多数の者に対して，継続的に食事を供給する施設のうち栄養管理が必要なものとして厚生労働省令で定めるものをいう（第20条第1項）とされている．さらに健康増進法施行規則により，法第20条第1項の厚生労働省令で定める施設は，継続的に1回100食以上または1日250食以上の食事を供給する施設とされている．

1 | 病院など医療機関における栄養食事指導

1.1 医療機関における栄養教育の目的

医療機関における傷病者の栄養食事指導は，医師の指示に基づき治療の一環として行われるものである．また個人や集団の人びとに対し，栄養状態の改善のための，栄養や食生活に関する教育的働きかけを行うものであり，とくに臨床の場での食事と栄養の摂取状況は，疾病の進展防止，回復・予後などにおける治療の基礎的な役割を担うものである．

そのため，管理栄養士は積極的に患者に接し，栄養に対する関心を高めて食事療法の必要性を十分に納得して，供給された食事をできるだけ完全に，しかも喜んで食べられるようにサポートすることが大切となってくる．

また，医師，看護師などの他職種に栄養食事指導の必要性を説明するなど，患者教育だけでなく周りのスタッフと研修会などをもつことも広義での栄養教育である．

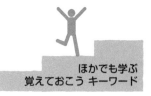

1.2 栄養教育が行われる疾患

(1) 一般治療食に関する栄養食事指導

一般治療食は，疾病の治療を目的にした栄養素などのコントロールは必要としない患者のための治療食である．良好な栄養状態を維持することにより，疾病の治療に間接的に貢献することを目的に調製される治療食である．流動食から易消化の段階食と嚥下食がある．

(2) 特別治療食に関する栄養食事指導

特別治療食は，疾患に応じた食事療法が必要な食事，あるいは疾患に応じて特殊な食事の形態が必要な食事である．その種類は病院によってさまざまであり，病態に応じた，エネルギーコントロール，脂質コントロール，たんぱく質コントロール，食塩コントロールなどの食種区分がある（表8.1）

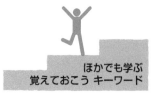

1.3 栄養食事指導に関する診療報酬

栄養教育に関係する診療報酬においては，外来・入院栄養食事指導料，集団栄養食事指導料，在宅患者訪問栄養食事指導料などが設定されている

表8.1 **特別治療食の種類（例）**

食種区分		食　種
一般食	一般食	常食（1400 ～ 2000 kcal） 軟菜食 分粥食（7分・5分・3分），流動食
特別治療食	嚥下訓練食	嚥下食 1（ゼリー） 嚥下食 2（ペースト） 嚥下食 3（刻み） 嚥下食 4（軟菜ソフト）
	エネルギーコントロール食	1200 ～ 2000 kcal の 7 種類 糖尿病，肥満，脂質異常症のエネルギー制限食 （塩分制限の場合もある）
	脂質コントロール食	脂質 25 ～ 40 g 肝炎・肝硬変・膵炎・胆石症・脂質異常症
	たんぱく質・食塩コントロール食	塩分制限を基本としたたんぱく質調整食 たんぱく質 40 ～ 80 g 塩分 6 g 以下
	肝臓食	1400 ～ 2000 kcal
	貧血食	1400 ～ 2000 kcal
	術後食	流動・3分・5分・7分・全粥
	潰瘍食	3分・5分・7分・全粥
	低残渣食	食物繊維の少ない，腸管への刺激の少ない食事
	濃厚流動食	経管・経口により投与される
	PEG 食	軟食をペースト状にし，胃瘻よりシリンジで注入

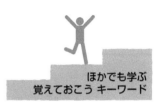

ほかでも学ぶ
覚えておこう キーワード

PEG 食
➡臨床栄養学

1．外来栄養食事指導料
イ 外来栄養食事指導料 1
（1）初回
① 対面で行った場合 260 点　② 情報通信機器等を用いた場合 235 点
（2）2 回目以降
① 対面で行った場合 200 点　② 情報通信機器等を用いた場合 180 点
ロ 外来栄養食事指導料 2
（1）初回
① 対面で行った場合 250 点　② 情報通信機器等を用いた場合 225 点
（2）2 回目以降
① 対面で行った場合 190 点　② 情報通信機器等を用いた場合 170 点

2．入院栄養食事指導料（週 1 回）

イ 入院栄養食事指導料 1
（1）初　回　　　　　　　　　　260 点
（2）2 回目　　　　　　　　　　200 点
ロ 入院栄養食事指導料 2
（1）初　回　　　　　　　　　　250 点
（2）2 回目　　　　　　　　　　190 点

3．集団栄養食事指導料

集団栄養食事指導料　　　80 点

4．糖尿病透析予防指導管理料

糖尿病透析予防指導管理料　350 点

5．在宅患者訪問栄養食事指導料
1　在宅患者訪問栄養食事指導料 1
イ　単一建物診療患者が 1 人の場合　　　　　　　530 点
ロ　単一建物診療患者が 2 人以上 9 人以下の場合　480 点
ハ　イおよびロ以外の場合　　　　　　　　　　　440 点
2　在宅患者訪問栄養食事指導料 2
イ　単一建物診療患者が 1 人の場合　　　　　　　510 点
ロ　単一建物診療患者が 2 人以上 9 人以下の場合　460 点
ハ　イおよびロ以外の場合　　　　　　　　　　　420 点
3　在宅患者訪問栄養食事指導に要した交通費は，患家の負担とする．

図8.1 **栄養食事指導に関する診療報酬**

令和 2 年度診療報酬改定．

（図 8.1）．令和 2 年度診療報酬改定により，外来栄養食事指導料において，栄養食事指導の効果を高めるため，外来における栄養食事指導の継続的なフォローアップについて，情報通信機器を活用して実施した場合の評価が見直された．その結果，2 回目以降の外来栄養食事指導について，電話または情報通信機器を使用し必要な指導を行った場合に算定できる点数が新設された．

また，入院栄養食事指導料の追加加算として，退院後の栄養・食事管理について指導するとともに在宅担当医療機関などの医師または管理栄養士に対して，栄養管理に関する情報を文書により提供を行った場合の評価として，栄養情報提供加算が新設された．これは，入院医療機関と在宅担当医療機関などとの切れ目ない栄養連携を図る観点から，退院後も栄養管理に留意が必要な患者について，入院中の栄養管理などに関する情報を在宅担当医療機関などに提供した場合の評価である．

1.4　栄養食事指導の記録

栄養教育の実施内容は栄養指導記録（栄養カルテ）として患者ごとに記録し，医師への報告および他職種への情報提供など，栄養教育の実施においては必要不可欠なものとなっている．近年は，**問題志向型システム**（**POS**）による SOAP 形式（図 8.2）による記録方式が一般的となっている．

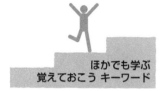

ほかでも学ぶ
覚えておこう キーワード

問題志向型システム（POS）
➡臨床栄養学

POS（Problem Oriented System ＝問題志向型システム）の考え方で診療を行い，その結果を POMR（Problem Oriented Medical Record ＝問題志向型診療録）で診療録に記載する．記載する際には，SOAP の 4 つの要素で記入する．

S（Subjective data）
主観データ．患者が訴える主観的な症状や病歴．

O（Objective data）
客観的データ．診療や検査，食事調査の結果など，客観的情報．

A（Assessment）
S と O からだされた問題点を，医療スタッフがどう考え，判断したかを記載する．

P（Plan）
今後，どのような治療や検査を行うかの計画．
　Mx　モニタリング計画
　Rx　治療計画
　Ex　栄養教育計画

図 8.2　SOAP 形式の記録

1.5　医療機関における栄養教育の実際

（1）栄養スクリーニング

栄養スクリーニングにより入院患者ごとの栄養状態に関するリスクを把握し，早期に集中的な栄養管理を提供し効率良く行うことができる．入院患者すべてに実施することが望ましいが，高齢者など栄養障害のリスクの高い低栄養患者に優先的に実施する．栄養スクリーニングでは，とくに血中アルブミン値，身体計測値，体重減少率などを指標とする．

（2）栄養アセスメント

栄養スクリーニングにより，栄養状態のリスクがある人には改善指標やその程度を把握するとともに，関連要因を明らかにするために**栄養アセスメント**を実施する．項目としては，臨床診査（診察），身体計測，臨床検査，経口摂取の可否，咀嚼（そしゃく）・嚥下（えんげ）障害などの食事摂取状況調査，環境要因，心理状態などを用いて総合的に評価を行う．

（3）栄養管理計画の立案・実施

栄養アセスメントの結果に基づき栄養治療計画を立案する．治療のガイドラインが出されている疾患では，個々の栄養アセスメント結果を考慮しつつ栄養管理計画を立案する．

対象者の栄養管理にかかわる医師，管理栄養士，看護職員などが協議し，決定した内容を文章で表す．ここでは，栄養改善上の目標を明確にするとともに栄養補給に関する事柄，栄養食事相談に関する事項，その他栄養管理上の課題に関する事項，栄養状態の評価の間隔などについて記載する．とくに栄養状態の評価の間隔については，患者の栄養状態の程度や評価指標によっても異なるため，それぞれの評価指標に応じた間隔を記載する．

（4）モニタリング・評価

栄養管理における**モニタリング**とは，患者のリスクに応じて，定期的な栄養状態の評価を行うことである．モニタリングの期間は，おおむね低リスク者は3か月ごと，中リスク者は1か月ごと，高リスク者は2週間ごとに実施し，経過を記録する．

2　学校における栄養教育

近年，食生活を取り巻く社会環境の変化などに伴い，子どもたちの食生活の乱れによる健康への影響が問題となっている．そのようななか，2005（平成17）年に制定された**食育基本法**では，「食育は生きるうえでの基本であって知育，徳育および体育の基礎となるべきもの」と謳（うた）われ，子どもの健全な食生活の実現および心身の成長が図られるよう講じられている．

学校における食育の推進については，**学習指導要領**の総則中にも明記されており，学校給食を**生きた教材**として活用した効果的な「食に関する指

栄養ケアプロセス

近年，栄養管理の国際的な基準として「栄養ケアプロセス（nutrition care process：NCP）」が誕生し，これからの管理栄養士・栄養士には必須のスキルとされている．栄養ケアプロセスは，個々の対象者の栄養ケアの標準化だけでなく，栄養ケアを提供するための過程を標準化することを目的としている．とくに従来から日本で行われている栄養ケア・マネジメントのプログラムのなかに，栄養診断，栄養介入を導入している．管理栄養士・栄養士は，栄養状態を評価・判定し，栄養管理を行っているが，いままで栄養状態の判定には，統一された言語や概念，方法がなく，国内のみならず国際的にも混乱が生じていた．栄養と食事のアカデミー（Academy of Nutrition and Dietetics：AND，元アメリカ栄養士会）はこのような状況をふまえ，栄養管理に関する言語の定義づけを行い，栄養ケアプロセス（NCP）という栄養管理の手順を示した．

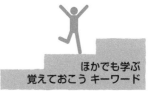

ほかでも学ぶ
覚えておこう キーワード

食育基本法
➡公衆栄養学

学習指導要領

国が定めた教育課程の基準であり，日本のどの都道府県市区町村でも，一定水準の教育をうけられるようにするため，文部科学省が学校教育法等に基づき，各学校で教育課程（カリキュラム）を編成する際の基準を定めたもの．おおむね10年に一度大きな改訂が行われる．

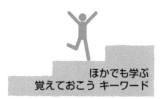

ほかでも学ぶ
覚えておこう キーワード

食育推進基本計画
➡公衆栄養学

導」を行うこととしている.

あわせて,食に関する指導は一部の教職員だけが行うのではなく,校長のリーダーシップの下に全教職員で取り組むことが必要であるとされている.

2.1　食に関する指導（食育）の全体計画の作成の必要性

国の**食育推進基本計画**〔2006（平成 18）年 3 月 31 日決定〕においても,「学校における食育の推進のためには,子どもが食について計画的に学ぶことができるよう,各学校において全体計画が策定されることが必要であり,これを積極的に促進する.とくにその際には,学校長のリーダーシップの下に関係教職員が連携・協力しながら,栄養教諭が中心となって組織的な取組みを進めることが必要である」とされている.

食育推進基本計画
文部科学省から出されている「食に関する指導の手引」でも,学校給食を生きた教材として活用した食育の推進が求められている.

2.2　食育全体計画作成の手順

全体計画の原案作成では,児童の健康状態や運動活動の実態を把握し,その実態をふまえて,食育の基本的な考え方と方向性を全体計画として示す必要性がある.「小学校における食に関する指導の全体計画（例）」を図8.3 に示す.また,「学年ごとの食に関する指導の年間計画（例）」を表8.2 に示す.

2.3　食に関する指導の実際
(1) 給食の時間における食に関する指導

「学習指導要領解説 特別活動編」では,給食の時間の指導内容として,小学校においては楽しく食事をすること,健康に良い食事のとり方,給食時の清潔,食事環境の整備,自然の恩恵などへの感謝,食文化,食料事情などを,中学校においては楽しく食事をすること,栄養の偏りのない食事のとり方,食中毒の予防にかかわる衛生管理のあり方,共同作業を通して奉仕や協力・協調の精神を養うこと,自然の恩恵などへの感謝,食文化,食料事情などを例示している.

小学校の給食の時間における内容についての学習指導案を,図8.4 に示す.

(2) 教科等における食に関する指導

学習指導案
教員（学習支援者）が授業・講習などをどのように進めていくかを記載した,学習指導・学習支援の計画書のことである.

ティーム・ティーチング
p. 73 を参照.

栄養教諭の具体的な授業参画の方法としては,① **ティーム・ティーチング**,② 教材研究,③ 指導計画に基づく打合せなどが想定される.学級担任（教科担任）などとの連携の下,計画に基づき実施する.栄養教諭がティーム・ティーチングで授業に参画した場合は,食に関する学習の状況などについて,学級担任（教科担任）に情報を提供するとともに,児童生徒に対しても学習成果をフィードバックする.

＜食に関する指導の全体計画＞

児童や家庭の実態		学習指導要領

学校教育目標

自ら学ぶ意欲と豊かな感性をもち、未来を創る国南小の子ども

食に関する指導の目標

児童や家庭の実態
・給食の残菜がでる。
・朝食の欠食率が高い。
・食事のマナーが低下している。
・保護者の食に関する意識が低い。
・家庭における、児童の食に関する経験の不足。

・正しい食事のあり方や望ましい食習慣を身につけ、生涯を通じて自分の健康づくりに積極的に取り組む児童を育てる。
・楽しい食事や給食活動を通して豊かな心を育成するとともに、地域で生産された食材や郷土料理等を食することを通して地域の食文化を理解し、社会性を身に付ける。

・学習指導要領
・食育基本法
・食育推進基本計画
・○○県教育基本計画
・○○県食育アクションプラン

「食について自ら考え、心豊かに健康な生活を実践する子どもの育成」

め ざ す 子 ど も 像

（１）「正しい食事のあり方や望ましい食習慣」を身に付けた子ども	（２）「豊かな人間性や社会性」を身に付けた子ども
① 食に関する正しい知識をもつ。（食事の重要性） ② 食と健康の関連について理解する。（心身の健康） ③ 自分の食生活の課題を見つけ、解決しようとする。（食品を選択する能力）	① 自然の恵みや、お世話になっている人に感謝の気持ちをもつ。（感謝の心） ② 郷土への関心を深め、食文化を大切にする。（食文化） ③ 楽しい食事や給食活動を通して、責任感と相手を思う気持ちをもつ。（社会性）

幼稚園	低 学 年	中 学 年	高 学 年	中学校
教師や友だちといっしょに、栽培活動や食べることを楽しむことができる子どもを育てる。	・食品の名前がわかり、好き嫌いなく、残さず食べることができる。 ・朝食の大切さがわかる。 ・食べ物に感謝し、楽しんで食べることができる。	・食べ物は働きによって3つのグループに分けられることがわかり、バランスよく、残さず食べることができる。 ・3食規則正しく食事をとり、生活リズムを整えることの大切さがわかる。 ・自分たちの食生活は、地域やそこで働く人々とのつながりがあることがわかり、感謝する気持ちをもつことができる。	・健康と食事の関係がわかり、望ましい食生活をすることができる。 ・朝食をとることの大切さを理解し、習慣化する。 ・自分たちの食生活を支えてくれる人や自然に感謝するとともに、受け継がれてきた食文化や自然を大切にすることができる。	生涯を見すえた食に関する自己管理能力をもつ生徒を育てる。

実 践 内 容

教育活動・授業づくり	家庭・地域との連携
○食に関する指導年間計画の作成 ○日常の給食指導の充実 　・給食指導カードの活用 　・給食指導ファイルの活用 　・心を通わせる給食の場づくり ○食と関連した教科等での学習の実践 　・食生活学習教材の活用（朝ごはん、おやつ他） 　・学校内外の専門的な知識をもつ人の活用 ○食に関する体験を取り入れた学習の実践 　・学級園での栽培活動を通した取り組み 　・「マイ・ランチコンテスト」や「朝ごはんコンテスト」の実施（家庭科） ○自主的な委員会活動 　・学校保健委員会での活動発表 　・給食委員による、1、2年生児童への給食指導（栄養レンジャー） 　・給食集会の開催（学校給食週間中） ○食に関する指導の評価資料作成 　・すこやかファイルの活用	○家庭・地域とのふれあい活動 　・給食参観、給食試食会、授業参観 　・地元の食材や食文化を生かした、生産者等とのふれあいや体験活動 　・親子料理教室 　・マイ・ランチの日 　・ふれあい給食（お世話になった方との交流給食） ○家庭・地域への啓発活動 　・食育だよりの発行、保健だよりやPTA新聞に食に関する記事を掲載 　・学校ホームページ 　・学校保健委員会 　・朝ごはんランチョンマットの作成、配布 ○家庭や医療機関と連携した個別の相談指導 　・小児生活習慣病予防検診の実施と保護者を交えた相談指導（養護教諭と連携） 　・食物アレルギー等 　・すこやかファイルの活用 ○学校給食における地場産物活用の推進 　・ふるさと給食等の実施

図8.3　食に関する指導の全体計画（例）

表8.2 食に関する指導の年間計画（例）

3年　食に関する指導の年間計画
目標　　食べ物に関わる人々の仕事やねがいについて学び感謝して食事をすることができる

	中学年の食に関する指導の目標
心身の健康〈健〉 食品の選択〈選〉	・食事の大切さや食べ物の働きが分かり、好ききらいなく食べることができる。
感謝の心〈感〉 食文化〈文〉	・食に携わる人の思いを知り、感謝して食べることができる。 ・昔から伝わる食文化に関心をもつことができる。
食事の重要性〈重〉 社会性〈社〉	・安全や衛生に気をつけ、友達と協力して給食当番活動を行い、食事のマナーを守り楽しく食べることができる。

月	教科・道徳・総合 学校行事等	特別活動	給食の時間
4		食べ物の働きについて知ろう〈健〉	給食のメニューを考えよう 〈健・選〉
5	茶つみ【音】〈文〉	どうしてむし歯ができるのかな〈健〉	歯によい食べ物について〈健〉
6	けんこうなせいかつとわたし【保】〈重〉 一日の生活リズム【保】〈重　朝〉 どれくらい育ったかな【理】〈感〉	どこを食べているのかな〈選〉	朝ごはんをしっかり食べよう 〈重　朝〉 どこをたべているのかな〈感〉
7			
9	はたらく人とわたしたちのくらし【社】 〈社・感〉	生活のリズム〈健　朝〉	
10	ひょうげまつり【道】〈感〉		
11	健康な生活　体のせいけつ【保】〈重〉	感謝して食べよう〈感・社〉 給食にかかわる人のしごと	正しい手洗いについて知ろう〈重〉 残菜０運動〈健・感〉
12			
1	かわってきた人々のくらし【社】〈文〉 祭りとともに大切にされてきた 食文化について調べよう【総】〈文〉 昔のおやつを作ろう【総】〈文〉		香川県に伝わる料理を見つけよう （学校給食週間）〈感・文〉
2	さぬきなのいため煮【道】〈感〉 どうしてたべないのかな【道】〈文〉	季節にちなんだ料理について知ろう〈文〉	
3			

朝「早ね　早起き　朝ごはん」運動

平成　年　月　日（　曜日）第　校時
○○市立○○○○小学校　2年○組
指導者　T1　○○○○
　　　　T2　栄養教諭　○○○○

1. 題材　やさいパワーをもらおう！
　活動内容②ｱ　食の指導を踏まえた学校給食と望ましい食習慣の形成

2. 題材設定の理由
豊かな食生活を送りながらも栄養が偏りがちな現代の子どもたちにとって、身体の調子を整える働きをもつ野菜は、大変重要な役割をもつ食品である。しかし、現代の子どもたちは、野菜より肉、固い繊維質のものよりも柔らかいものを好む傾向にあり、明らかに野菜不足の状況がある。
厚生労働省が平成27年4月に発表した、国民健康栄養調査の結果によると、○○県の成人男性の一人当たりの野菜摂取量は307gで、1日に必要な野菜摂取量に足りていないことから、○○県の野菜不足が指摘されている。また、男性の肥満者の割合は29.5%で、女性は19.2%だった。10年前と比べてみると、女性は有意に減少しているが男性は有意な変化は見られず、栄養バランスのとれた食事を行っているかどうかの調査では、男女とも若い世代ほど望ましい低い傾向にある。そこで、子どもの頃から、野菜をしっかり食べる習慣を身につけることで、生活習慣病の予防に重要であると考え、本題を設定した。
第2学年では、生活科において話し合うことを教材とする学習を行っている。そこで、野菜を食べることの大切さに気付かせたい。そして、自分の普段の生活を振り返り、好き嫌いなく野菜を食べようとする意欲を高めたい。

3. 題材の目標
①野菜の働きについて知り、野菜を食べようとする意欲をもつことができる。

4. 食育の視点
○野菜の働きについて知り、その大切さを理解する。＜食事の重要性＞
○野菜を食べる意欲をもつ。＜心身の健康＞

5. 単元の評価基準

集団活動や生活への関心・意欲・態度	集団の一員としての思考・判断・実践	集団活動や生活についての知識・理解
自らの食生活の問題について関心をもち、日常生活の中で進んで改善しようとする意欲をもっている。	野菜を食べるためには、どうすればよいのかを、自分にとってできることを考え活用している。	野菜を食べることの大切さについて理解している。

6. 指導計画
・事前指導…野菜に関するアンケート
・本時…学級活動「やさいパワーをもらおう！」
・事後指導…給食時の指導

（1）目標
野菜の働きを知り、苦手な野菜が食べられるようにする方法を考え、食べようとする意欲をもつことができる。

（2）展開

時間	学習内容	指導上の留意点	評価
5分	1. 自分たちの食生活についての実態を知る。	○野菜に関するアンケートの結果を知らせる。T2	○アンケートを見て、分かったことや、感想を発表。
7分	2. 紙芝居を視聴する。「やさいパワーをもらおう」	○紙芝居の内容を後から質問することを伝えておく。T1 ○ゆっくり読む。T2	○野菜の働きを理解している。（発表）
8分	3. 紙芝居を見て気付いたことと、感想を発表し、野菜のパワーについて知る。	○紙芝居の内容を振り返りながら、野菜のパワーについて考えさせる。T1 ○野菜の3つのパワーについて、もう一度伝える。T2	○気付いたことや、感想を発表。（ワークシートに記入）
18分	4. どうしたら苦手な野菜を食べられるようになるかを考えて発表する。	○4人のグループに分かれて、野菜をおいしく食べられるような作戦を考えさせる。T1 ○グループで考えた作戦を発表させ、いろいろな取り組みの方法があることを理解させる。T2	○作戦を発表。（ワークシートに記入）
7分	5. 今日の学習を振り返り、自分の目標を設定する。	○本時の内容を振り返り、これからの自分の生活を変えるための目標を考えさせる。T1 ○目標を達成したら、にこにこマークに色を塗る事を伝え、野菜を食べようとする意欲をもたせる。T1	○野菜を食べようとする意欲をもつことができている。（ワークシートに記入・発表）

（3）評価及び指導の例

「十分満足できる」と判断される状況	○自ら進んで野菜の働きについて考えたり、具体的に表現したりしている。
「おおむね満足できる」状況を実現するための具体的な指導	○野菜の働きについて説明する時に、できるだけ児童にわかりやすくするように、イラスト（紙芝居）を使う。

図8.4　学級活動における学習指導案（例）

Column

子どものころの食習慣の見直しは生活習慣病を改善する？
～香川県の小児生活習慣病予防健診の取組み～

「うどん県」で有名な香川県．香川県は全国的にみても糖尿病受療率，糖尿病死亡率が高くその対策は緊急の課題とされている．糖尿病をはじめとする生活習慣病を予防するには，子どものころからの適切な生活習慣を身につけることが大切である．そんな香川県では，糖尿病ワースト脱出事業として，平成24年度から全県の小学4年生を対象に小児生活習慣病予防健診の血液検査を実施している．生活習慣病の多くは血液検査でその進行程度がわかるとされ，特定健診（メタボ健診）などで使用されている．しかし，このメタボ健診は40歳以上を対象としていて，子どもを対象とする血液検査は皆無であった．

そのような状況で，香川県の三木中学校校医の松原奎一先生によって，「校医をしている三木中学校の生徒の健康は自分の責任だ」と1987（昭和42）年から中学1年生200人に対して自費で実施されたのがはじまりで，2002（平成14）年からは高松市内41小学校の4年生に血液検査が実施された．

現在はこの健診が全県下16市町で実施され，8年目を迎えた．その調査結果は香川県内の児童・生徒の肥満および肥満に起因する小児生活習慣病に関する実態を把握するための貴重な基礎資料となっている．血液検査とあわせて，生活習慣調査として食事の規則性，食事の量，食事の速さなどの食事調査や休日や放課後の過ごし方，ゲームの時間，特別な運動の有無などを聞く運動調査，睡眠時間調査を実施し，生活習慣病の早期発見と今後の予防・対策に使用されている．平成30年度の結果を例にあげると，血液検査結果では，脂質異常の割合が男子9.6％，女子10.1％と前年と比べて男子は0.8ポイント増加していた．またHbA1c（HbA1c：5.6％以上）による糖尿病の疑い，あるいは発症リスクの高い人の割合は男子10.2％，女子8.7％と前年と比べ，糖尿病を発症するリスクがある人（HbA1c：5.6％以上）の割合は，男子1.8ポイント，女子0.4ポイントそれぞれ増加した．また，肝機能は前年度に比べて男子1.7ポイント増加，女子1.3ポイント減少した（男子15.0％，女子10.2％）．

以上のように香川県の子どもの現状をみると，肝機能異常，脂質異常症，糖尿病予備軍とただちに対策を始めなければならない状況である．子どもたちの30～40歳代での生活習慣病発症に赤信号が灯っている．

このような健診をうけて，香川県では平成25年度に，養護教諭・栄養教諭などを対象に，糖尿病等の生活習慣病に関する知識の習得と保健指導技術の向上をねらいとした研修を行い継続的に実施している．養護教諭・栄養教諭をはじめ保育士・幼稚園教諭・看護師などが参加している．また，「保護者等を対象とした糖尿病予防健康教育」では，小学校の児童や保護者を対象に家族ぐるみで食習慣，運動習慣などの見直しを促すための健康教育を実施している．健康教育では，授業参観や学校保健委員会，総合的な学習の時間や保護者会に出向いて，講義やグループワークを行い，休日なども利用して学校独自の取組みを実施しているところも多くある．

検査値に異常がみられた場合は，メタボ健診と同様，養護教諭や栄養教諭によるカウンセリングの実施や医療機関の受診などが行われる．親の世代（30～40歳代）の健康への関心を広め，家族ぐるみで生活習慣を見直す取組みの効果が現われることを期待したい．

かがわ糖尿病予防ナビ：http://www.pref.kagawa.lg.jp/kenkosomu/tounyounavi/activity/
平成30年度，香川県小児生活習慣病予防健診結果の概要
生活習慣は要注意!! 香川の子どもの健康と生活習慣
http://www.pref.kagawa.lg.jp/kenkosomu/tounyounavi/activity/pdf/h27kodomo_seikatsusyuukan.pdf

　なお，食に関する指導と直接関連がある教科だけでなく，教材を使用することなどにより，食に関する指導に関連づけられる教科については年間指導計画作成段階から積極的に参画し，食に関する指導の拡充に努める．

　食に関する指導に関連づけることができる教科などを次に示す．

社会科，理科，生活科，家庭科（技術・家庭科），体育科（保健体育科），道徳科，外国語活動，総合的な学習の時間，特別活動の時間など

（3）個別的な相談指導

　学級や学年全体における児童生徒の理解促進を目指して全体指導を行うが，集団に対しては，適切な指導が困難なケースが生じることも想定される．栄養教諭は，食に関する健康課題のある児童生徒に対して，関係する教職員が共通理解を図り，保護者と連携して個別的な相談と指導を行う．その際，対象となる個人の身体状況，栄養状態や食生活などを総合的に評価・判定し，家庭や地域の背景，児童生徒の食に関する知識・理解度などを考慮して指導にあたるようにするとともに，教育相談室や余裕教室を利用するなど，個別相談にふさわしい環境で行う．

　栄養教諭は，生活習慣病の予防や**食物アレルギー**への対応，スポーツ実施時の栄養補給・水分補給など，その専門性を生かしたきめ細かな指導・助言を行う．食に関する問題への対応では，児童生徒に対して直接指導する場合もあるが，食の大部分を担う家庭での実践が不可欠であることから，保護者に対する助言など，家庭への支援や働きかけを行うことも重要である．これらの相談・指導には，栄養学などの専門知識に基づいた対応が必要であり，学級担任だけでは十分な対応が困難な場合も多いと考えられるため，栄養教諭が中心となって取り組む．

　また，生活習慣や心の健康に関する問題も想定されるので，必要に応じて，養護教諭や学校医などと連携を図り対応することが重要である．とくに，食物アレルギーや摂食障害など医学的な対応を要するものについては，主治医や専門医とも密接に連携を取りながら対応することが求められる．

2.4　食に関する指導の推進における栄養教諭の役割
（1）栄養教諭の職務

　子どもの朝食の欠食，孤食や個食などの「こ食」（ほかに固食，粉食，小食，濃食）が指摘されている．子どもが将来にわたって健康に生活できるよう，栄養と食事のとり方について知識を身につけ，自分で判断できるようにする必要がある．栄養教諭は，このような食に関する指導（学校における食育）の推進に，中核的な役割を担う．

　食に関する指導と給食管理を一体のものとして行うことにより，地場産物を活用して給食と食に関する指導を実施するなど，教育上の高い相乗効

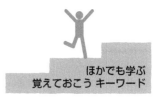

ほかでも学ぶ
覚えておこう キーワード

食物アレルギー
➡臨床栄養学

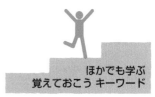

ほかでも学ぶ
覚えておこう キーワード

摂食障害
➡臨床栄養学

栄養教諭制度
2005（平成17）年4月に制度が開始された栄養教諭は，各学校における指導体制の要として食育の推進において重要な役割を担っている．2006（平成18）年に政府の食育推進会議において決定された食育推進基本計画では，全都道府県における栄養教諭の早期の配置が求められている．

果がもたらされる.

（2）栄養教諭の資格

　栄養教諭の資格としては，栄養教諭普通免許状（専修，一種，二種）が新設された（平成17年度）. 基本的には，大学における所要単位の修得により免許状を取得する. 他方，現職の学校栄養職員は，一定の在職経験と都道府県教育委員会が実施する講習などにおいて所定の単位を修得することにより，栄養教諭免許状を取得できるよう法律上特別の措置が講じられた.

（3）栄養教諭の配置

　公立小・中学校などの栄養教諭については，各都道府県教育委員会が地域の状況をふまえつつ，栄養教諭免許状取得者のなかから採用し，配置している. 2018（平成30）年5月1日現在で，全都道府県において6324人の栄養教諭が配置されており，配置数は年々増加している（表8.3）. 一方，栄養教諭の配置には地域による格差がみられることから，より一層の配置促進が必要とされている.

「栄養教諭を中核としたこれからの学校の食育」
http://www.mext.go.jp/a_menu/sports/syokuiku/__icsFiles/afieldfile/2017/08/09/1385699_001.pdf
http://www.maff.go.jp/j/syokuiku/wpaper/h28/h28_h/book/part2/chap2/b2_c2_1_00.html

栄養教諭制度
http://www.mext.go.jp/a_menu/shotou/eiyou/04111101/003.htm

食に関する指導の手引－第二次改訂版－〔平成31（2019）年3月〕
https://www.mext.go.jp/a_menu/sports/syokuiku/1292952.htm

表8.3　公立学校栄養教諭の配置状況

年度	配置状況	
平成17	4道府県	34人
平成18	25道府県	359人
平成19	45道府県	986人
平成20	47都道府県	1897人
平成21	47都道府県	2663人
平成22	47都道府県	3379人
平成23	47都道府県	3853人
平成24	47都道府県	4262人
平成25	47都道府県	4624人
平成26	47都道府県	5023人
平成27	47都道府県	5356人
平成28	47都道府県	5765人
平成29	47都道府県	6092人
平成30	47都道府県	6324人

文部科学省初等中等教育局健康教育・食育課調べ（平成27年度まで，各年度4/1現在）.
文部科学省「学校基本調査」（平成28年度～各年度5/1現在）.

3 ┃ 児童福祉施設における栄養教育

　児童福祉施設における食事は，入所する子どもの健やかな発育・発達および健康の維持・増進の基盤であるとともに，望ましい食習慣および生活習慣の形成を図るなど，その役割はきわめて大きい.

3.1 保育所を拠点とした食育

前述のように，食育推進基本計画に保育所などにおける食育の推進が盛り込まれ，保育所保育指針に「**食育**」が位置づけられるなど，子どもの「食」を取り巻く環境が大きく変化している．とくに保育所での食育の推進については，2009（平成21）年4月1日に施行された保育所保育指針〔2008（平成20）年改定〕において，保育所における「食育」が次のように述べられている．「食育」は「健康な生活の基本としての『**食を営む力**』の育成に向け，その基礎を培う」ことを目標として，「子どもが毎日の生活と遊びのなかで，食にかかわる体験を積み重ね，食べることを楽しみ，食事を楽しみ合う子どもに成長していく」ことや，「乳幼児期にふさわしい食生活が展開され，適切な援助が行われるよう，食事の提供を含む食育の計画を作成し，保育の計画に位置づけることなどに留意して実施しなければならない」とされている．

また，2018（平成30）4月1日に施行された**保育所保育指針**〔2017（平成29）年3月改定〕では，第3章（健康及び安全）の2に「食育の推進」の項が示され，保育所における食育は，「健康な生活の基本としての『食を営む力』の育成に向け，その基礎を培うことを目標とすること」などが示されている（表8.4）．「食」に関する取組みは，施設長の責任の下，保育士，栄養士，調理員，看護師など全職員が協力し，子どもの状況や各保育所の環境を活かして行うことが必要である．また，保育所においてはと

保育所
第7章を参照．

保育所保育指針
保育所保育の基本となる考え方や保育のねらいおよび内容など，保育の実施にかかわる事項と，これに関連する運営に関する事項について定めたものである．

表8.4 保育所保育指針（平成29年3月改定）（一部抜粋）

第3章 健康及び安全

2 食育の推進
（1）保育所の特性を生かした食育
ア 保育所における食育は，健康な生活の基本としての「食を営む力」の育成に向け，その基礎を培うことを目標とすること．
イ 子どもが生活と遊びの中で，意欲をもって食に関わる体験を積み重ね，食べることを楽しみ，食事を楽しみ合う子どもに成長していくことを期待するものであること．
ウ 乳幼児期にふさわしい食生活が展開され，適切な援助が行われるよう，食事の提供を含む食育計画を全体的な計画に基づいて作成し，その評価及び改善に努めること．栄養士が配置されている場合は，専門性を生かした対応を図ること．
（2）食育の環境の整備等
ア 子どもが自らの感覚や体験を通して，自然の恵みとしての食材や食の循環・環境への意識，調理する人への感謝の気持ちが育つように，子どもと調理員等との関わりや，調理室など食に関わる保育環境に配慮すること．
イ 保護者や地域の多様な関係者との連携及び協働の下で，食に関する取組が進められること．また，市町村の支援の下に，地域の関係機関等との日常的な連携を図り，必要な協力が得られるよう努めること．
ウ 体調不良，食物アレルギー，障害のある子どもなど，一人一人の子どもの心身の状態等に応じ，嘱託医，かかりつけ医等の指示や協力の下に適切に対応すること．栄養士が配置されている場合は，専門性を生かした対応を図ること．

くに家庭との連携が重要であり，保護者に対し，食生活に関する相談・助言や給食を試食する機会の提供などを通して，食への理解が深まるように支援していくことが求められる.

3.2　保育所における栄養教育の実際

　2005（平成17）年の食育基本法に先駆け，2004（平成16）年3月に厚生労働省より**「楽しく食べる子どもに～保育所における食育に関する指針～」**が通知された. 保育所は1日の生活時間の大半を過ごすところであり，保育所における食事の意味は大きい. 食事は空腹を満たすだけでなく，人間的な信頼関係の基礎をつくる営みでもある. 子どもが身近な大人からの援助をうけながら，他の子どもとのかかわりを通して豊かな食の体験を積み重ね，楽しく食べる体験を通して食への関心を育み，食を営む力の基礎を培う「食育」を実践していくことが重要である. 前述のように保育所における「食育」は，保育所保育指針を基本とし，食を営む力の基礎を培うことを目標として実施される.

(1) 保育所における食育目標

　現在を最もよく生き，かつ，生涯にわたって健康で質の高い生活を送る基本としての**「食を営む力」**の育成に向け，その基礎を培うことが保育所における食育の目標である. このため，保育所における食育は，楽しく食べる子どもに成長していくことを期待しつつ，次に掲げる子ども像の実現を目指して行う.
① お腹がすくリズムの持てる子ども
② 食べたいもの，好きなものが増える子ども
③ 一緒に食べたい人がいる子ども
④ 食事づくり，準備にかかわる子ども
⑤ 食べものを話題にする子ども
　上に掲げた子ども像は，保育所保育指針で述べられている保育の目標を，食育の観点から，具体的な子どもの姿として表している.

(2) 保育所における食育計画

　「保育所における食育に関する指針」のなかの「食育のねらい及び内容」を基に計画する. 配慮事項としては，食環境の変化，地域の実態，子どもの発達，家庭状況や保護者の意向，保育時間などがある. 乳幼児期に培うべき「食を営む力」の基礎について，一貫した系統性のあるものとして構成することが望ましい.

(3) 保育所での食育の実施・評価

　保育所での食育の実施にあたっては，乳幼児の身体・精神面および栄養・食生活の特徴をふまえ，各保育所の園児の状況を把握し，そのうえで目的・目標を明確にして，園児たちが楽しく学習できるよう工夫する. 保育所に

表8.5 食育のねらい及び内容

	ねらい	内　容	配慮事項
6か月未満	お腹がすき，乳（母乳・ミルク）を飲みたいとき，飲みたいだけゆったりと飲む 安定した人間関係の中で，乳を吸い，心地良い生活を送る	よく遊び，よく眠る お腹がすいたら，泣く 保育士にゆったり抱かれて，乳（母乳・ミルク）を飲む 授乳してくれる人に関心を持つ	・授乳や食事は清潔に行えるように配慮 ・個人差や健康状態に十分注意を払う ・授乳は必ず抱いて子どもの楽な姿勢で行う ・1人1人の子どもの哺乳量を考慮して授乳 ・哺乳後は必ず排気させる
6か月から1歳3か月未満	お腹がすき，乳を吸い，離乳食を喜んで食べ，心地良い生活を味わう 離乳を進め，さまざまな食品に慣れさせながら幼児食への移行を図る	お腹がすいたら，泣く，または，喃語によって，乳や食べものを催促する いろいろな食べものに関心を持ち，自分で進んで食べものを持って食べようとする ゆったりとした雰囲気の中で，食べさせてくれる人に関心を持つ	・授乳，離乳は1人1人の子どもの健康状態や食欲に応じて行う ・発育・発達状況に応じて食品や調理形態に変化を持たせる ・適切な時期に離乳を完了し幼児食に移行 ・咀嚼や嚥下の発達を適切に促せるように食品や調理形態に配慮 ・子どもから自分で食べようとする意欲や行動を大切にしながら援助 ・食事，排泄などへの対応は，1人1人の子どもの発育・発達状態に応じ，急がせることなく無理のないように行う ・上手にできたときにはほめるなどの配慮をする
1歳3か月から2歳未満	お腹がすき，食事を喜んで食べ，心地良い生活を味わう いろいろな食べものを見る，触る，噛んで味わう経験を通して自分で進んで食べようとする	楽しい雰囲気の中で昼食や間食が食べられるようにする いろいろな食べものに関心を持ち，手づかみ，または，スプーン，フォークなどを使って自分から意欲的に食べようとする 食事の前後や汚れたときは，顔や手を拭き，きれいになった快さを感じる	・食欲や食事の好みに偏りが現れやすい時期なので，日常の心身の状態を把握しておき無理なく個別に対応 ・1人1人の子どもの健康状態に応じ無理なく食べさせる ・自分でしようとする気持ちを大切に ・食事のときは一緒に噛むまねをして見せるなど，噛むことの大切さが身につくように配慮
2歳児	いろいろな種類の食べものや料理を味わう 食生活に必要な基本的な習慣や態度に関心を持つ 保育士を仲立ちとして，友達とともに食事を進め，一緒に食べる楽しさを味わう	よく遊び，よく眠り，食事を楽しむ 食べものに関心を持ち，自分で進んでスプーン，フォーク，箸などを使って食べようとする いろいろな食べものを進んで食べる 保育士を仲立ちとして，友達とともに食事を進めることの喜びを味わう 楽しい雰囲気の中で，一緒に食べる人，調理をする人に関心を持つ	・食事などの生活に必要な基本的な習慣については，1人1人の子どもの発育・発達状態，健康状態に応じ十分に落ち着いた雰囲気の中で行うことができる ・基本的な習慣形成にあたっては，自分でしようとする気持ちを損なわないように配慮
3歳児	楽しんで食事や間食をとることができるようにする 生活に必要な基本的な習慣が身につくようにする	楽しい雰囲気の中で，さまざまな食べ物を進んで食べようとする	・食事は摂取量に個人差が生じるなど，偏食が出やすいので1人1人の心身の状態を把握し，楽しい雰囲気の中でとれるように配慮
4歳児	友達と一緒に食事をするなど，さまざまな食べ物を食べる楽しさを味わうようにする	食べ慣れないものや嫌いなものでも少しずつ食べようとする	・食欲が調理法の工夫だけでなく，生活全体の充実によって増進されることをふまえ，食事はもちろんのこと，子どもが遊びや睡眠，排泄などの諸活動をバランス良く展開し，食欲を育むよう配慮
5歳児	食事をすることの意味がわかり，楽しんで食事や間食をとるようにする	健康と食べものの関係について関心を持つ 健康な生活リズムを身につける	・食習慣の形成に当たっては，子どもの自立心を育て，子どもが他の子どもとかかわりながら，主体的な活動を展開する中で，食生活に必要な習慣を身につけるように配慮

「楽しく食べる子どもに〜保育所における食育に関する指針〜」（平成16年3月29日雇児保発第0329001号），厚生労働省雇用均等・児童家庭局保育課長通知を改変．

おける「食育のねらい及び内容」については表8.5に示すとおりである．また，保育所での食育方法と教材については表8.6に示すように，目的にあった方法や教材を選択し実施することが望ましい．なお，保育所での実際の食育の取組み例については写真に示した（図8.5）．

表8.6　保育所での食育方法と教材

給食等を通して行う場合	給食時の声かけ，給食の展示，給食だより，献立内容（旬の食材，地域の食材，郷土料理），バイキング給食，戸外での食事（遠足，お別れ給食など）
視聴覚教材を使用して行う場合	掲示（教室の壁，廊下の壁面など），ポスター，パンフレット，エプロンシアター，パネルシアター，紙芝居，人形劇，演劇，ペープサート，絵本の読み聞かせ，ビデオ，スライド，かるた，ぬり絵など
体験型による方法	クッキング（おやつづくりなど），食物の栽培（きゅうり，トマト，さつまいもなど），給食の当番，地域の伝統イベント，行事食イベント（もちつき，ひなまつり，七夕，クリスマスなど），郷土料理イベント（うどんづくりなど），食育ゲーム

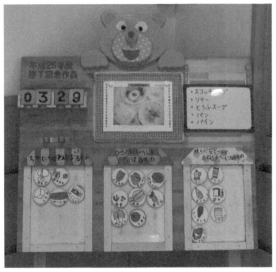

給食の展示（子どもたちが自分たちで3色分類をするようにつくられている）

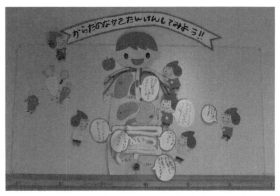

食育内容の掲示（子どもたちと一緒に作成している）

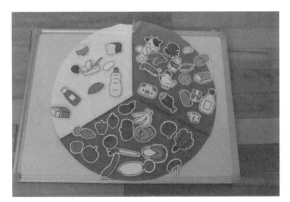

3色分類のボード

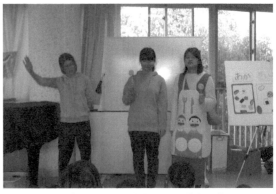

エプロンシアターを使用しての食育の話

図8.5　保育所における食育活動の実際

4 ｜ 社会福祉施設における栄養教育

社会福祉施設とは，高齢者，児童，心身障害者，生活困窮者など社会生活を営むうえで，さまざまなサービスを必要としている者を援護，育成し，または更生のための各種治療や訓練などを行い，これら要援護者の福祉増進を図ることを目的としている．

社会福祉施設には大別して老人福祉施設，障害者支援施設，保護施設，婦人保護施設，児童福祉施設，その他の施設があるが，ここでは老人福祉施設における栄養教育の実際について学ぶ．

4.1　社会福祉施設の特徴

老人福祉施設での栄養管理は，高齢者向けの施設に入所・通所している人を対象に，施設に応じて1日3食あるいは昼1食のみの献立を作成し提供する．とくに老化により咀嚼力や嚥下力が弱まることから，食べやすく軟らかい食事や刻み食などの調理が必須となっている．食べることが生きがいとなっている施設入所者も多いため，栄養補給のみならず，旬の食材を使った献立の作成や，年中行事にあわせた献立の作成，バイキング形式にするなど，楽しい食事となるようにすることも重要である．

また**障害者支援施設**は，基本的には「**施設入所支援**」と呼ばれるサービスを提供する，入所型施設である．「障害者の日常生活及び社会生活を総合的に支援するための法律」（障害者総合支援法）第5条の11により「障害者につき，施設入所支援を行うとともに，施設入所支援以外の施設障害福祉サービスを行う施設」と規定されている施設である．そのため，ここでの食事は障害特性にあわせた食形態の食事を提供することはもちろん，食事内容の充実も求められている．障害者施設の食事は，他の給食施設に比べると，より個人にあわせたきめ細かい対応が必要とされる．

4.2　社会福祉施設での栄養ケア

介護老人保健施設には管理栄養士がほぼ配置されていて，医学的な栄養管理が個々人に実施されている．したがって個人利用者の身体状況の変化などを分析し，栄養管理上の課題解決に役立つ効果的な指導計画を作成する．障害者支援施設でも介護老人保健施設と同様，施設においては，利用者の身体状況の変化など栄養管理の状況について，評価を行うこととされている．

（1）栄養スクリーニング，アセスメント，モニタリング

施設では，入所者に対し必要に応じてスクリーニング・アセスメントなどのプロセスを実施する．とくに**低栄養状態**のリスク判定については，図8.6に示すとおりである．すべての項目が低リスクに該当する場合には，

老人福祉施設
老人福祉法（昭和38年法律第133号）の第5条の3に規定された施設．老人デイサービスセンター，老人短期入所施設，養護老人ホーム，特別養護老人ホーム，軽費老人ホーム，老人福祉センター，老人介護支援センターのことをいう．

介護老人保健施設
要介護者で，おもにその心身の機能の維持回復を図り，自宅において生活を営むことができるようにするための支援が必要である者を対象とする．施設サービス計画に基づいて，看護，医学的管理下の介護，機能訓練，その他に必要な医療や日常生活上の世話を行うことを目的とする施設である．

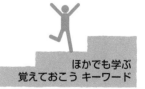

ほかでも学ぶ
覚えておこう キーワード

低栄養状態
　➡応用栄養学，臨床栄養学

エネルギーとたんぱく質が不足している状態（低栄養）を客観的に判定する

評価項目	低リスク	中リスク	高リスク
① BMI	18.5 ～ 29.9	18.5 未満	
② 体重減少率 $\dfrac{\text{通常時体重} － \text{実測時体重}}{\text{通常時体重}} \times 100$	変化なし （減少 3％未満）	1 か月に 3 ～ 5％未満 3 か月に 3 ～ 7.5％未満 6 か月に 3 ～ 10％未満	1 か月に 5％以上 3 か月に 7.5％以上 6 か月に 10％以上
③ 血清アルブミン値	3.6 g /dl 以上	3.0 ～ 3.5 g /dl	3.0 g /dl 未満
④ 食事摂取量	76 ～ 100％	75％以下	―
⑤ 栄養補給法	―	―	経腸栄養法 静脈栄養法
⑥ 褥瘡	―	―	褥瘡

① 判定
・すべての項目が低リスクに該当する場合には，「低リスク」
・高リスクに 1 つでも該当する項目があれば「高リスク」
・それ以外の場合は「中リスク」また，個人の状態等に応じて判断し「高リスク」と判断される
・BMI などについては，対象者個々の程度や状態等に応じて判断し，「高リスク」と判断される
② それぞれの結果に応じた対応
・低リスクの場合：セルフケアのための情報提供
・中・高リスクの場合：低栄養改善に向けた「二次予防事業の参加」「配食サービス」「管理栄養士・保健師等の個別指導」
　「医療機関への受診」など

図 8.6　低栄養状態のリスク判定と対応

「低リスク」と判断する．高リスクに 1 つでも該当する項目があれば「高リスク」と判断する．それ以外の場合は「中リスク」と判断する．BMI，食事摂取量，栄養補給法については，その程度や個々人の状態などにより，低栄養状態のリスクとは異なることが考えられるため，対象者個々の程度や状態などに応じて判断し，「高リスク」と判断される場合もある．

　栄養モニタリングは少なくとも 1 か月に 1 回は定期的に行う．栄養ケア計画の目標達成と連動させ，利用者の現在の状態，進捗状況，結果を確認するとともに利用者の意欲をひきだし，継続意欲を支えていく．モニタリング票は栄養アセスメント票と一体化しているため，栄養ケアの目標に対して，個人ごとにあらかじめモニタリング項目を決めておく．

(2) 栄養ケア計画書

　長期目標（ゴール）には，低栄養状態を解決して後に，本人が望んでいる自分らしさや，やりたいことなど，作成者と利用者・家族が合意した目標を記入する．目標は漠然としたものではなく，評価可能で具体的なものとする．短期目標は長期目標を実現するためのものである．栄養アセスメントで評価・判定された原因，もしくは兆候・症状を改善することが目標となる．

　長期目標の期間には，この栄養ケア計画終了予定の期間をあげる．栄養

ケアとは短期目標を達成しやすいよう，具体的なサービス内容とする．栄養ケア計画を実施し，実施状況や変更が必要となる状況などを把握し記入する．

4.3 社会福祉施設における栄養教育の実際

(1) 集団栄養指導

社会福祉施設における集団栄養指導は，その施設に入所している対象者の状況により異なる．とくに障害者支援施設においては，調理活動が多く取り入れられ実施されている．ここでいう**調理活動**とは，通常の食事提供とは別に，自立支援や余暇活動などの一環として行う支援の1つである．計画の立案や準備，実際の活動は支援員が利用者と一緒に行うことが多く，活動場所は専用の調理場に限らず，生活の場所である**ユニット**などの食事場所や簡易キッチンなどで行う場合がある．管理栄養士・栄養士は直接かかわる場合とそうでない場合があり，利用者と支援員への衛生教育と支援が重要となる．ほかにも日中活動として調理プログラム（おもにおやつクッキングなど）を実施している施設では，管理栄養士・栄養士はとくに利用者への衛生管理と食事制限などがある人への配慮が大切である．

また，老人福祉施設，障害者支援施設などをデイサービスなどで利用する利用者への集団指導もよく行われている．その内容はさまざまであるが，水分のとり方など，高齢者に重要な課題についての指導が中心となる．

(2) 個別栄養指導

高齢者に対する栄養面でのサポートでは，**低栄養**や疾病などの重症化に陥らないよう，食事提供には個別対応が求められる．そのためには多職種連携が必要不可欠である．とくに重点課題としては，「① 咀嚼力の低下などの摂食，② 誤嚥などの嚥下，③ 増加している認知症」などがあげられる．そういった個別の利用者の場合は，とくに栄養ケアマネジメントの導入・療養食提供における，利用者の家族への対応が大切となる．療養食の提供を理解してもらうためにはきめ細かく，わかりやすい資料を用いて説明する．ほかにも利用者の状態にあわせて対応していく必要があり，さまざまな問題に直面する場合は，食事面からどのように支援していくか，他職種や家族と相談しながら施設での食事内容を検討していく．

(3) 給食だより（掲示物，配布物）

喫食者を対象に年間の発行計画を作成し，生活習慣病の一次予防に必要な望ましい食事の啓発・普及のほか，地域の食文化などが継承されるよう必要な知識を系統立てて掲載する．老人福祉施設では，体の各種器官などの変化にあわせた食事のとり方や注意などを啓発する．あわせて，家族皆が生活習慣病を予防するうえで必要な食生活についても指導する．

ユニット（ケア）
少人数グループ（10人以下）が1つの生活単位（ユニット）として，1ユニットごとに専用の居住空間と専任の職員を配置することにより，大規模施設でありながら小規模生活単位の家庭的な雰囲気のなかできめ細やかな介護ケアがうけられる．

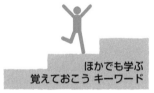

低栄養
➡応用栄養学，臨床栄養学

5 | 事業所給食における栄養教育

5.1　事業所給食の特徴

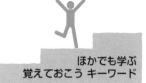

　事業所給食とは，会社や工場などのおもには昼食を主体とする特定給食施設のことを指す．その事業所給食における使命は，利用者の栄養知識の向上を図り，給食効果を高め，さらには利用者およびその家族や地域の健康の保持・増進を図ることである．また利用者の勤労意欲を高めることにより，作業能率・生産性の向上を図ることも大切である．

　このように，事業所給食には企業など事業所の福利厚生としての役割も大きい．事業所給食において栄養教育を効果的に実施するには，健康管理部門との密接な連携が重要である．

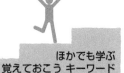

5.2　事業所給食における栄養教育指導の内容

　栄養教育の具体的取組みとして，献立表の掲示や**栄養成分表示**がある．給与栄養目標量に基づいて作成された献立により食事を提供しても，利用者がその食事あるいは料理について栄養情報を得られなければ，適切に選択することが困難になる．とくに，複数献立がある場合や**カフェテリア方式**のように利用者の自主性により選択される場合には，選択によっては健康上の問題を生じることもあり，食事の提供とともに栄養成分の表示や料理の組合せモデルを提示することが重要といえる．

健康イベント
健康についてもっと知りたい，という従業員へのサービスの一環として行われる．おもにはフードサービスを提供する会社が，「食生活」や「健康」に親しんでもらえるような各種イベントを提案し開催する．また，ときには食品メーカーとコラボし，健康的な食品に特化したイベントを開催することもある．

　各自が栄養成分表示を活用し，自分に適した食事が選択できるよう食環境を整備することが大切である．また施設内に栄養相談室（コーナー）を設け，一般栄養指導および各種病態時の栄養指導にあたるほか，栄養に特化した「健康イベント」の開催，社内報（Eメール）への掲載，ポスターの掲示，しおりの配布などあらゆる機会を活用して栄養情報を提供し，栄養指導を実施する（**表8.7**）．

　給食は，利用者に魅力ある献立とし，各料理の組合せや各地域の特色や季節感，行事食などを取り入れ変化に富んだ献立とする．適温給食（熱いものは熱く，冷たいものは冷たく），食器の選択，盛りつけ方法（みた目の美しさ，食べ易さ），食事環境（しょうゆ，ソースなどの調味料や湯茶の配置，食堂のカーテン，テーブルクロス，採光，BGM，照明，通風，換気，騒音）を工夫する．なお，事業所給食の食堂ではとくに健康増進法で示されている受動喫煙の防止に努めることも必要である．

特定健診
日本人の死亡原因の約6割を占める生活習慣病の予防のために，40歳から74歳までの人を対象に，メタボリックシンドロームに着目した健診を行うこと．平成20年度より実施されている．

　健康管理部門に専属で勤務している管理栄養士・栄養士では，**特定健診**や定期健康診査結果を利用して，臨床検査結果により要支援者や積極的指導となった人，すでに生活習慣病の治療中の人たちを対象に個別指導を行う．

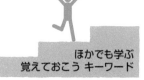

表8.7　事業所給食における栄養教育内容

栄養教育の種類	栄養教育の内容
食堂における栄養教育	・栄養成分表示がされた献立表の掲示 ・栄養成分表示がされた実物（サンプル）掲示 ・食事バランスガイド表示がされたメニューの掲示 ・テーブル上に健康づくり情報がされた卓上メモなどの設置 ・ポスター，リーフレットなどの掲示 ・健康イベントの開催，しおりなどの配布 ・展示会や講習会の開催
事業所内における栄養教育	・ポスター，リーフレットなどの掲示 ・社内報やメールへの掲載 ・健康測定・ストレスチェックなどの各種イベント
特定健診や定期健康診査結果を利用した栄養教育	・傷病者に対する個別指導 ・ハイリスク者に対する集団指導 ・食塩コントロール食など，食事療法を支援する治療食の提供 ・ハイリスク者に対するヘルシーメニューの提供

5.3　事業所給食における栄養教育の実際

（1）集団栄養指導・健康イベントの実施

　事業所給食における栄養教育では，対象が青年期から壮年期までと幅広い年齢層になっていることにより，さまざまな栄養教育の内容が考えられる．また，給食委託会社が主体となって健康チェックなどを行う体験イベントは多く実施されている．とくに，このような健康イベントはフードサービスを提供する会社からのサービスの一環として行われることが多い．その内容については，**メタボリックシンドローム**改善の取組みや**ロコモティブシンドローム**に対する啓発や減塩指導などさまざまである．

　ほかにも「血管年齢」や「骨健康度」など，さまざまな健康イベントがあり，日々の健康に関心を持ってもらう内容となっている（図8.7）．

（2）個別栄養指導

　健康管理部門と連携して個別栄養指導を実施する事業所も増えている．特定保健指導対象者に行った二次健診結果では，健康セミナーへの参加を中心とした動機づけ支援対象者に，検査値データの改善がみられた．食堂での食事をヘルシーメニューに切り替えただけで体重減少がみられた対象者もいることから，従業員食堂での食生活改善の取組みは，意識づけも含め，効果が大きいと考えられる．また，食堂の一角に栄養指導ブースを設け，食生活改善のために，食事の選び方やバランスの良い食事の提案など，個別にあわせた内容で栄養相談を実施している．

（3）提供する給食による栄養指導

　日々の給食提供時には，多くの健康課題に着目したテーマで，卓上メモやポスター，リーフレットなどによる情報発信を行うことも大切である（図8.7）．ただ給食を提供すれば良いというわけではなく，対象者が食べたい，

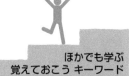

ほかでも学ぶ
覚えておこう キーワード

メタボリックシンドローム
➡応用栄養学，公衆栄養学，臨床栄養学

Point!

ロコモティブシンドローム（略称：ロコモ，和名：運動器症候群）
運動器の障害のために移動機能の低下をきたした状態．進行すると介護が必要になるリスクが高くなり，ロコモは筋肉，骨，関節，軟骨，椎間板といった運動器のいずれか，あるいは複数に障害が起こり，「立つ」「歩く」といった機能が低下している状態をいう．進行すると日常生活にも支障が生じる．2007（平成19）年，日本整形外科学会から提唱された．

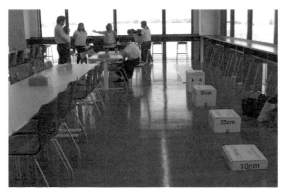

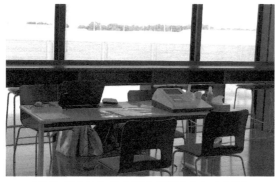

食堂の一部のスペースを使用して健康イベントを実施

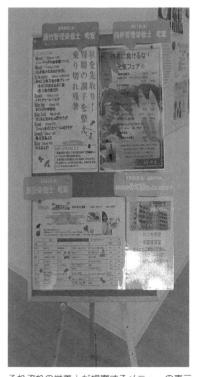

それぞれの栄養士が提案するメニューの表示

図 8.7 事業所における栄養教育の実際

おいしいと思い性，年齢，勤務形態にあわせた食事内容とするとともに，生活習慣病予防へ配慮された食事を提供する．そのために，給食の献立は，利用者の身体の状況，日常の食事の摂取量に占める給食の割合，嗜好などに配慮し，料理の組合せや食品の組合せにも気を配って作成するよう努めなければならない．

　事業所給食施設での利用者への栄養管理の実態は施設の規模などによりばらつきがあるが，利用者への栄養管理や健康教育を行う場として今後は広く活用が期待されている．

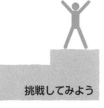

挑戦してみよう

復習問題を解いてみよう
https://www.kagakudojin.co.jp

参考文献・参考情報

第1章

杉山みち子，赤松利恵，桑野稔子，『カレント栄養教育論』」，建帛社（2016）．

赤松利恵 編，「栄養教育スキルアップブック：行動変容を成功させるプロになる」化学同人（2009）．

杉　晴夫，『栄養学を拓いた巨人たち』，講談社（2013）．

日本栄養士会　https://www.dietitian.or.jp/about/history/

21 世紀における国民健康づくり運動におけるヘルスプロモーション（財団法人健康・体力づくり事業財団）
　　http://www.mext.go.jp/a_menu/shougai/houshi/detail/1369172.htm

島内憲夫，ヘルスプロモーション活動の概念図，日本ヘルスプロモーション学会（1987）．

健康日本２１　http://www.kenkounippon21.gr.jp

食育推進基本計画　https://www.maff.go.jp/j/syokuiku/kannrennhou.html

食事バランスガイド　http://www.maff.go.jp/j/syokuiku/zissen_navi/balance/division.html
　　http://www.maff.go.jp/j/balance_guide/b_report/pdf/chapter1.pdf

妊産婦の食事バランスガイド　http://www.mhlw.go.jp/houdou/2006/02/dl/h0201-3a3-02b.pdf

食生活指針　https://www.maff.go.jp/j/syokuiku/shishinn.html

日本人の食事摂取基準（2020 年版）　https://www.mhlw.go.jp/stf/newpage_08517.html

第2章

L. F. Berkman, T. Glass, Social integration, social networks, social support, and health, "Social Epidemiology", L. F. Berkman, I. Kawachi, eds., Oxford University Press (2000), p. 137 ~ 173.

B. Curwen, S. Palmer, P. Ruddell, 下山晴彦 監訳，『認知行動療法入門：短期療法の観点から』＜臨床心理学レクチャー＞，金剛出版（2004）．

足達淑子，『行動変容のための面接レッスン：行動カウンセリングの実践』，医歯薬出版（2008）．

赤松利恵，永井成美，『栄養カウンセリング論』，化学同人（2015）．

久保克彦，『実践 栄養カウンセリング』，メディカ出版（2014）．

日本栄養改善学会 監，武見ゆかり，赤松利恵 編，『栄養教育論：理論と実践』＜管理栄養士養成課程におけるモデルコアカリキュラム準拠　第 7 巻＞，医歯薬出版（2013）．

厚生労働科学研究費補助金こころの健康科学研究事業，「精神療法の実践方法と有効性に関する研究」，うつ病の認知療法・認知行動療法治療者用マニュアル　www.mhlw.go.jp/bunya/ shougaihoken/kokoro

畑　栄一，土井由利子 編，『行動科学：健康づくりのための理論と応用』，南江堂（2003）．

春木 敏 編，『エッセンシャル栄養教育論　第 3 版』，医歯薬出版（2014）．

逸見幾代，佐藤香苗 編，『マスター栄養教育論　第 2 版』，建帛社（2013）．

松本千明，『医療・保健スタッフのための健康行動理論の基礎』，医歯薬出版（2003）．

丸山千寿子，足達淑子，武見ゆかり 編，『栄養教育論　改訂第 4 版』＜健康・栄養科学シリーズ＞，南江堂（2016）．

宗像恒次 編，『栄養指導と患者ケアの実践ヘルスカウンセリング』，医歯薬出版（2001）．

第3章

丸山千寿子，足達淑子，武見ゆかり 編，『栄養教育論 改訂第 4 版』＜健康・栄養科学シリーズ＞，南江堂（2016）．

辻とみ子ほか編，『新版　ヘルス 21 栄養教育・栄養指導論』，医歯薬出版（2017）．

日本栄養改善学会 監，武見ゆかり，赤松利恵 編，『栄養教育論：理論と実践』＜管栄養士養成課程におけるモデ

ルコアカリキュラム準拠　第7巻＞，医歯薬出版（2013）.

池田小夜子ほか，『栄養教育論』＜サクセス管理栄養士講座＞，第一出版（2018）.

日本人の食事摂取基準（2020年版）　https://www.mhlw.go.jp/stf/newpage_08517.html

第4章

大和田浩子，中山健夫 編著，『公衆栄養の科学』＜管理栄養士養成課程（栄養管理と生命科学シリーズ）＞，理工
　図書（2015）.

厚生労働省，「健康づくりのための食環境整備に関する検討会報告書」，平成16年3月.

ローレンス・W.グリーン，マーシャル・W.クロイター，神馬征峰 訳，『実践ヘルスプロモーション：precede-
　proceed モデルによる企画と評価』，医学書院（2005）.

日本人の食事摂取基準（2015年版）　https://www.mhlw.go.jp/file/05-Shingikai-10901000-Kenkoukyoku-Soumuka/
　0000083870.pdf

SF-8　https://www.sf-36.jp/qol/sf8.html

第5章

丸山千寿子，足達淑子，武見ゆかり 編，『栄養教育論　改訂第4版』＜健康・栄養科学シリーズ＞，南江堂（2016）.

逸見幾代 編，『栄養教育論実習・演習』，ドメス出版（2017）.

辻とみ子ほか編，『新版　ヘルス21栄養教育・栄養指導論』，医歯薬出版（2017）.

杉山みち子ほか編，『カレント栄養教育論』，建帛社（2016）.

池田小夜子ほか，『栄養教育論』＜サクセス管理栄養士講座＞，第一出版（2018）.

日本糖尿病学会 編著，『糖尿病食事療法のための食品交換表　第7版』，文光堂（2013）.

食生活指針　https://www.maff.go.jp/j/syokuiku/shishinn.html

機能性表示食品の表示例　https://www.gov-online.go.jp/useful/article/201505/1.html

食育ガイド（平成31年3月改定）　https://www.maff.go.jp/j/syokuiku/guide/pdf/00_jp_guide.pdf

第6章

Isobel R. Contento，足立己幸，衛藤久美，佐藤都喜子 監訳，『これからの栄養教育論：研究・理論・実践の環』，
　第一出版（2015）.

日本栄養改善学会 監，武見ゆかり，赤松利恵 編，『栄養教育論：理論と実践』＜管理栄養士養成課程におけるモ
　デルコアカリキュラム準拠　第7巻＞，医歯薬出版（2013）.

春木 敏 編，『エッセンシャル栄養教育論　第3版』，医歯薬出版（2014）.

丸山千寿子，足達淑子，武見ゆかり 編，『栄養教育論　改訂第4版』＜健康・栄養科学シリーズ＞，南江堂（2016）.

上地広昭，竹中晃二，行動変容のためのソーシャル・マーケティングの活用，日健教誌，**20**(1)，60（2012）.

第7章

国民健康・栄養調査　https://www.mhlw.go.jp/bunya/kenkou/kenkou_eiyou_chousa.html

授乳・離乳の支援ガイド（2019年改定版）　https://www.mhlw.go.jp/stf/newpage_04250.html

食に関する指導の手引き―第二次改訂版―　https://www.mext.go.jp/a_menu/sports/syokuiku/1292952.htm

日本人の食事摂取基準（2020年版）　https://www.mhlw.go.jp/stf/newpage_08517.html

妊産婦のための食生活指針（「健やか親子21」推進検討会報告書）
　https://www.mhlw.go.jp/houdou/2006/02/h0201-3a.html

保育所におけるアレルギー対応ガイドライン（2019年改訂版）
　https://www.mhlw.go.jp/bunya/kodomo/pdf/hoiku03.pdf

食物アレルギー栄養食事指導の手引き 2017　https://www.foodallergy.jp/wp-content/themes/foodallergy/pdf/nutritionalmanual2017.pdf

国民生活基礎調査（結果の概要）
https://www.mhlw.go.jp/toukei/list/20-21kekka.html

熱中症情報　https://www.fdma.go.jp/disaster/heatstroke/post3.html

第8章

飯澤裕美，青木敦子，矢﨑真樹子，多田志織，小松 仁，事業所給食施設の栄養管理，健康教育の実態調査，信州公衆衛生雑誌，3(2)，29（2009）.

2020 年度診療報酬改定に関する中医協資料
https://www.mhlw.go.jp/content/12404000/000593372.pdf
https://medical-info.hateblo.jp/entry/2020/02/24/173149

栄養教諭を中核としたこれからの学校の食育
http://www.mext.go.jp/a_menu/sports/syokuiku/__icsFiles/afieldfile/2017/08/09/1385699_001.pdf
http://www.maff.go.jp/j/syokuiku/wpaper/h28/h28_h/book/part2/chap2/b2_c2_1_00.html

栄養教諭制度　http://www.mext.go.jp/a_menu/shotou/eiyou/04111101/003.htm

食育推進基本計画　https://www.maff.go.jp/j/syokuiku/kannrennhou.html

食に関する指導の手引―第 1 次改訂版―（平成 22 年 3 月）

楽しく食べる子どもに～保育所における食育に関する指針～　2004 年厚生労働省雇用均等・児童家庭局保育課長通知

児童福祉施設における食事の提供ガイド　http://www.mhlw.go.jp/shingi/2010/03/dl/s0331-10a-015.pdf

食育の計画策定マニュアル（横浜市）
https://www.city.yokohama.lg.jp/kurashi/kosodate-kyoiku/hoiku-yoji/kyuusyoku/20150915105325.html

保育所における食育に関する指針　http://www.mhlw.go.jp/shingi/2007/06/dl/s0604-2k.pdf

全国老人保健施設協会　http://www.roken.or.jp/wp/info/insurance

保育所保育指針
https://www.mhlw.go.jp/file/06-Seisakujouhou-11900000-Koyoukintoujidoukateikyoku/0000202211.pdf

予防給付 栄養改善サービス 様式例　http://www.mhlw.go.jp/topics/2009/05/dl/tp0501-1e_0004.pdf

巻末資料

化学同人のホームページに，各資料へのリンクがあります．

1 栄養教育論に関連する出来事

西暦（元号）年	出 来 事
1885（明治18）年	高木兼寛，海軍軍医総監に任ぜられる．2年前の35歳のときに，脚気の栄養原因説を発表
1920（大正9）年	佐伯矩，国立栄養研究所（現在の国立研究開発法人医療基盤・健康・栄養研究所）初代所長に就任
1923（大正12）年	国立栄養研究所，関東大震災の被災対策として，小学校児童に給食を実施
1924（大正13）年	佐伯矩，私立の栄養学校設立
1926（昭和元）年	栄養学校の第1回卒業生が栄養技手として，栄養士の活動に携わる
1929（昭和4）年	栄養士が各地に配置される
1938（昭和13）年	厚生省（現在の厚生労働省）が設置
1945（昭和20）年	栄養摂取状況調査と身体状況調査（現在の国民健康・栄養調査）がGHQ（連合軍最高司令部）の指令により実施
1946（昭和21）年	ララ物資が横浜に到着．1952年まで続けられた
1947（昭和22）年	栄養士法公布
1948（昭和23）年	医療法制定
1950（昭和20）年	完全給食制度策定
1952（昭和27）年	栄養改善法公布．2002（平成14）年公布の健康増進法により廃止
1954（昭和29）年	栄養指導車（キッチンカー）が東京都に登場
1962（昭和37）年	栄養士法等一部改正公布．管理栄養士制度の創設
1970（昭和45）年	「日本人の栄養所要量」公表
1974（昭和49）年	カナダのラロンド保健大臣によるラロンド報告
1978（昭和53）年	第1次国民健康づくり対策開始
1980（昭和55）年	三大成人病（悪性新生物，心疾患，脳血管疾患）が死亡率の60%を超える
1981（昭和56）年	悪性新生物（がん）が死因の第1位となる
1985（昭和60）年	「健康づくりのための食生活指針」発表
1988（昭和63）年	「第2次国民健康づくり対策（アクティブ80ヘルスプラン）」開始
1989（平成元）年	「健康づくりのための運動所要量」策定 ゴールドプラン（高齢者保健福祉推進10か年戦略策定）
1990（平成2）年	「健康づくりのための食生活指針（対象特性別）」発表 「外食料理の栄養成分表示ガイドライン」策定
1991（平成3）年	特定保健用食品制度創設
1993（平成5）年	「健康づくりのための運動指針」策定
1994（平成6）年	「健康づくりのための休養指針」発表
1996（平成8）年	成人病が「生活習慣病」と名称の変更がされた
2000（平成12）年	第3次「21世紀における国民健康づくり運動（健康日本21）」施行 「食生活指針」（厚生省，農林水産省，文部省合同）策定 栄養士法の一部改正により，管理栄養士が登録制から免許制に．名称独占資格となった
2001（平成13）年	「健やか親子21」開始
2002（平成14）年	健康増進法公布．栄養改善法は廃止
2004（平成16）年	栄養教諭の免許制度創設 「楽しく食べる子どもに～食からはじまる健やかガイド～」発行
2005（平成17）年	食育基本法制定 食事バランスガイド発表

2005（平成17）年	栄養教諭制度開始
	「日本人の食事摂取基準 2005 年版」始まる. 「食事摂取基準」の概念の導入
2006（平成18）年	「妊産婦のための食生活指針」「健康づくりのための運動基準 2006」策定
	「健康づくりのための運動指針 2006（エクササイズガイド 2006）」策定
	食育基本法公布
	食育推進基本計画策定. 第 1 次食育推進基本計画作成
2007（平成19）年	新健康フロンティア戦略アクションプラン策定
	「授乳・離乳支援ガイド」公表
	「食に関する指導の手引き」作成：文部科学省
2008（平成20）年	高齢者の医療の確保に関する法律（老人保健法廃止，特定健診・特定保健指導開始）
	保育所保育指針改定（保育所における食育の推進）
	学習指導要領の改訂
2010（平成22）年	「児童福祉施設における食事の提供ガイド」発行
2011（平成23）年	第 2 次食育推進基本計画作成
2013（平成25）年	第 4 次国民健康づくり対策（「健康日本 21（第二次）」）開始
	「健康づくりのための身体活動基準 2013」発表
	「健康づくりのための身体活動指針 2013（アクティブガイド）」発表
	「和食：日本人の伝統的な食文化」がユネスコ無形文化遺産に登録
2015（平成27）年	食品表示法施行
	健やか親子 21（第 2 次）開始
	「健康な食事」の普及開始
	新オレンジプラン策定
2016（平成28）年	第 3 次食育推進基本計画作成
2019（令和元）年	「授乳・離乳の支援ガイド（2019 年改訂版）」作成
	「日本人の食事摂取基準 2020 年版」策定

2 栄養教育論の関連法規

【栄養士法】 昭和 22 年法律第 245 号 最終改正：平成 19 年 6 月 27 日法律第 96 号

第 1 条 この法律で栄養士とは，都道府県知事の免許を受けて，栄養士の名称を用いて栄養の指導に従事することを業とする者をいう.

2 この法律で管理栄養士とは，厚生労働大臣の免許を受けて，管理栄養士の名称を用いて，傷病者に対する療養のため必要な栄養の指導，個人の身体の状況，栄養状態等に応じた高度の専門的知識及び技術を要する健康の保持増進のための栄養の指導並びに特定多数人に対して継続的に食事を供給する施設における利用者の身体の状況，栄養状態，利用の状況等に応じた特別の配慮を必要とする給食管理及びこれらの施設に対する栄養改善上必要な指導等を行うことを業とする者をいう.

第 2 条 栄養士の免許は，厚生労働大臣の指定した栄養士の養成施設（以下「養成施設」という.）において 2 年以上栄養士として必要な知識及び技能を修得した者に対して，都道府県知事が与える.

2 養成施設に入所することができる者は，学校教育法（昭和 22 年法律第 26 号）第 90 条に規定する者とする.

3 管理栄養士の免許は，管理栄養士国家試験に合格した者に対して，厚生労働大臣が与える.

第 3 条 次の各号のいずれかに該当する者には，栄養士又は管理栄養士の免許を与えないことがある.

1 罰金以上の刑に処せられた者

2 前号に該当する者を除くほか，第 1 条に規定する業務に関し犯罪又は不正の行為があつた者

第 3 条の 2 都道府県に栄養士名簿を備え，栄養士の免許に関する事項を登録する.

2 厚生労働省に管理栄養士名簿を備え，管理栄養士の免許に関する事項を登録する.

第 4 条 栄養士の免許は，都道府県知事が栄養士名簿に登録することによって行う.

2 都道府県知事は，栄養士の免許を与えたときは，栄養士免許証を交付する.

3 管理栄養士の免許は，厚生労働大臣が管理栄養士名簿に登録することによって行う.

4 厚生労働大臣は，管理栄養士の免許を与えたときは，管理栄養士免許証を交付する.

第 5 条 栄養士が第 3 条各号のいずれかに該当するに至つたときは，都道府県知事は，当該栄養士に対する免許を取り消し，又は 1 年以内の期間を定めて栄養士の名称の使用の停止を命ずることができる.

2 管理栄養士が第 3 条各号のいずれかに該当するに至つたときは，厚生労働大臣は，当該管理栄養士に対する免許を取り消し，又は 1 年以内の期間を定めて管理栄養士の名称の使用の停止を命ずることができる.

3 都道府県知事は，第 1 項の規定により栄養士の免許を取り消し，又は栄養士の名称の使用の停止を命じたときは，速やかに，その旨を厚生労働大臣に通知しなければならない.

4 厚生労働大臣は，第 2 項の規定により管理栄養士の免許を取り消し，又は管理栄養士の名称の使用の停止を命じたときは，速やかに，その旨を当該処分を受けた者が受けている栄養士の免許を与えた都道府県知事に通知しなければならない.

第5条の2 厚生労働大臣は，毎年少なくとも一回，管理栄養士として必要な知識及び技能について，管理栄養士国家試験を行う．

第5条の3 管理栄養士国家試験は，栄養士であって次の各号のいずれかに該当するものでなければ，受けることができない．

1 修業年限が2年である養成施設を卒業して栄養士の免許を受けた後厚生労働省令で定める施設において3年以上栄養の指導に従事した者

2 修業年限が3年である養成施設を卒業して栄養士の免許を受けた後厚生労働省令で定める施設において2年以上栄養の指導に従事した者

3 修業年限が4年である養成施設を卒業して栄養士の免許を受けた後厚生労働省令で定める施設において1年以上栄養の指導に従事した者

4 修業年限が4年である養成施設であって，学校（学校教育法第1条の学校並びに同条の学校の設置者が設置している同法第124条の専修学校及び同法第134条の各種学校をいう．以下この号において同じ．）であるものにあっては文部科学大臣及び厚生労働大臣が，学校以外のものにあっては厚生労働大臣が，政令で定める基準により指定したもの（以下「管理栄養士養成施設」という．）を卒業した者

第5条の4 管理栄養士国家試験に関して不正の行為があつた場合には，当該不正行為に関係のある者について，その受験を停止させ，又はその試験を無効とすることができる．この場合においては，なお，その者について，期間を定めて管理栄養士国家試験を受けることを許さないことができる．

第5条の5 管理栄養士は，傷病者に対する療養のため必要な栄養の指導を行うに当たっては，主治の医師の指導を受けなければならない．

第6条 栄養士でなければ，栄養士又はこれに類似する名称を用いて第1条第1項に規定する業務を行ってはならない．

2 管理栄養士でなければ，管理栄養士又はこれに類似する名称を用いて第1条第2項に規定する業務を行ってはならない．

第6条の2 管理栄養士国家試験に関する事務をつかさどらせるため，厚生労働省に管理栄養士国家試験委員を置く．

第6条の3 管理栄養士国家試験委員その他管理栄養士国家試験に関する事務をつかさどる者は，その事務の施行に当たつて厳正を保持し，不正の行為がないようにしなければならない．

第7条 この法律に定めるもののほか，栄養士の免許及び免許証，養成施設，管理栄養士の免許及び免許証，管理栄養士養成施設，管理栄養士国家試験並びに管理栄養士国家試験委員に関し必要な事項は，政令でこれを定める．

第7条の2 第6条の3の規定に違反して，故意若しくは重大な過失により事前に試験問題を漏らし，又は故意に不正の採点をした者は，6月以下の懲役又は50万円以下の罰金に処する．

第8条 次の各号のいずれかに該当する者は，30万円以下の罰金に処する．

一 第5条第1項の規定により栄養士の名称の使用の停止を命ぜられた者で，当該停止を命ぜられた期間中に，栄養士の名称を使用して第1条第1項に規定する業務を行ったもの

二 第5条第2項の規定により管理栄養士の名称の使用の停止を命ぜられた者で，当該停止を命ぜられた期間中に，管理栄養士の名称を使用して第1条第2項に規定する業務を行ったもの

三 第6条第1項の規定に違反して，栄養士又はこれに類似する名称を用いて第1条第1項に規定する業務を行った者

四 第6条第2項の規定に違反して，管理栄養士又はこれに類似する名称を用いて第1条第2項に規定する業務を行った者

（中略）

附 則（平成19年6月27日法律第96号）

（施行期日）

第1条 この法律は，公布の日から起算して6月を超えない範囲内において政令で定める日から施行する．

【健康増進法】 平成14年法律第103号 最終改正：令和元年6月7日公布（令和元年法律第26号）

第1章 総則

（目的）

第1条 この法律は，我が国における急速な高齢化の進展及び疾病構造の変化に伴い，国民の健康の増進の重要性が著しく増大していることにかんがみ，国民の健康の増進の総合的な推進に関し基本的な事項を定めるとともに，国民の栄養の改善その他の国民の健康の増進を図るための措置を講じ，もって国民保健の向上を図ることを目的とする．

（国民の責務）

第2条 国民は，健康な生活習慣の重要性に対する関心と理解を深め，生涯にわたって，自らの健康状態を自覚するとともに，健康の増進に努めなければならない．

（国及び地方公共団体の責務）

第3条 国及び地方公共団体は，教育活動及び広報活動を通じた健康の増進に関する正しい知識の普及，健康の増進に関する情報の収集，整理，分析及び提供並びに研究の推進並びに健康の増進に係る人材の養成及び資質の向上を図るとともに，健康増進事業実施者その他の関係者に対し，必要な技術的援助を与えることに努めなければならない．

（健康増進事業実施者の責務）

第4条 健康増進事業実施者は，健康教育，健康相談その他国民の健康の増進のために必要な事業（以下「健康増進事業」という．）を積極的に推進するよう努めなければならない．

（関係者の協力）

第5条 国，都道府県，市町村（特別区を含む．以下同じ．），健康増進事業実施者，医療機関その他の関係者は，国民の健康の増進の総合的な推進を図るため，相互に連携を図りながら協力するよう努めなければならない．

（定義）

第6条 この法律において「健康増進事業実施者」とは，次に掲げる者をいう．

一 健康保険法（大正11年法律第70号）の規定により健康増進事業を行う全国健康保険協会，健康保険組合又は健康保険組合連合会

二 船員保険法（昭和14年法律第73号）の規定により健康増進事業を行う全国健康保険協会

三 国民健康保険法（昭和33年法律第192号）の規定により健康増進事業を行う市町村，国民健康保険組合又は国民健康保険団体連合会

四 国家公務員共済組合法（昭和33年法律第128号）の規定により健康増進事業を行う国家公務員共済組合又は国家公務員共済組合連合会

五 地方公務員等共済組合法（昭和37年法律第152号）の規定により健康増進事業を行う地方公務員共済組合又

は全国市町村職員共済組合連合会

六　私立学校教職員共済法（昭和28年法律第245号）の規定により健康増進事業を行う日本私立学校振興・共済事業団

七　学校保健安全法（昭和33年法律第56号）の規定により健康増進事業を行う者

八　母子保健法（昭和40年法律第141号）の規定により健康増進事業を行う市町村

九　労働安全衛生法（昭和47年法律第57号）の規定により健康増進事業を行う事業者

十　高齢者の医療の確保に関する法律（昭和57年法律第80号）の規定により健康増進事業を行う全国健康保険協会，健康保険組合，市町村，国民健康保険組合，共済組合，日本私立学校振興・共済事業団又は後期高齢者医療広域連合

十一　介護保険法（平成9年法律第123号）の規定により健康増進事業を行う市町村

十二　この法律の規定により健康増進事業を行う市町村

十三　その他健康増進事業を行う者であって，政令で定めるもの

第2章　基本方針等

（基本方針）

第7条　厚生労働大臣は，国民の健康の増進の総合的な推進を図るための基本的な方針（以下「基本方針」という．）を定めるものとする．

2　基本方針は，次に掲げる事項について定めるものとする．

一　国民の健康の増進の推進に関する基本的な方向

二　国民の健康の増進の目標に関する事項

三　次条第1項の都道府県健康増進計画及び同条第2項の市町村健康増進計画の策定に関する基本的な事項

四　第10条第1項の国民健康・栄養調査その他の健康の増進に関する調査及び研究に関する基本的な事項

五　健康増進事業実施者間における連携及び協力に関する基本的な事項

六　食生活，運動，休養，飲酒，喫煙，歯の健康の保持その他の生活習慣に関する正しい知識の普及に関する事項

七　その他国民の健康の増進の推進に関する重要事項

3　厚生労働大臣は，基本方針を定め，又はこれを変更しようとするときは，あらかじめ，関係行政機関の長に協議するものとする．

4　厚生労働大臣は，基本方針を定め，又はこれを変更したときは，遅滞なく，これを公表するものとする．

（都道府県健康増進計画等）

第8条　都道府県は，基本方針を勘案して，当該都道府県の住民の健康の増進の推進に関する施策についての基本的な計画（以下「都道府県健康増進計画」という．）を定めるものとする．

2　市町村は，基本方針及び都道府県健康増進計画を勘案して，当該市町村の住民の健康の増進の推進に関する施策についての計画（以下「市町村健康増進計画」という．）を定めるよう努めるものとする．

3　国は，都道府県健康増進計画又は市町村健康増進計画に基づいて住民の健康増進のために必要な事業を行う都道府県又は市町村に対し，予算の範囲内において，当該事業に要する費用の一部を補助することができる．

（健康診査の実施等に関する指針）

第9条　厚生労働大臣は，生涯にわたる国民の健康の増進に向けた自主的な努力を促進するため，健康診査の実施及びその結果の通知，健康手帳（自らの健康管理のために必要な事項を記載する手帳をいう．）の交付その他の措置に関し，健康増進事業実施者に対する健康診査の実施等に関する指針（以下「健康診査等指針」という．）を定めるものとする．

2　厚生労働大臣は，健康診査等指針を定め，又はこれを変更しようとするときは，あらかじめ，総務大臣，財務大臣及び文部科学大臣に協議するものとする．

3　厚生労働大臣は，健康診査等指針を定め，又はこれを変更したときは，遅滞なく，これを公表するものとする．

第3章　国民健康・栄養調査等

（国民健康・栄養調査の実施）

第10条　厚生労働大臣は，国民の健康の増進の総合的な推進を図るための基礎資料として，国民の身体の状況，栄養摂取量及び生活習慣の状況を明らかにするため，国民健康・栄養調査を行うものとする．

2　厚生労働大臣は，国立研究開発法人医薬基盤・健康・栄養研究所（以下「研究所」という．）に，国民健康・栄養調査の実施に関する事務のうち集計その他の政令で定める事務の全部又は一部を行わせることができる．

3　都道府県知事（保健所を設置する市又は特別区にあっては，市長又は区長．以下同じ．）は，その管轄区域内の国民健康・栄養調査の執行に関する事務を行う．

（調査世帯）

第11条　国民健康・栄養調査の対象の選定は，厚生労働省令で定めるところにより，毎年，厚生労働大臣が調査地区を定め，その地区内において都道府県知事が調査世帯を指定することによって行う．

2　前項の規定により指定された調査世帯に属する者は，国民健康・栄養調査の実施に協力しなければならない．

（国民健康・栄養調査員）

第12条　都道府県知事は，その行う国民健康・栄養調査の実施のために必要があるときは，国民健康・栄養調査員を置くことができる．

2　前項に定めるもののほか，国民健康・栄養調査員に関し必要な事項は，厚生労働省令でこれを定める．

（国の負担）

第13条　国は，国民健康・栄養調査に要する費用を負担する．

（調査票の使用制限）

第14条　国民健康・栄養調査のために集められた調査票は，第10条第1項に定める調査の目的以外の目的のために使用してはならない．

（省令への委任）

第15条　第10条から前条までに定めるもののほか，国民健康・栄養調査の方法及び調査項目その他国民健康・栄養調査の実施に関して必要な事項は，厚生労働省令で定める．

（生活習慣病の発生の状況の把握）

第16条　国及び地方公共団体は，国民の健康の増進の総合的な推進を図るための基礎資料として，国民の生活習慣とがん，循環器病その他の政令で定める生活習慣病（以下単に「生活習慣病」という．）との相関関係を明らかにするため，生活習慣病の発生の状況の把握に努めなければならない．

（食事摂取基準）

第16条の2　厚生労働大臣は，生涯にわたる国民の栄養摂取の改善に向けた自主的な努力を促進するため，国民健康・栄養調査その他の健康の保持増進に関する調査及び研究の成果を分析し，その分析の結果を踏まえ，食事による栄養摂取量の基準（以下この条において「食事摂取基準」という．）を定めるものとする．

2　食事摂取基準においては，次に掲げる事項を定めるものとする．

一　国民がその健康の保持増進を図る上で摂取することが

望ましい熱量に関する事項

二　国民がその健康の保持増進を図る上で摂取することが望ましい次に掲げる栄養素の量に関する事項

イ　国民の栄養摂取の状況からみてその欠乏が国民の健康の保持増進を妨げているものとして厚生労働省令で定める栄養素

ロ　国民の栄養摂取の状況からみてその過剰な摂取が国民の健康の保持増進を妨げているものとして厚生労働省令で定める栄養素

3　厚生労働大臣は，食事摂取基準を定め，又は変更したときは，遅滞なく，これを公表するものとする.

第4章　保健指導等

（市町村による生活習慣相談等の実施）

第17条　市町村は，住民の健康の増進を図るため，医師，歯科医師，薬剤師，保健師，助産師，看護師，准看護師，管理栄養士，栄養士，歯科衛生士その他の職員に，栄養の改善その他の生活習慣の改善に関する事項につき住民からの相談に応じさせ，及び必要な栄養指導その他の保健指導を行わせ，並びにこれらに付随する業務を行わせるものとする.

2　市町村は，前項に規定する業務の一部について，健康保険法第63条第3項各号に掲げる病院又は診療所その他適当と認められるものに対し，その実施を委託することができる.

（都道府県による専門的な栄養指導その他の保健指導の実施）

第18条　都道府県，保健所を設置する市及び特別区は，次に掲げる業務を行うものとする.

一　住民の健康の増進を図るために必要な栄養指導その他の保健指導のうち，特に専門的な知識及び技術を必要とするものを行うこと.

二　特定かつ多数の者に対して継続的に食事を供給する施設に対し，栄養管理の実施について必要な指導及び助言を行うこと.

三　前2号の業務に付随する業務を行うこと.

2　都道府県は，前条第1項の規定により市町村が行う業務の実施に関し，市町村相互間の連絡調整を行い，及び市町村の求めに応じ，その設置する保健所による技術的事項についての協力その他当該市町村に対する必要な援助を行うものとする.

（栄養指導員）

第19条　都道府県知事は，前条第1項に規定する業務（同項第1号及び第3号に掲げる業務については，栄養指導に係るものに限る.）を行う者として，医師又は管理栄養士の資格を有する都道府県，保健所を設置する市又は特別区の職員のうちから，栄養指導員を命ずるものとする.

（市町村による健康増進事業の実施）

第19条の2　市町村は，第17条第1項に規定する業務に係る事業以外の健康増進事業であって厚生労働省令で定めるものの実施に努めるものとする.

（都道府県による健康増進事業に対する技術的援助等の実施）

第19条の3　都道府県は，前条の規定により市町村が行う事業の実施に関し，市町村相互間の連絡調整を行い，及び市町村の求めに応じ，その設置する保健所による技術的事項についての協力その他当該市町村に対する必要な援助を行うものとする.

（報告の徴収）

第19条の4　厚生労働大臣又は都道府県知事は，市町村に対し，必要があると認めるときは，第17条第1項に規定する業務及び第19条の2に規定する事業の実施の

状況に関する報告を求めることができる.

第5章　特定給食施設

（特定給食施設の届出）

第20条　特定給食施設（特定かつ多数の者に対して継続的に食事を供給する施設のうち栄養管理が必要なものとして厚生労働省令で定めるものをいう. 以下同じ.）を設置した者は，その事業の開始の日から1月以内に，その施設の所在地の都道府県知事に，厚生労働省令で定める事項を届け出なければならない.

2　前項の規定による届出をした者は，同項の厚生労働省令で定める事項に変更を生じたときは，変更の日から1月以内に，その旨を当該都道府県知事に届け出なければならない. その事業を休止し，又は廃止したときも，同様とする.

（特定給食施設における栄養管理）

第21条　特定給食施設であって特別の栄養管理が必要なものとして厚生労働省令で定めるところにより都道府県知事が指定するものの設置者は，当該特定給食施設に管理栄養士を置かなければならない.

2　前項に規定する特定給食施設以外の特定給食施設の設置者は，厚生労働省令で定めるところにより，当該特定給食施設に栄養士又は管理栄養士を置くように努めなければならない.

3　特定給食施設の設置者は，前2項に定めるもののほか，厚生労働省令で定める基準に従って，適切な栄養管理を行わなければならない.

（指導及び助言）

第22条　都道府県知事は，特定給食施設の設置者に対し，前条第1項又は第3項の規定による栄養管理の実施を確保するため必要があると認めるときは，当該栄養管理の実施に関し必要な指導及び助言をすることができる.

（勧告及び命令）

第23条　都道府県知事は，第21条第1項の規定に違反して管理栄養士を置かず，若しくは同条第3項の規定に違反して適切な栄養管理を行わず，又は正当な理由がなくて前条の栄養管理をしない特定給食施設の設置者があるときは，当該特定給食施設の設置者に対し，管理栄養士を置き，又は適切な栄養管理を行うよう勧告をすることができる.

2　都道府県知事は，前項に規定する勧告を受けた特定給食施設の設置者が，正当な理由がなくてその勧告に係る措置をとらなかったときは，当該特定給食施設の設置者に対し，その勧告に係る措置をとるべきことを命ずることができる.

（立入検査等）

第24条　都道府県知事は，第21条第1項又は第3項の規定による栄養管理の実施を確保するため必要があると認めるときは，特定給食施設の設置者若しくは管理者に対し，その業務に関し報告をさせ，又は栄養指導員に，当該施設に立ち入り，業務の状況若しくは帳簿，書類その他の物件を検査させ，若しくは関係者に質問させることができる.

2　前項の規定により立入検査又は質問をする栄養指導員は，その身分を示す証明書を携帯し，関係者に提示しなければならない.

3　第1項の規定による権限は，犯罪捜査のために認められたものと解釈してはならない.

第6章　受動喫煙防止

第1節　総則

（国及び地方公共団体の責務）

第25条　国及び地方公共団体は，望まない受動喫煙が生じないよう，受動喫煙に関する知識の普及，受動喫煙の

防止に関する意識の啓発，受動喫煙の防止に必要な環境の整備その他の受動喫煙を防止するための措置を総合的かつ効果的に推進するよう努めなければならない．

（関係者の協力）
第25条の2　国，都道府県，市町村，多数の者が利用する施設（敷地を含む．以下この章において同じ．）の管理権原者（施設の管理について権原を有する者をいう．以下この章において同じ．）その他の関係者は，望まない受動喫煙が生じないよう，受動喫煙を防止するための措置の総合的かつ効果的な推進を図るため，相互に連携を図りながら協力するよう努めなければならない．

（喫煙をする際の配慮義務等）
第25条の3　何人も，特定施設の第25条の5第1項に規定する喫煙禁止場所以外の場所において喫煙をする際，望まない受動喫煙を生じさせることがないよう周囲の状況に配慮しなければならない．
2　多数の者が利用する施設の管理権原者は，喫煙をすることができる場所を定めようとするときは，望まない受動喫煙を生じさせることがない場所とするよう配慮しなければならない．

（定義）
第25条の4　この章において，次の各号に掲げる用語の意義は，当該各号に定めるところによる．
一　たばこ　たばこ事業法（昭和59年法律第68号）第2条第3号に掲げる製造たばこであって，同号に規定する喫煙用に供されるもの及び同法第38条第2項に規定する製造たばこ代用品をいう．
二　喫煙　人が吸入するため，たばこを燃焼させ，又は加熱することにより煙（蒸気を含む．次号において同じ．）を発生させることをいう．
三　受動喫煙　人が他人の喫煙によりたばこから発生した煙にさらされることをいう．
四　特定施設　多数の者が利用する施設のうち，次に掲げるものをいう．
イ　学校，病院，児童福祉施設その他の受動喫煙により健康を損なうおそれが高い者が主として利用する施設として政令で定めるもの
ロ　国及び地方公共団体の行政機関の庁舎（行政機関がその事務を処理するために使用する施設に限る．）
五　特定屋外喫煙場所　特定施設の屋外の場所の一部の場所のうち，当該特定施設の管理権原者によって区画され，厚生労働省令で定めるところにより，喫煙をすることができる場所である旨を記載した標識の掲示その他の厚生労働省令で定める受動喫煙を防止するために必要な措置がとられた場所をいう．
六　喫煙関連研究場所　たばこに関する研究開発（喫煙を伴うものに限る．）の用に供する場所をいう．

第2節　受動喫煙を防止するための措置
（特定施設における喫煙の禁止等）
第25条の5　何人も，正当な理由がなくて，特定施設においては，特定屋外喫煙場所及び喫煙関連研究場所以外の場所（以下この節において「喫煙禁止場所」という．）で喫煙をしてはならない．
2　都道府県知事は，前項の規定に違反して喫煙をしている者に対し，喫煙の中止又は特定施設の喫煙禁止場所からの退出を命ずることができる．
（特定施設の管理権原者等の責務）
第25条の6　特定施設の管理権原者等（管理権原者及び施設の管理者をいう．以下この節において同じ．）は，当該特定施設の喫煙禁止場所に専ら喫煙の用に供させるための器具及び設備を喫煙の用に供することができる状態で設置してはならない．

2　特定施設の管理権原者等は，当該特定施設の喫煙禁止場所において，喫煙をし，又は喫煙をしようとする者に対し，喫煙の中止又は当該喫煙禁止場所からの退出を求めるよう努めなければならない．
3　前項に定めるもののほか，特定施設の管理権原者等は，当該特定施設における受動喫煙を防止するために必要な措置をとるよう努めなければならない．
（特定施設の管理権原者等に対する指導及び助言）
第25条の7　都道府県知事は，特定施設の管理権原者等に対し，当該特定施設における受動喫煙を防止するために必要な指導及び助言をすることができる．
（特定施設の管理権原者等に対する勧告，命令等）
第25条の8　都道府県知事は，特定施設の管理権原者等が第25条の6第1項の規定に違反して器具又は設備を喫煙の用に供することができる状態で設置しているときは，当該管理権原者等に対し，期限を定めて，当該器具又は設備の撤去その他当該器具又は設備を喫煙の用に供することができないようにするための措置をとるべきことを勧告することができる．
2　都道府県知事は，前項の規定による勧告を受けた特定施設の管理権原者等が，同項の期限内にこれに従わなかったときは，その旨を公表することができる．
3　都道府県知事は，第1項の規定による勧告を受けた特定施設の管理権原者等が，その勧告に係る措置をとらなかったときは，当該管理権原者等に対し，期限を定めて，その勧告に係る措置をとるべきことを命ずることができる．
（立入検査等）
第25条の9　都道府県知事は，この節の規定の施行に必要な限度において，特定施設の管理権原者等に対し，当該特定施設の喫煙禁止場所における専ら喫煙の用に供させるための器具及び設備の撤去その他の受動喫煙を防止するための措置の実施状況に関し報告をさせ，又はその職員に，特定施設に立ち入り，当該措置の実施状況若しくは帳簿，書類その他の物件を検査させ，若しくは関係者に質問させることができる．
2　前項の規定により立入検査又は質問をする職員は，その身分を示す証明書を携帯し，関係者に提示しなければならない．
3　第1項の規定による権限は，犯罪捜査のために認められたものと解釈してはならない．
（多数の者が利用する施設における受動喫煙の防止）
第25条の10　多数の者が利用する施設（特定施設を除く．）の管理権原者等は，当該施設を利用する者について，望まない受動喫煙を防止するために必要な措置を講ずるよう努めなければならない．
（適用除外）
第25条の11　次に掲げる場所については，この節の規定（第25条の6第3項，前条及びこの条の規定を除く．以下この条において同じ．）は，適用しない．
一　人の居住の用に供する場所
二　その他前号に掲げる場所に準ずる場所として政令で定めるもの
2　特定施設の場所に前項各号に掲げる場所に該当する場所がある場合においては，当該特定施設の場所（当該同項各号に掲げる場所に該当する場所に限る．）については，この節の規定は，適用しない．
3　特定施設の場所において現に運行している自動車の内部の場所については，この節の規定は，適用しない．
（受動喫煙に関する調査研究）
第25条の12　国は，受動喫煙に関する調査研究その他の受動喫煙の防止に関する施策の策定に必要な調査研究を

推進するよう努めなければならない.

(経過措置)

第25条の13 この章の規定に基づき政令又は厚生労働省令を制定し，又は改廃する場合においては，それぞれ，政令又は厚生労働省令で，その制定又は改廃に伴い合理的に必要と判断される範囲内において，所要の経過措置（罰則に関する経過措置を含む．）を定めることができる.

第7章 特別用途表示等

(特別用途表示の許可)

第26条 販売に供する食品につき，乳児用，幼児用，妊産婦用，病者用その他内閣府令で定める特別の用途に適する旨の表示（以下「特別用途表示」という．）をしようとする者は，内閣総理大臣の許可を受けなければならない.

2 前項の許可を受けようとする者は，製品見本を添え，商品名，原材料の配合割合及び当該製品の製造方法，成分分析表，許可を受けようとする特別用途表示の内容その他内閣府令で定める事項を記載した申請書を内閣総理大臣に提出しなければならない.

3 内閣総理大臣は，研究所又は内閣総理大臣の登録を受けた法人（以下「登録試験機関」という．）に，第1項の許可を行うについて必要な試験（以下「許可試験」という．）を行わせるものとする.

4 第1項の許可を申請する者は，実費（許可試験に係る実費を除く．）を勘案して政令で定める額の手数料を国に，研究所の行う許可試験にあっては許可試験に係る実費を勘案して政令で定める額の手数料を研究所に，登録試験機関の行う許可試験にあっては当該登録試験機関が内閣総理大臣の認可を受けて定める額の手数料を当該登録試験機関に納めなければならない.

5 内閣総理大臣は，第1項の許可をしようとするときは，あらかじめ，厚生労働大臣の意見を聴かなければならない.

6 第1項の許可を受けて特別用途表示をする者は，当該許可に係る食品（以下「特別用途食品」という．）につき，内閣府令で定める事項を内閣府令で定めるところにより表示しなければならない.

7 内閣総理大臣は，第1項又は前項の内閣府令を制定し，又は改廃しようとするときは，あらかじめ，厚生労働大臣に協議しなければならない.

(特別用途食品の検査及び収去)

第27条 内閣総理大臣又は都道府県知事は，必要があると認めるときは，当該職員に特別用途食品の製造施設，貯蔵施設又は販売施設に立ち入らせ，販売の用に供する当該特別用途食品を検査させ，又は試験の用に供するのに必要な限度において当該特別用途食品を収去させることができる.

2 前項の規定により立入検査又は収去をする職員は，その身分を示す証明書を携帯し，関係者に提示しなければならない.

3 第1項に規定する当該職員の権限は，食品衛生法第30条第1項に規定する食品衛生監視員が行うものとする.

4 第1項の規定による権限は，犯罪捜査のために認められたものと解釈してはならない.

5 内閣総理大臣は，研究所に，第1項の規定により収去された食品の試験を行わせるものとする.

(中略)

(誇大表示の禁止)

第31条 何人も，食品として販売に供する物に関して広告その他の表示をするときは，健康の保持増進の効果その他内閣府令で定める事項（次条第3項において「健康

保持増進効果等」という．）について，著しく事実に相違する表示をし，又は著しく人を誤認させるような表示をしてはならない.

2 内閣総理大臣は，前項の内閣府令を制定し，又は改廃しようとするときは，あらかじめ，厚生労働大臣に協議しなければならない.

(中略)

附 則 （令和元年6月7日法律第26号） 抄

(施行期日)

第1条 この法律は，公布の日から施行する．ただし，次の各号に掲げる規定は，当該各号に定める日から施行する.

【食育基本法】 平成17年法律第63号 最終改正：平成27年9月11日公布（平成27年法律第66号）

21世紀における我が国の発展のためには，子どもたちが健全な心と身体を培い，未来や国際社会に向かって羽ばたくことができるようにするとともに，すべての国民が心身の健康を確保し，生涯にわたって生き生きと暮らすことができるようにすることが大切である.

子どもたちが豊かな人間性をはぐくみ，生きる力を身に付けていくためには，何よりも「食」が重要である．今，改めて，食育を，生きる上での基本であって，知育，徳育及び体育の基礎となるべきものと位置付けるとともに，様々な経験を通じて「食」に関する知識と「食」を選択する力を習得し，健全な食生活を実践することができる人間を育てる食育を推進することが求められている．もとより，食育はあらゆる世代の国民に必要なものであるが，子どもたちに対する食育は，心身の成長及び人格の形成に大きな影響を及ぼし，生涯にわたって健全な心と身体を培い豊かな人間性をはぐくんでいく基礎となるものである.

一方，社会経済情勢がめまぐるしく変化し，日々忙しい生活を送る中で，人々は，毎日の「食」の大切さを忘れがちである．国民の食生活においては，栄養の偏り，不規則な食事，肥満や生活習慣病の増加，過度の痩身志向などの問題に加え，新たな「食」の安全上の問題や，「食」の海外への依存の問題が生じており，「食」に関する情報が社会に氾濫する中で，人々は，食生活の改善の面からも，「食」の安全の確保の面からも，自ら「食」のあり方を学ぶことが求められている．また，豊かな緑と水に恵まれた自然の下で先人からはぐくまれてきた，地域の多様性と豊かな味覚や文化の香りあふれる日本の「食」が失われる危機にある.

こうした「食」をめぐる環境の変化の中で，国民の「食」に関する考え方を育て，健全な食生活を実現することが求められるとともに，都市と農山漁村の共生・対流を進め，「食」に関する消費者と生産者との信頼関係を構築して，地域社会の活性化，豊かな食文化の継承及び発展，環境と調和のとれた食料の生産及び消費の推進並びに食料自給率の向上に寄与することが期待されている.

国民一人一人が「食」について改めて意識を高め，自然の恩恵や「食」に関わる人々の様々な活動への感謝の念や理解を深めつつ，「食」に関して信頼できる情報に基づく適切な判断を行う能力を身に付けることによって，心身の健康を増進する健全な食生活を実践するために，今こそ，家庭，学校，保育所，地域等を中心に，国民運動として，食育の推進に取り組んでいくことが，我々に課せられている課題である．さらに，食育の推進に関する我が国の取組が，海外との交流等を通じて食育に関して国際的に貢献することにつながることも期待される.

ここに，食育について，基本理念を明らかにしてその方向性を示し，国，地方公共団体及び国民の食育の推進に関

する取組を総合的かつ計画的に推進するため，この法律を制定する．

第1章　総則

（目的）

第1条　この法律は，近年における国民の食生活をめぐる環境の変化に伴い，国民が生涯にわたって健全な心身を培い，豊かな人間性をはぐくむための食育を推進することが緊要な課題となっていることにかんがみ，食育に関し，基本理念を定め，及び国，地方公共団体等の責務を明らかにするとともに，食育に関する施策の基本となる事項を定めることにより，食育に関する施策を総合的かつ計画的に推進し，もって現在及び将来にわたる健康で文化的な国民の生活と豊かで活力ある社会の実現に寄与することを目的とする．

（国民の心身の健康の増進と豊かな人間形成）

第2条　食育は，食に関する適切な判断力を養い，生涯にわたって健全な食生活を実現することにより，国民の心身の健康の増進と豊かな人間形成に資することを旨として，行われなければならない．

（食に関する感謝の念と理解）

第3条　食育の推進に当たっては，国民の食生活が，自然の恩恵の上に成り立っており，また，食に関わる人々の様々な活動に支えられていることについて，感謝の念や理解が深まるよう配慮されなければならない．

（食育推進運動の展開）

第4条　食育を推進するための活動は，国民，民間団体等の自発的意思を尊重し，地域の特性に配慮し，地域住民その他の社会を構成する多様な主体の参加と協力を得るものとするとともに，その連携を図りつつ，あまねく全国において展開されなければならない．

（子どもの食育における保護者，教育関係者等の役割）

第5条　食育は，父母その他の保護者にあっては，家庭が食育において重要な役割を有していることを認識するとともに，子どもの教育，保育等を行う者にあっては，教育，保育等における食育の重要性を十分自覚し，積極的に子どもの食育の推進に関する活動に取り組むこととなるよう，行われなければならない．

（食に関する体験活動と食育推進活動の実践）

第6条　食育は，広く国民が家庭，学校，保育所，地域その他のあらゆる機会とあらゆる場所を利用して，食料の生産から消費等に至るまでの食に関する様々な体験活動を行うとともに，自ら食育の推進のための活動を実践することにより，食に関する理解を深めることを旨として，行われなければならない．

（伝統的な食文化，環境と調和した生産等への配意及び農山漁村の活性化と食料自給率の向上への貢献）

第7条　食育は，我が国の伝統のある優れた食文化，地域の特性を生かした食生活，環境と調和のとれた食料の生産とその消費等に配意し，我が国の食料の需要及び供給の状況についての国民の理解を深めるとともに，食料の生産者と消費者との交流等を図ることにより，農山漁村の活性化と我が国の食料自給率の向上に資するよう，推進されなければならない．

（食品の安全性の確保等における食育の役割）

第8条　食育は，食品の安全性が確保され安心して消費できることが健全な食生活の基礎であることにかんがみ，食品の安全性をはじめとする食に関する幅広い情報の提供及びこれについての意見交換が，食に関する知識と理解を深め，国民の適切な食生活の実践に資することを旨として，国際的な連携を図りつつ積極的に行われなければならない．

（国の責務）

第9条　国は，第2条から前条までに定める食育に関する基本理念（以下「基本理念」という．）にのっとり，食育の推進に関する施策を総合的かつ計画的に策定し，及び実施する責務を有する．

（地方公共団体の責務）

第10条　地方公共団体は，基本理念にのっとり，食育の推進に関し，国との連携を図りつつ，その地方公共団体の区域の特性を生かした自主的な施策を策定し，及び実施する責務を有する．

（教育関係者等及び農林漁業者等の責務）

第11条　教育並びに保育，介護その他の社会福祉，医療及び保健（以下「教育等」という．）に関する職務に従事する者並びに教育等に関する関係機関及び関係団体（以下「教育関係者等」という．）は，食に関する関心及び理解の増進に果たすべき重要な役割にかんがみ，基本理念にのっとり，あらゆる機会とあらゆる場所を利用して，積極的に食育を推進するよう努めるとともに，他の者の行う食育の推進に関する活動に協力するよう努めるものとする．

2　農林漁業者及び農林漁業に関する団体（以下「農林漁業者等」という．）は，農林漁業に関する体験活動等が食に関する国民の関心及び理解を増進する上で重要な意義を有することにかんがみ，基本理念にのっとり，農林漁業に関する多様な体験の機会を積極的に提供し，自然の恩恵と食に関わる人々の活動の重要性について，国民の理解が深まるよう努めるとともに，教育関係者等と相互に連携して食育の推進に関する活動を行うよう努めるものとする．

（食品関連事業者等の責務）

第12条　食品の製造，加工，流通，販売又は食事の提供を行う事業者及びその組織する団体（以下「食品関連事業者等」という．）は，基本理念にのっとり，その事業活動に関し，自主的かつ積極的に食育の推進に自ら努めるとともに，国又は地方公共団体が実施する食育の推進に関する施策その他の食育の推進に関する活動に協力するよう努めるものとする．

（国民の責務）

第13条　国民は，家庭，学校，保育所，地域その他の社会のあらゆる分野において，基本理念にのっとり，生涯にわたり健全な食生活の実現に自ら努めるとともに，食育の推進に寄与するよう努めるものとする．

（法制上の措置等）

第14条　政府は，食育の推進に関する施策を実施するため必要な法制上又は財政上の措置その他の措置を講じなければならない．

（年次報告）

第15条　政府は，毎年，国会に，政府が食育の推進に関して講じた施策に関する報告書を提出しなければならない．

第2章　食育推進基本計画等

（食育推進基本計画）

第16条　食育推進会議は，食育の推進に関する施策の総合的かつ計画的な推進を図るため，食育推進基本計画を作成するものとする．

2　食育推進基本計画は，次に掲げる事項について定めるものとする．

一　食育の推進に関する施策についての基本的な方針

二　食育の推進の目標に関する事項

三　国民等の行う自発的な食育推進活動等の総合的な促進に関する事項

四　前3号に掲げるもののほか，食育の推進に関する施策を総合的かつ計画的に推進するために必要な事項

3 食育推進会議は，第1項の規定により食育推進基本計画を作成したときは，速やかにこれを農林水産大臣に報告し，及び関係行政機関の長に通知するとともに，その要旨を公表しなければならない．

4 前項の規定は，食育推進基本計画の変更について準用する．

（都道府県食育推進計画）

第17条 都道府県は，食育推進基本計画を基本として，当該都道府県の区域内における食育の推進に関する施策についての計画（以下「都道府県食育推進計画」という．）を作成するよう努めなければならない．

2 都道府県（都道府県食育推進会議が置かれている都道府県にあっては，都道府県食育推進会議）は，都道府県食育推進計画を作成し，又は変更したときは，速やかに，その要旨を公表しなければならない．

（市町村食育推進計画）

第18条 市町村は，食育推進基本計画（都道府県食育推進計画が作成されているときは，食育推進基本計画及び都道府県食育推進計画）を基本として，当該市町村の区域内における食育の推進に関する施策についての計画（以下「市町村食育推進計画」という．）を作成するよう努めなければならない．

2 市町村（市町村食育推進会議が置かれている市町村にあっては，市町村食育推進会議）は，市町村食育推進計画を作成し，又は変更したときは，速やかに，その要旨を公表しなければならない．

第3章 基本的施策

（家庭における食育の推進）

第19条 国及び地方公共団体は，父母その他の保護者及び子どもの食に対する関心及び理解を深め，健全な食習慣の確立に資するよう，親子で参加する料理教室その他の食事についての望ましい習慣を学びながら食を楽しむ機会の提供，健康美に関する知識の啓発及び情報の提供，適切な栄養管理に関する知識の普及及び情報の提供，妊産婦に対する栄養指導又は乳幼児をはじめとする子どもを対象とする発達段階に応じた栄養指導その他の家庭における食育の推進を支援するために必要な施策を講ずるものとする．

（学校，保育所等における食育の推進）

第20条 国及び地方公共団体は，学校，保育所等において魅力ある食育の推進に関する活動を効果的に促進することにより子どもの健全な食生活の実現及び健全な心身の成長が図られるよう，学校，保育所等における食育の推進のための指針の作成に関する支援，食育の指導にふさわしい教職員の設置及び指導的立場にある者の食育の推進において果たすべき役割についての意識の啓発その他の食育に関する指導体制の整備，学校，保育所等又は地域の特色を生かした学校給食等の実施，教育の一環として行われる農場等における実習，食品の調理，食品廃棄物の再生利用等様々な体験活動を通じた子どもの食に関する理解の促進，過度の痩身又は肥満の心身の健康に及ぼす影響等についての知識の啓発その他必要な施策を講ずるものとする．

（地域における食生活の改善のための取組の推進）

第21条 国及び地方公共団体は，地域において，栄養，食習慣，食料の消費等に関する食生活の改善を推進し，生活習慣病を予防して健康を増進するため，健全な食生活に関する指針の策定及び普及啓発，地域における食育の推進に関する専門的知識を有する者の養成及び資質の向上並びにその活用，保健所，市町村保健センター，医療機関等における食育に関する普及及び啓発活動の推進，医学教育等における食育に関する指導の充実，食品

関連事業者等が行う食育の推進のための活動への支援等必要な施策を講ずるものとする．

（食育推進運動の展開）

第22条 国及び地方公共団体は，国民，教育関係者等，農林漁業者等，食品関連事業者等その他の事業者若しくはその組織する団体又は消費生活の安定及び向上等のための活動を行う民間の団体が自発的に行う食育の推進に関する活動が，地域の特性を生かしつつ，相互に緊密な連携協力を図りながらあまねく全国において展開されるようにするとともに，関係者相互間の情報及び意見の交換が促進されるよう，食育の推進に関する普及啓発を図るための行事の実施，重点的かつ効果的に食育の推進に関する活動を推進するための期間の指定その他必要な施策を講ずるものとする．

2 国及び地方公共団体は，食育の推進に当たっては，食生活の改善のための活動その他の食育の推進に関する活動に携わるボランティアが果たしている役割の重要性にかんがみ，これらのボランティアとの連携協力を図りながら，その活動の充実が図られるよう必要な施策を講ずるものとする．

（生産者と消費者との交流の促進，環境と調和のとれた農林漁業の活性化等）

第23条 国及び地方公共団体は，生産者と消費者との間の交流の促進等により，生産者と消費者との信頼関係を構築し，食品の安全性の確保，食料資源の有効な利用の促進及び国民の食に対する理解と関心の増進を図るとともに，環境と調和のとれた農林漁業の活性化に資するため，農林水産物の生産，食品の製造，流通等における体験活動の促進，農林水産物の生産された地域内の学校給食等における利用その他のその地域内における消費の促進，創意工夫を生かした食品廃棄物の発生の抑制及び再生利用等必要な施策を講ずるものとする．

（食文化の継承のための活動への支援等）

第24条 国及び地方公共団体は，伝統的な行事や作法と結びついた食文化，地域の特色ある食文化等我が国の伝統のある優れた食文化の継承を推進するため，これらに関する啓発及び知識の普及その他の必要な施策を講ずるものとする．

（食品の安全性，栄養その他の食生活に関する調査，研究，情報の提供及び国際交流の推進）

第25条 国及び地方公共団体は，すべての世代の国民の適切な食生活の選択に資するよう，国民の食生活に関し，食品の安全性，栄養，食習慣，食料の生産，流通及び消費並びに食品廃棄物の発生及びその再生利用の状況等について調査及び研究を行うとともに，必要な各種の情報の収集，整理及び提供，データベースの整備その他食に関する正確な情報を迅速に提供するために必要な施策を講ずるものとする．

2 国及び地方公共団体は，食育の推進に資するため，海外における食品の安全性，栄養，食習慣等の食生活に関する情報の収集，食育に関する研究者等の国際的交流，食育の推進に関する活動についての情報交換その他国際交流の推進のために必要な施策を講ずるものとする．

第4章 食育推進会議等

（食育推進会議の設置及び所掌事務）

第26条 農林水産省に，食育推進会議を置く．

2 食育推進会議は，次に掲げる事務をつかさどる．

一 食育推進基本計画を作成し，及びその実施を推進すること．

二 前号に掲げるもののほか，食育の推進に関する重要事項について審議し，及び食育の推進に関する施策の実施を推進すること．

（組織）

第27条 食育推進会議は，会長及び委員25人以内をもって組織する．

（会長）

第28条 会長は，農林水産大臣をもって充てる．

2 会長は，会務を総理する．

3 会長に事故があるときは，あらかじめその指名する委員がその職務を代理する．

（委員）

第29条 委員は，次に掲げる者をもって充てる．

一 農林水産大臣以外の国務大臣のうちから，農林水産大臣の申出により，内閣総理大臣が指定する者

二 食育に関して十分な知識と経験を有する者のうちから，農林水産大臣が任命する者

2 前項第二号の委員は，非常勤とする．

（委員の任期）

第30条 前条第1項第2号の委員の任期は，2年とする．ただし，補欠の委員の任期は，前任者の残任期間とする．

2 前条第1項第2号の委員は，再任されることができる．

（政令への委任）

第31条 この章に定めるもののほか，食育推進会議の組織及び運営に関し必要な事項は，政令で定める．

（都道府県食育推進会議）

第32条 都道府県は，その都道府県の区域における食育の推進に関して，都道府県食育推進計画の作成及びその実施の推進のため，条例で定めるところにより，都道府県食育推進会議を置くことができる．

2 都道府県食育推進会議の組織及び運営に関し必要な事項は，都道府県の条例で定める．

（市町村食育推進会議）

第33条 市町村は，その市町村の区域における食育の推進に関して，市町村食育推進計画の作成及びその実施の推進のため，条例で定めるところにより，市町村食育推進会議を置くことができる．

2 市町村食育推進会議の組織及び運営に関し必要な事項は，市町村の条例で定める．

（中略）

附 則 （平成27年9月22日法律第66号）

（施行期日）

第1条 この法律は，平成28年4月1日から施行する．ただし，次の各号に掲げる規定は，当該各号に定める日から施行する．

一 附則第7条の規定 公布の日

（食育基本法の一部改正に伴う経過措置）

第4条 この法律の施行の際現に第25条の規定による改正前の食育基本法第26条第1項の規定により置かれている食育推進会議は，第25条の規定による改正後の食育基本法第26条第1項の規定により置かれる食育推進会議となり，同一性をもって存続するものとする．

（政令への委任）

第7条 附則第2条から前条までに定めるもののほか，この法律の施行に関し必要な経過措置は，政令で定める．

索　引

●執筆者略歴●

石見　百江（いわみ　ももえ）
長崎県立大学看護栄養学部栄養健康学科講師
専門　食生活学，栄養教育
博士（獣医学），管理栄養士

垣渕　直子（かきぶち　なおこ）
香川短期大学生活文化学科教授
専門　栄養教育
修士（栄養学），管理栄養士

塩田　良子（しおた　りょうこ）
広島文教大学人間科学部人間栄養学科講師
専門　栄養教育
修士（人間文化学），管理栄養士

下岡　里英（しもおか　りえ）
広島女学院大学人間生活学部管理栄養学科教授
専門　栄養教育，スポーツ栄養学
博士（栄養学），管理栄養士

野津あきこ（のつ　あきこ）
鳥取短期大学生活学科教授
専門　公衆栄養学，栄養教育
栄養学士，管理栄養士

藤澤　克彦（ふじさわ　かつひこ）
京都光華女子大学健康科学部健康栄養学科講師
専門　食生活学，栄養教育
修士（栄養学），管理栄養士

森岡　美帆（もりおか　みほ）
和歌山信愛女子短期大学生活文化学科准教授
専門　健康科学（栄養教育），生活科学（食生活）
家政学修士（奈良女子大学），管理栄養士

（五十音順）

ステップアップ栄養・健康科学シリーズ11
栄養教育論—栄養教育マネジメントに必要な理論と技法を身につけるために

第1版　第1刷　2020年3月31日
　　　　第3刷　2023年2月20日

検印廃止

編　　　者　垣渕　直子
　　　　　　下岡　里英
発　行　者　曽根　良介
発　行　所　㈱化学同人
〒600-8074　京都市下京区仏光寺通柳馬場西入ル
編集部　TEL 075-352-3711　FAX 075-352-0371
営業部　TEL 075-352-3373　FAX 075-351-8301
振替　01010-7-5702
e-mail　webmaster@kagakudojin.co.jp
URL　https://www.kagakudojin.co.jp
印刷・製本　㈱ウィル・コーポレーション

ステップアップ栄養・健康科学シリーズ

★ 高校で生物や化学を学んでいない学生でもわかりやすく記述され，やさしく
　 学び始められます．管理栄養士国家試験受験に備えて，基礎の力がつく教科
　 書シリーズです．

★ 各巻の各章についての復習問題はWEBサイトで解けます．PCやスマホで解
　 けるので，気軽に挑戦できます．

★ 各巻　B5判　180〜280頁　2色刷　本体2300〜3200円

シリーズラインアップ　　　　　　　　　　　　　　　● 既刊　〇 未完

★ 詳しくは化学同人ホームページをご覧下さい　**https://www.kagakudojin.co.jp**

● 好評の既刊書 ●